面向 21 世纪高等医药院校精品课程教材

免疫学实验技术

鲍建芳　沈建根　主　编

ZHEJIANG UNIVERSITY PRESS
浙江大学出版社
·杭州·

内容提要

本书系统地介绍了免疫学实验技术的基础知识、基本理论和基本技能。全书共分 16 个实验,内容包括:凝集反应、沉淀反应、补体参与的免疫反应、免疫标记技术、免疫印迹、免疫细胞的分离与纯化、细胞免疫功能测定、流式细胞测定技术、细胞因子及其受体的检测、化学发光免疫分析、HLA 分型技术、超敏反应、多克隆抗体的制备、单克隆抗体的制备、抗体的纯化和非特异性免疫实验等。书中详细介绍了上述实验的原理、材料、方法及实验注意事项,内容丰富、知识性强。本书可作为基础医学、临床医学、口腔医学、预防医学、护理学、药学及生物学等专业的免疫学实验教材,同时也可作为从事免疫学及相关研究人员的参考用书。

图书在版编目(CIP)数据

免疫学实验技术 / 鲍建芳,沈建根主编. —杭州:浙江大学出版社,2006.12(2022.8 重印)
ISBN 978-7-308-05037-1

Ⅰ.①免… Ⅱ.①鲍… ②沈… Ⅲ.①医药学:免疫学—实验—医学院校—教学参考资料 Ⅳ.①R392-33

中国版本图书馆 CIP 数据核字(2006)第 135757 号

免疫学实验技术

鲍建芳 沈建根 主编

责任编辑	阮海潮
封面设计	刘依群
出版发行	浙江大学出版社
	(杭州市天目山路 148 号 邮政编码 310007)
	(网址:http://www.zjupress.com)
排 版	杭州青翊图文设计有限公司
印 刷	广东虎彩云印刷有限公司绍兴分公司
开 本	787mm×1092mm 1/16
印 张	11.25 彩插 2 页
字 数	274 千
版 印 次	2006 年 12 月第 1 版 2022 年 8 月第 5 次印刷
书 号	ISBN 978-7-308-05037-1
定 价	40.00 元

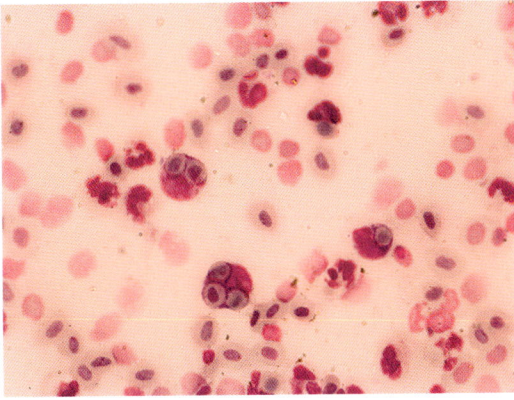

巨噬细胞吞噬现象（大吞噬）

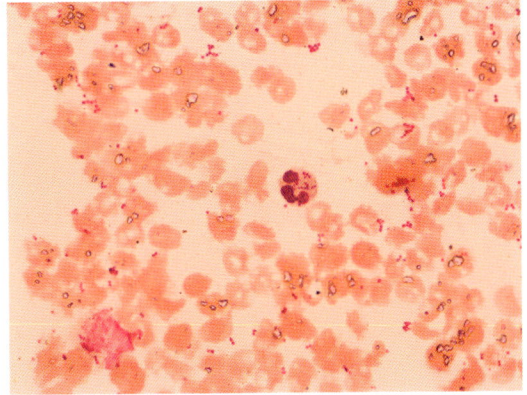

中性粒细胞吞噬现象（小吞噬）

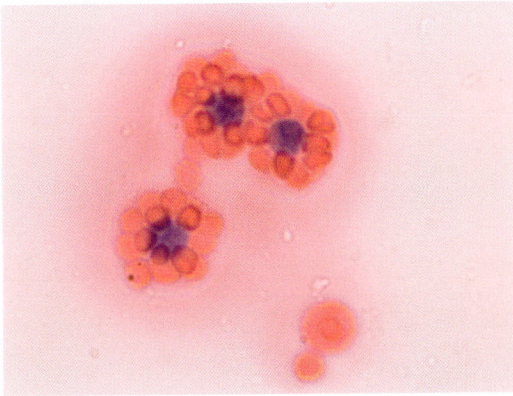

E 玫瑰花环

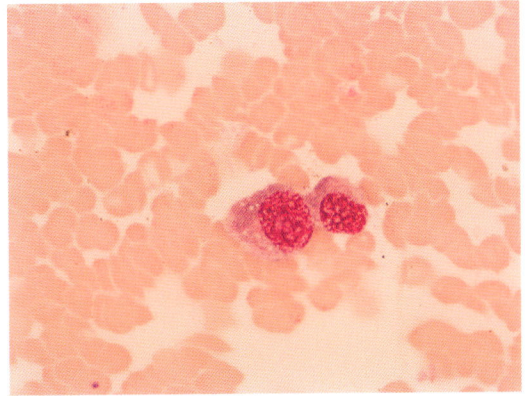

淋巴母细胞

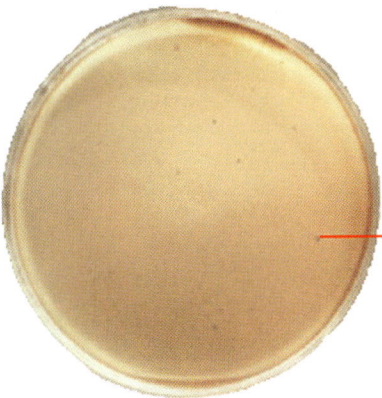

目测溶血空斑

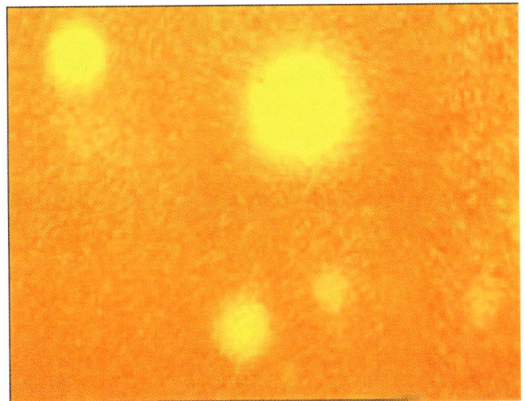

40 倍镜下溶血空斑

半暗视野中的荧光阳性细胞(CD4⁺T 细胞)

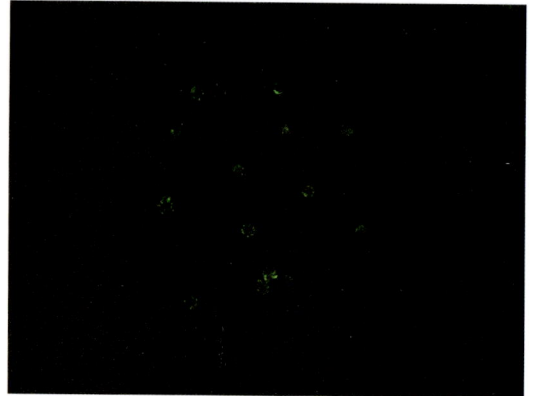

暗视野中的荧光阳性细胞(CD4⁺T 细胞)

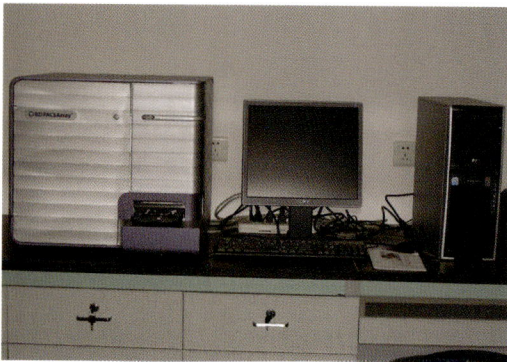

细胞分析仪

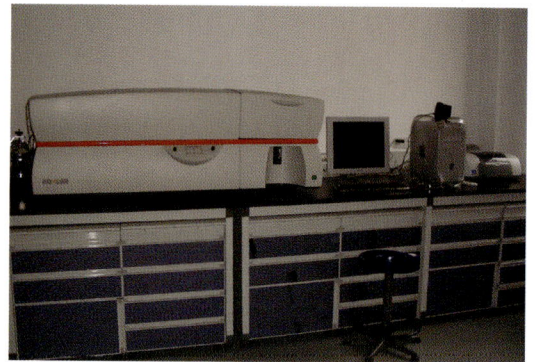

流式细胞仪

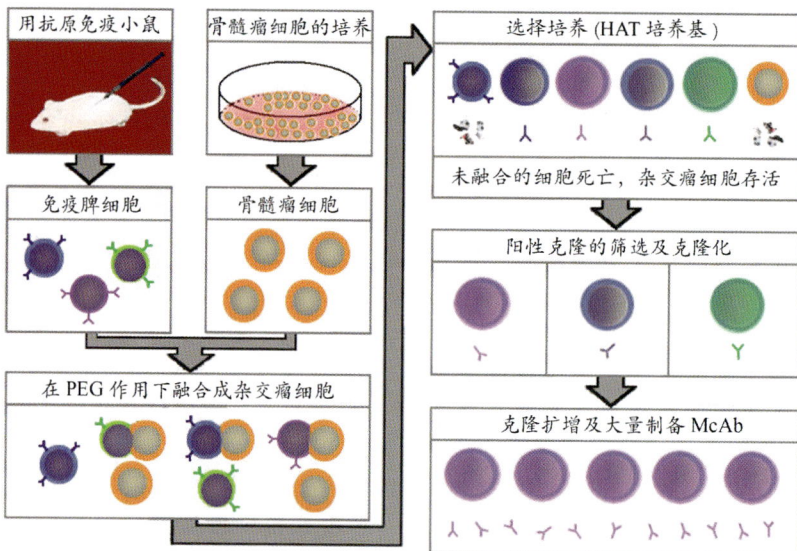

单克隆抗体的制备

前　言

　　我们先前编写的《医学免疫学实验技术》发行距今已有 5 年，在这期间受到了读者的好评，我们欣感宽慰。免疫学是一门支撑生物学和生物医学众多领域发展的学科，免疫学的不断发展促进了免疫学实验技术的不断更新。让众多生物学和生物医学学生了解和掌握免疫学实验技术，为今后他们的科学研究及工作打下基础，是我们这些免疫学工作者编写《免疫学实验技术》一书的重要目的。

　　本书中，我们在总结吸收近年来实验教学改革经验的基础上对收编的实验内容作了调整，增加了免疫印迹、细胞因子及其受体检测和化学发光免疫分析三个章节的实验内容，同时对免疫标记技术中的金免疫技术、抗体纯化技术和附录部分作了大量的扩充，对每个实验应注意的事项作了充分的说明，突出了本书的实用性。在实验编次上我们力求与课堂授课内容一致，以便于学生预习。同时，我们还增添了实验报告书写格式的内容，对规范学生书写实验报告有一定的作用。我们的目的是给初学者提供足够的信息，使其能够快速进行工作，同时不妨碍经验丰富的工作者应用其他的方法。

　　在此我们要感谢所有为本书的编写出版提供帮助的人。深深感谢我们的编辑杜玲玲、阮海潮，在本书的编辑和出版过程中，他们提供了宝贵的建议和帮助，感谢浙江大学免疫所(系)全体教师。

　　限于我们的水平和研究经验，疏漏错误之处在所难免，切盼广大师生指正。希望本书能给读者带来收获，有所裨益。

编　者

2006 年 10 月

目　　录

实验室守则

免疫学实验对象有一部分是病原微生物，为实验人员的安全健康起见，进入实验室必须遵守以下规则：

一、进入实验室必须穿白大衣，离室时脱下并反折。

二、实验室内严禁饮食、吸烟、用嘴湿润标签等。

三、实验室内要保持安静，遵守秩序，不得高声谈笑和随便走动，以免影响他人实验。

四、使用显微镜时必须细心，严格遵守操作规程，防止损坏仪器设备。

五、实验室内一旦发生意外，如吸入菌液、刺破皮肤、细菌污染桌面或地面等，应立刻报告老师，及时进行处理。

六、如损坏实验器材，须报告老师进行登记，并按有关规定进行赔偿。未经允许，不得随意将实验室内任何物品带出实验室。

七、吸过菌液的吸管、毛细吸管及用过的玻片要投入消毒容器中，不能随意放在桌面上，也不可冲洗于水槽中。

八、爱护公物，节约酒精、染色液、水电和其它材料。

九、实验完毕时，必须将用过的器材、标本、玻片以及废物按规定地点放好。纸屑等不可随便抛掷于地上，保持实验室清洁。

十、每次实验结束时，必须打扫并整理实验室。洗手后方可离开实验室。

（另外，在每次实验前，请认真阅读本书附录"危险品的防护"中相关的内容）

实验一 凝集反应

在一定浓度的电解质溶液中,颗粒性抗原与相应抗体结合后,出现肉眼可见的凝集块,称为凝集反应(agglutination reaction)。凝集反应是一种定性的检测方法,即根据凝集现象的出现与否判定结果阳性或阴性;也可以进行半定量检测,即将标本作一系列倍比稀释后进行反应,出现阳性反应的最高稀释度作为滴度(或效价)来判断结果的强弱。凝集反应可分为直接凝集反应和间接凝集反应。由于凝集反应方法简便,目前在临床检验中仍被广泛应用。

一、直接凝集反应

细菌、细胞等颗粒性抗原,在适当电解质参与下可直接与相应抗体结合出现凝集,称为直接凝集反应(direct agglutination reaction)。凝集反应中的抗原又称为凝集原(agglutinogen),抗体称为凝集素(agglutinin)。常用的直接凝集试验有玻片法和试管法两种。

(一)玻片凝集试验——ABO 血型鉴定

【原理】

玻片凝集试验为定性试验,一般用已知抗体作为诊断血清,与受检颗粒性抗原如菌液或红细胞,各加一滴在玻片上,混匀,数分钟后即可用肉眼观察凝集结果,出现凝集颗粒的为阳性。此法简便、快速,适用于从病人标本中分离得到的菌种的诊断或分型,也可用于红细胞 ABO 血型的鉴定。

【材料】

1.标准血清(抗体):抗 A 分型试剂和抗 B 分型试剂各 1 支。

2.盛有 1ml 生理盐水的一次性试管 1 支。

3.一次性无菌采血针 1 枚、白瓷板或玻片 1 块、一次性毛细吸管 1 支、75%酒精棉球和灭菌干棉球。

【方法】

1.用酒精棉球消毒被检者的耳垂或手指尖端,用采血针刺破皮肤,稍加挤压,使血液流出,滴 1~2 滴血液于含有生理盐水的试管内,摇匀,使成为血球悬液。用灭菌干棉球止血。

2.取白瓷板 1 块,将抗 A、抗 B 分型试剂分别滴加 1 滴于白瓷板的两个圆孔内。

3.用毛细吸管吸取血球悬液,在白瓷板的两个圆孔内各加 1 滴。

4.将白瓷板前后左右不停地摇动,使其充分混匀,5~10min 后观察血球有无凝集发生。如有凝集,可见红细胞凝集成块;无凝集,红细胞呈均匀分散(图 1)。

5.记录受检者红细胞凝集情况,根据 ABO 血型鉴定表,判断受检者的血型。

【注意事项】

1.采血前应对采血部位进行消毒。

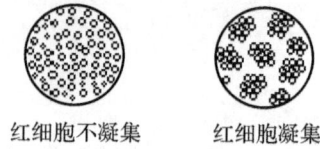

红细胞不凝集　　　　　红细胞凝集

图 1　红细胞凝集判断示意图

2.采血针必须一人一针,禁止混用,严防交叉感染。

3.本法也可将血液直接滴在白瓷板或玻片上,而不必用生理盐水稀释,其结果不变。

表 1-1　ABO 血型鉴定表

抗 A 分型试剂	抗 B 分型试剂	血型
＋	－	A
－	＋	B
＋	＋	AB
－	－	O

(二)试管凝集试验

【原理】

试管凝集试验是一种半定量的试验方法,常用于血清中抗体的测定,其浓度常以效价表示。即将待检血清在试管内作一系列倍比稀释,然后加入相应的颗粒性抗原,使其在试管内发生直接凝集,以出现明显凝集(＋＋)的血清最高稀释度为其效价(亦称为滴度)。临床上常用的试管凝集试验有:肥达试验(Widal test)和外斐试验(Weil-Felix test)。

【材料】

1.诊断血清:1∶10 稀释的伤寒杆菌“O”及“H”诊断血清。

2.抗原:伤寒杆菌“O”菌液(菌体抗原),伤寒杆菌“H”菌液(鞭毛抗原)。

3.生理盐水、小试管、吸管、试管架、水浴箱等。

【方法】

1.取清洁小试管 16 支,分两排列于试管架上,每排 8 支,依次编号,每管内加生理盐水 0.5ml。

2.用 1ml 洁净吸管吸取伤寒杆菌“O”诊断血清 0.5ml 加入第一排的第 1 管内,于管内上下吹吸 3 次,使血清与生理盐水充分混匀,吸出 0.5ml 加于第 2 管,同法混匀,吸取 0.5ml 加于第 3 管,依次稀释至第 7 管,从第 7 管吸出 0.5ml 弃去。第 8 管为生理盐水对照。稀释方法如图 2 所示。

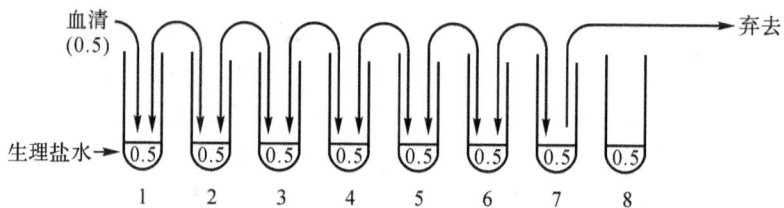

血清
(0.5)　　　　　　　　　　　　　　　　　　　　　　　　弃去

生理盐水→ (0.5)　(0.5)　(0.5)　(0.5)　(0.5)　(0.5)　(0.5)　(0.5)

　　　　　1　　2　　3　　4　　5　　6　　7　　8

图 2　血清倍比稀释法

3.同法稀释第 2 排的伤寒杆菌“H”诊断血清。

4.用1ml洁净吸管吸取伤寒杆菌"O"菌液,从第1排的第8管起依次向前在各管内加入0.5ml(表1-2)。

表1-2　试管凝集试验加样程序

单位:ml

试管编号	1	2	3	4	5	6	7	8
生理盐水	0.5	0.5	0.5	0.5	0.5	0.5	0.5	0.5
1:10伤寒杆菌血清	0.5	0.5	0.5	0.5	0.5	0.5	0.5	0.5
伤寒杆菌菌液	0.5	0.5	0.5	0.5	0.5	0.5	0.5	0.5
血清稀释度	1:40	1:80	1:160	1:320	1:640	1:1280	1:2560	
结果	37℃水浴箱中2~4h,初步观察结果后4℃冰箱过夜							

(第7管弃去0.5)

5.另取1支1ml吸管,同法于第2排各管中加入伤寒杆菌"H"菌液0.5ml。

6.将各试管振荡混匀,放入37℃水浴箱中2～4h,初步观察结果后,置4℃冰箱过夜,次日再行观察。

【结果】

先观察第8管对照(图3),管底沉淀物呈圆形,边缘整齐,轻轻振摇细菌分散呈均匀混浊,此为阴性。然后从第1管起,逐管观察,如有凝集,可见管底有凝集块,边缘不整齐,液体澄清。"O"菌液的凝集呈致密颗粒状,不易摇散,"H"菌液的凝集呈疏松棉絮状,易摇散。

凝集强度的判断以"＋"号表示如下:

"＋＋＋＋":很强,细菌全部凝集,液体澄清,管底有大片凝集物。

"＋＋＋":强,细菌大部分凝集,管底的凝集物较小,液体微混。

"＋＋":中等强度,细菌部分凝集,管底凝集物细小,但仍明显可见,液体半澄清。

"＋":弱,细菌仅少部分凝集,液体混浊。

"－":不凝集,液体混浊与对照管相似。

以产生明显凝集(＋＋)的血清最高稀释度为该血清的凝集效价。

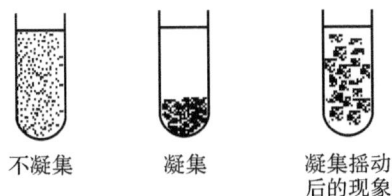

不凝集　　　凝集　　　凝集摇动后的现象

图3　试管凝集结果示意图

【注意事项】

1.加抗原时必须先从对照开始,然后从低浓度血清稀释度到高浓度血清稀释度依次加入。

2."H"菌液的凝集很疏松,极易摇散,判断结果时应避免剧烈振动,以免影响结果。

注:效价是指机体对抗原产生免疫应答时,其血清中含有特异性抗体的浓度,常以出现阳性反应的血清最高稀释度为效价(滴度)。

二、间接凝集反应

将可溶性抗原或抗体先吸附于适当大小的颗粒性载体表面(这种载体与免疫无关),然后与相应抗体或抗原结合,在适量的电解质存在下,出现特异性凝集现象,称为间接凝集反应(indirect agglutination)或被动凝集反应(passive agglutination)。这种反应适用于各种抗体和可溶性抗原的检测,其敏感度高于沉淀反应,因此被广泛用于临床检验。其中将抗体吸附于载体表面检测抗原的间接凝集反应称为反向间接凝集反应。根据载体的不同可将间接凝集反应分为:间接血球凝集试验、间接乳胶凝集试验(及间接乳胶凝集抑制试验)和金黄色葡萄球菌协同凝集试验。

(一)间接血球凝集试验——血清类风湿因子测定

【原理】

以红细胞为载体,将人丙种球蛋白(可溶性抗原)吸附在载体表面而成为致敏红细胞,然后用此致敏红细胞检测类风湿性关节炎患者血清中的类风湿因子(抗变性 IgG 抗体),当患者血清中含有类风湿因子时红细胞发生凝集。此方法常用于检测血清中的抗体,辅助诊断疾病。

【材料】

1. 致敏红细胞悬液。

2. 1∶10 待检血清、阳性对照血清、稀释液。

3. V 型微量反应板、微量移液器、微量振荡器、37℃恒温箱、移液头。

【方法】

1. 用微量移液器吸取稀释液加于微量反应板的第 1～9 孔内,每孔 50μl,第 10 孔加 50μl 阳性对照血清。

2. 第 1 孔内加待检血清 50μl,混匀后吸出 50μl 加于第 2 孔内,依次作倍比稀释至第 8 孔,并从第 8 孔中吸出 50μl 弃去。各孔的血清稀释度为 1∶20、1∶40、1∶80···,第 9 孔为阴性对照,第 10 孔为阳性对照。

3. 将致敏红细胞悬液混匀,从第 9 孔起依次向前各孔内加入 50μl 致敏红细胞悬液。

4. 第 10 孔阳性对照加 50μl 致敏红细胞悬液。将反应板置于微量振荡器上,振荡 1min,37℃静置 30min 后观察结果。

【结果】

先观察第 9 孔阴性对照,孔中的红细胞应紧密集中于孔中央,成为一暗红点(图 4);第 10 孔阳性对照孔中的红细胞应凝集并均匀地铺于孔的四周,孔中央无红细胞沉积的暗红点。然后根据孔中红细胞凝集现象及其强弱程度,分别以"＋"表示如下。

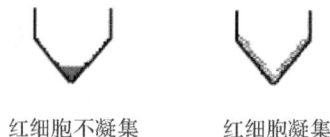

红细胞不凝集　　　　红细胞凝集

图 4　红细胞凝集判断示意图

"＋＋＋"——红细胞凝集,铺于孔的四周,有时因凝集过于强烈,会出现周边的凝集向孔心滑动的现象,此时应注意不要误判为阴性(阴性:红细胞紧密集中于孔底,边缘整齐光滑)。

"＋＋"——部分红细胞凝集,均匀铺于孔四周,孔中央可见疏松的暗红点。

"＋"——红细胞沉积为环形,直径比阴性对照的大,环四周有凝集现象。

"－"——红细胞紧密集中于孔底,边缘整齐光滑。

以"＋＋"的血清最高稀释度作为试验效价,凝集效价＞1∶40判定为阳性。

【注意事项】

1. 在进行多样本血清稀释时,极易发生操作失误,因此,操作要仔细。

2. 加致敏红细胞悬液应从第9孔阴性对照开始依次从低浓度向高浓度进行。

3. 观察结果时应轻拿V型反应板,避免已凝集的红细胞从孔壁滑落,造成凝集效价下降或出现假阴性结果。

(二)间接凝集抑制试验——妊娠试验

【原理】

可溶性抗原致敏的乳胶颗粒与相应抗体作用可使乳胶颗粒凝集,此为间接乳胶凝集试验。若使该抗体先与可溶性抗原作用,再加入该抗原致敏的乳胶颗粒,则乳胶凝集被抑制,此为间接乳胶凝集抑制试验,此法可用于检测标本中的抗原。

妊娠试验据此原理设计:孕妇尿中绒毛膜促性腺激素(HCG)含量明显增高。HCG与抗 HCG 抗体先作用后,再加入 HCG 致敏的乳胶颗粒,就不出现凝集反应,此为妊娠试验阳性;反之,非孕妇尿中 HCG 含量甚微,不足以消耗掉抗 HCG 抗体,故抗体与后加入的 HCG 致敏乳胶结合,呈现细小的凝集颗粒,则妊娠试验阴性。

【材料】

1. 妊娠诊断试剂抗血清(抗 HCG)、妊娠诊断试剂乳胶抗原(HCG 致敏)、待检尿、孕妇尿、正常尿。

2. 有格玻片、毛细吸管等。

【方法】

1. 在玻片的第 1、2 和 3 格内分别滴加 1 滴正常尿、待检尿及孕妇尿。

2. 每格内加入妊娠诊断试剂抗血清 1 滴,轻轻摇动使其充分混匀,静置 1～2min。

3. 每格内加入乳胶抗原 1 滴,轻轻摇动玻片 3～5min 后观察结果,记录各标本有无凝集现象(图 5)。

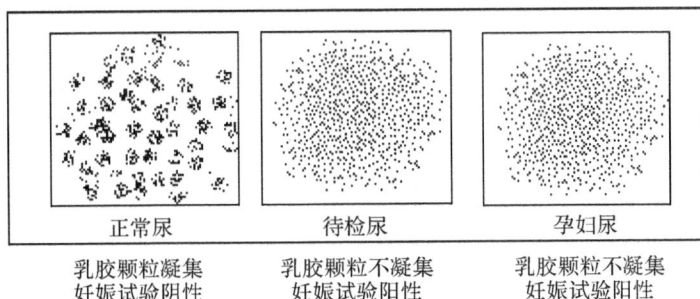

正常尿　　　　　　　待检尿　　　　　　　孕妇尿
乳胶颗粒凝集　　　乳胶颗粒不凝集　　　乳胶颗粒不凝集
妊娠试验阴性　　　妊娠试验阳性　　　　妊娠试验阳性

图 5　妊娠试验结果示意图

【结果】

孕妇尿格呈均匀混浊乳状液,无凝集,妊娠试验阳性;正常尿格出现白色细小凝集物,随时间延长凝集物变成小块状,妊娠试验阴性。待检尿若为乳状液,妊娠试验阳性;若出现凝集,则妊娠试验阴性。

【注意事项】

1.在操作过程中要不断地摇动玻片,同时注意避免相互之间混合。

2.气温较低的环境,应适当延长结果判断的时间,或提高实验环境的温度。

3.当凝集不明显,或结果判断困难时,可将玻片置于显微镜下观察,判断乳胶是否有凝集现象。

(三)协同凝集试验

【原理】

金黄色葡萄球菌细胞壁含有一种蛋白质,称为金黄色葡萄球菌 A 蛋白(staphylococcus protein A,SPA)。SPA 具有与人和多种哺乳动物 IgG 的 Fc 段结合而不影响其 Fab 段功能的特性。利用 SPA 这一特性,将已知的特异性抗体吸附于金黄色葡萄球菌上,与相应抗原发生的凝集反应即为协同凝集试验(coagglutination)。此方法常用于未知抗原的检测。

【材料】

1.抗 A 群脑膜炎球菌抗体致敏的金黄色葡萄球菌液、未致敏的金黄色葡萄球菌液、生理盐水。

2.毛细吸管、有格玻片。

【方法】

1.在玻片的第1、2格分别加1滴致敏金黄色葡萄球菌液,第3格加未致敏金黄色葡萄球菌液。

2.于第1、3格各加1滴病人脑脊液,第2格加1滴生理盐水,将玻片轻轻摇动3～5min,观察结果。

【结果】

第1格内细菌形成白色凝集,表明病人脑脊液中 A 群脑膜炎球菌阳性;第2格为致敏金黄色葡萄球菌液对照,细菌不凝集;第3格为未致敏金黄色葡萄球菌液对照,细菌也不出现凝集(图6)。

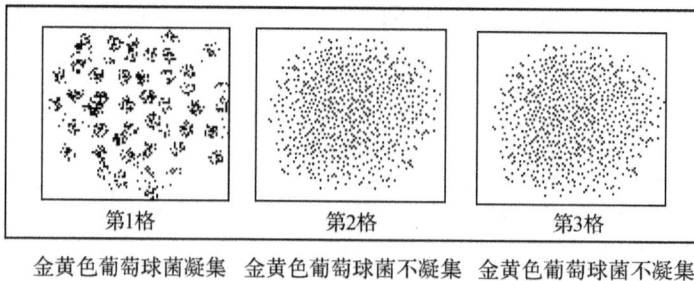

第1格	第2格	第3格
金黄色葡萄球菌凝集	金黄色葡萄球菌不凝集	金黄色葡萄球菌不凝集

图 6　协同凝集试验结果示意图

【注意事项】

1.在操作过程中要不断地摇动玻片,同时注意避免相互之间混合。

2.气温较低的环境,应适当延长结果判断的时间,或提高实验环境的温度。

2.当凝集不明显,或结果判断困难时,可将玻片置于显微镜下观察,判断细菌是否有凝集现象。

实验二 沉淀反应

可溶性抗原如血清、毒素、细菌浸出液等与相应抗体结合,当两者比例合适、并有适量电解质存在时,形成肉眼可见的沉淀物或沉淀线,称为沉淀反应(precipitation)。参与沉淀反应的抗原称为沉淀原,抗体称为沉淀素。由于参与反应的抗原为可溶性,分子小,单位体积内所含的抗原量多,与抗体结合的总面积大,因此,在实验中常常稀释抗原以保持抗原与抗体合适的比例,并以抗原的稀释度作为沉淀反应的效价。

沉淀反应是免疫实验中最常用、最基本的方法之一。它的种类较多,可分为琼脂扩散试验、免疫电泳试验、环状沉淀试验及絮状沉淀试验等。

一、琼脂扩散试验

利用可溶性抗原与相应抗体在半固体琼脂内进行扩散,当两者比例合适时,就出现白色沉淀线,此方法称为琼脂扩散试验。本试验可在试管内、平皿中以及玻片上的琼脂内进行操作。

琼脂扩散试验可分为单向琼脂扩散试验和双向琼脂扩散试验。扩散与电泳结合又有多种方法,如对流免疫电泳、火箭电泳及交叉免疫电泳等。

(一)单向琼脂扩散试验

【原理】

单向琼脂扩散试验(single agar diffusion)是一种定量试验。将一定量的抗体与琼脂混合,倾注于玻璃板上,凝固后,在琼脂层中打孔,再将抗原加入孔中。孔中抗原向四周扩散(分子量小于 20 万的物质,在琼脂中扩散犹如在液体中自由运动),在抗原与抗体的比例合适处,呈现白色沉淀环。沉淀环的直径大小与抗原浓度成正比。如事先用不同浓度的标准抗原制成标准曲线,则未知标本中的抗原含量可从标准曲线中求出。本试验主要用于检测标本中各种 Ig 和血清中各种补体成分的含量,灵敏度较高。

【材料】

1.3％琼脂(用 0.01mol/L pH7.4 磷酸盐缓冲液配制)。

2.抗血清:羊抗人 IgG 诊断血清(单向扩散效价 1：80)。

3.标准抗原:冻干正常人混合血清。

4.待检标本:人血清。

5.0.01mol/L pH7.4 磷酸盐缓冲液(PBS)。

6.单向扩散专用小塑料板、微量移液器、打孔器(3mm)和水浴箱等。

【方法】

1.将 3％琼脂加热溶解后,保温于 56℃水浴中。

2.用 PBS 将羊抗人 IgG 诊断血清作 1：40 稀释,保温于 56℃水浴中。当抗血清和琼脂均为56℃时,两者等量混匀,此时抗血清的浓度为1:80,琼脂浓度为1.5%。

3.将含有抗血清的琼脂浇板,每块板4ml,待其冷却凝固后,用打孔器在琼脂板上打孔,空间距为1.2～1.5cm,挑出孔内琼脂。

4.稀释标准抗原　每支冻干标准血清加入蒸馏水0.5～1.0ml,待完全溶解后,根据IgG含量用PBS稀释成几种稀释度,使其IgG含量分别为每毫升50,100,200,400,800μg等。

5.加样　用微量移液器吸取10μl各种稀释度的标准抗原,准确地加入琼脂板的孔中,一种稀释度加2个孔,用以制作标准曲线。测待检标本时,先将被检血清用PBS作1:40稀释,然后每孔加10μl,每份标本加2孔。

6.加好样品的琼脂板放于湿盒内,经37℃24h后取出,测量各孔沉淀环直径(图7)。

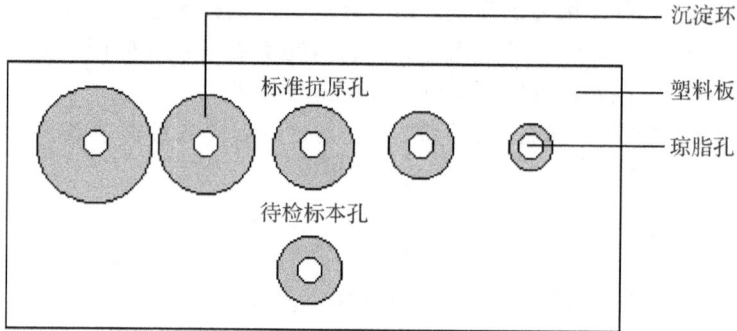

图7　单向琼脂扩散试验示意图

7.以各种稀释度标准抗原的沉淀环直径为纵坐标,相应孔中IgG含量为横坐标,在计算机或半对数坐标纸上画出标准曲线。根据待检血清沉淀环的直径,查标准曲线,将查得的IgG含量乘以本的稀释倍数(40),即为血清中IgG含量(图8)。

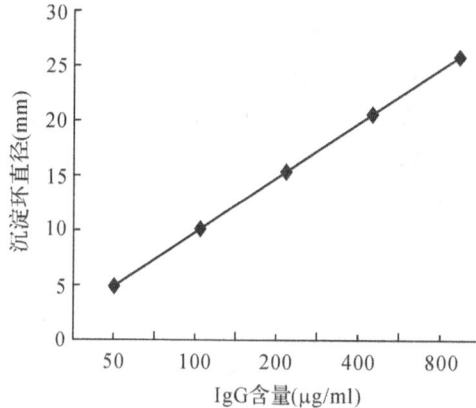

图8　单向琼脂扩散试验标准曲线

【注意事项】

1.琼脂和抗体保温温度不宜太高,抗体保温时间也不应太长,否则对抗体的活性有影响。

2.溶解IgG标准抗原时,其蒸馏水的具体用量应按试剂盒说明进行取量。

3.加标准抗原和待检标本时应力求准确,否则实验结果有偏差。

4.琼脂经 37℃ 24 小时,可能会生长细菌,为避免此现象的产生,可加入终浓度为0.02％的叠氮钠。

(二)双向琼脂扩散试验

【原理】

双向扩散(double diffusion)是将可溶性抗原和抗体分别加到琼脂板相对应的孔中,两者各自向四周扩散,如果抗原和抗体相对应,则在两者比例适当处形成白色沉淀线。若同时含有若干对抗原抗体系统,因其扩散速度不同,可在琼脂中出现多条沉淀线。观察沉淀线的位置、形状等可对抗原或抗体作出定性分析。本试验常用于检测抗原抗体的纯度,滴定抗体的效价以及用已知抗原(抗体)检测和分析未知抗体(抗原)。临床上用此法检测患者血清中的甲胎球蛋白(AFP),作为原发性肝癌的重要诊断指标。双向扩散试验所需时间较长(24h),灵敏度不高。

【材料】

1.抗体:抗 AFP。

2.抗原:AFP。

3.待检血清。

4.1％琼脂(生理盐水配制,内含 0.02％叠氮钠)。

5.载玻片、吸管、吸球、打孔器、微量移液器、湿盒及 37℃ 孵箱等。

【方法】

1.将琼脂加热熔化,待冷却至 50～60℃ 时,用吸管吸取 4ml 缓缓加在载玻片上(勿使溢出玻片边缘,并避免产生气泡)。

2.待琼脂冷却凝固后,用打孔器按图 9 示意打孔(打 6 孔或 3 孔均可,孔间距为6mm),并将孔中琼脂挑出。

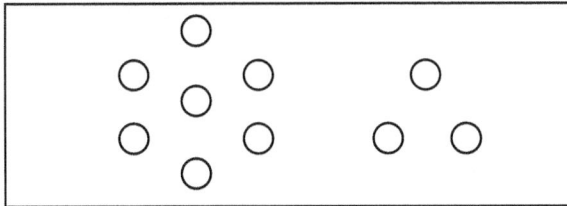

图 9　双向扩散法琼脂孔的大小及距离示意图

3.用微量移液器向中央孔(三角孔随意一孔)内加入 $10\mu l$ 抗 AFP 抗体,上下孔加 AFP抗原作阳性对照,其余孔加 $10\mu l$ 待检血清,操作时谨防液体外溢。

4.将琼脂板放在湿盒内,置 37℃ 孵箱中 24h 后观察结果。

【结果】

若待检血清标本产生沉淀线,并与阳性对照所产生的沉淀线衔接成一线,则表示 AFP阳性。如无沉淀线则表示 AFP 阴性(图 10)。

双向扩散时,在抗原和抗体的对应孔和临近孔之间,由于加入的抗原和抗体的成分不同,沉淀线的位置、数目与特征也有差异,这些都有助于分析抗原或抗体的成分,沉淀线一般有以下几种情况:

1.抗原与抗体的浓度相等,沉淀线在两孔之间呈直线(图 10-A);若抗体浓度比抗原低,

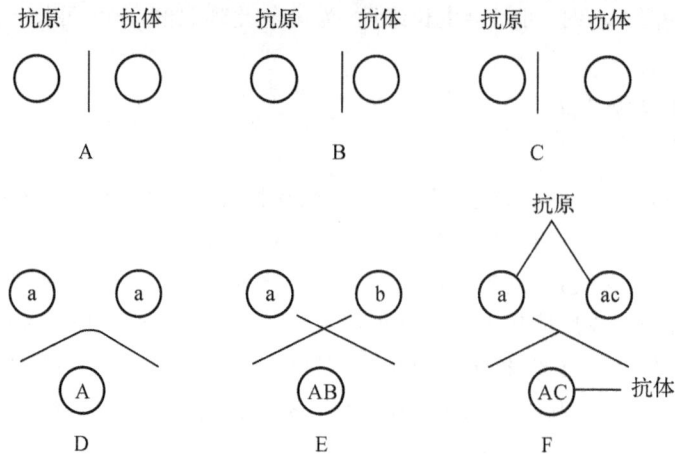

图 10　双向琼脂扩散试验沉淀线类型

则沉淀线靠近抗体一方(图 10-B);反之,如抗原浓度比抗体低,则沉淀线靠近抗原一方(图 10-C)。

2.在三角形排列孔中,若两抗原孔内的抗原相同,与同一相应抗体反应,两条沉淀线顶端相联(图 10-D);若两抗原孔内抗原不同,与两种相应抗体反应,两条沉淀线相交(图 10-E);若一抗原孔的抗原与另一孔中除有相同成分外又有不同成分,抗体孔内有各相应的抗体,则形成的沉淀线相切(图 10-F)。

【注意事项】

1.扩散时间要适当。时间过短,沉淀线不能出现;时间过长,会使已形成的沉淀线解离或散开而出现假阴性。

2.加抗原抗体的移液头不能混用。

3.为避免琼脂中生长细菌,可加入终浓度为 0.02% 的叠氮钠防腐。

二、免疫电泳试验

(一)对流免疫电泳试验

【原理】

带电的胶体颗粒可在电场中移动,移动方向与胶体颗粒所带电荷有关。蛋白质抗原在 pH8.6 的碱性缓冲液中,由于羧基解离而带负电荷,在电泳时从负极向正极移动。抗体属球蛋白,所暴露的极性基团较少,在碱性缓冲液中电离也少,只带微弱的负电荷,而且其分子量较大,电泳力较小,在琼脂电渗力作用下反而由正极向负极移动,这样就使抗原和抗体定向对流,在两孔间相遇时发生反应,并在比例合适处形成肉眼可见的白色沉淀线。这种将双向琼脂扩散和电泳技术结合在一起的方法称为对流免疫电泳(counter immuno-electrophoresis)。由于抗原、抗体在电场中定向移动,限制了抗原抗体的多向自由扩散,加快了抗原抗体的移动速度,因而提高了试验的敏感度,同时也缩短了试验时间,故可用于快速诊断。

【材料】

1.电泳缓冲液:pH8.6 巴比妥—盐酸缓冲液。

2.抗体:抗 AFP。

3.抗原:AFP 阳性血清、待检病人血清。

4.1.5％琼脂:用 pH8.6 巴比妥—盐酸缓冲液配制,冰箱保存备用。

5.电泳仪、电泳槽、载玻片、打孔器、10ml 吸管、移液器、移液头等。

【方法】

1.制板　加热熔化 1.5％琼脂,待冷却至 50～60℃时,用 10ml 吸管吸取 4ml 加于载玻片上。

2.打孔　在凝固后的琼脂板上,用打孔器打两排孔,孔间距为 4mm。

3.加样　将琼脂板上有标记孔的作为负极,然后按图 11 所示加满各孔。

4.电泳　将加好样品的琼脂板置电泳槽上,抗原孔侧置负极端,抗体孔侧置正极端。琼脂板两端用纱布与缓冲液相连,接通电源,控制电压 6～10V/cm 板长(两端电压约 50V),电泳时间约 30～60min。

5.关闭电源,取出琼脂板,观察结果。

【结果】

将玻片对着强光源,先观察 AFP 阳性血清孔与抗体孔之间的白色沉淀线,然后再观察待检血清孔与抗体孔之间是否也有沉淀线出现,如有沉淀线,则表示 AFP 试验阳性,反之则 AFP 试验为阴性。

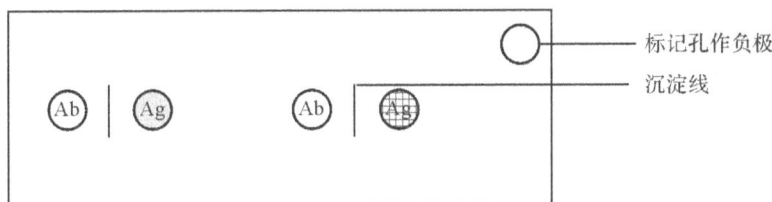

图 11　对流免疫电泳示意图

Ab:抗 AFP;Ag:AFP 阳性血清;待检病人血清

【注意事项】

1.电泳时电流不宜过大,以免蛋白变性。

2.抗原和抗体的电极方向不能搞错。

3.抗原和抗体的浓度要适当,抗原太浓或太稀都不易出现沉淀线。

4.电泳所需时间与孔间距离有关,距离越大,电泳时间越长。

5.琼脂的质量要好(选用进口或者进口分装),否则不易出现结果,也可选用琼脂糖。

6.琼脂的浓度不宜太高(1％～2％),应以容易挑出孔内琼脂为宜。

注:带电质点在电场中向着带异相电荷的电场移动,称为电泳。其在电场中移动的方向及速度,取决于带电质点本身所带的电荷、电场强度、溶液的 pH 值、黏度以及电渗等因素。

电渗作用:电渗是在电场中液体对于固体支持物的相对移动。由于琼脂中含有 SO_4^{2-},带负电荷,造成静电感应致使附近的水带正电荷,而向负极移动,这种现象称为电渗作用,水向负极移动所产生的力称为电渗力。因此,电泳时有两种力,即电泳力和电渗力。如果物质原来带正电荷,向负极移动,则因电渗作用向负极移动得更快。如果物质向正极移动,所带电荷少,电泳力抵不过电渗力,则也向负极移动,血清中的 γ 球蛋白就是如此。

（二）免疫电泳试验

【原理】

免疫电泳试验（immunoelectroretic test）是将琼脂电泳和双向琼脂扩散相结合用于分析抗原组成的一种定性方法，具有灵敏、快速的优点。试验分为下面两个步骤：

1.电泳　将待检的可溶性物质在琼脂板上进行电泳分离。由于不同蛋白的分子量及所带电荷均不相同，在电场中，其运动速度也不同，因此通过电泳能把混合物中的各种蛋白质分离开来。

2.琼脂扩散　电泳后在琼脂槽中加入相应抗血清，然后置湿盒内让其扩散。当抗原与抗体相遇且比例适合时，可形成不溶性复合物，出现特异性沉淀线。根据沉淀线的数目及位置可鉴定、分析各种抗原成分及其性质。

【材料】

1.待检标本：正常人血清。

2.兔抗人血清。

3.1%琼脂：用 0.05mol/L pH8.6 巴比妥缓冲液配制。

4.载玻片、打孔器、2mm×6mm×60mm 聚苯乙烯塑料条、微量移液器、10ml 吸管。

【方法】

1.制板　载玻片放于水平台面上，按图 12 所示将塑料条放置在玻片上，吸取 4ml 已加热熔化好的 1%琼脂于载玻片上，待其凝固后，取出塑料条，即成琼脂槽，按图打孔，挑去孔中琼脂。

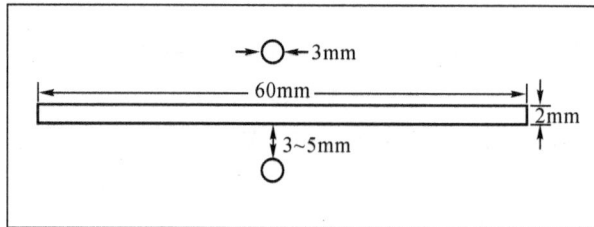

图 12　免疫电泳琼脂板制作示意图

2.加样　用微量移液器向孔中加入标本，勿使外溢。

3.电泳　将加好标本的琼脂板置电泳槽上，琼脂板两端用纱布与缓冲液相连，接通电源，控制电压 4V/cm 板长，电泳约 1.5h。

4.扩散　在琼脂槽中加满兔抗人血清，然后将其置湿盒内 37℃扩散 24h，观察结果。

【结果】

在槽的一侧出现弧形沉淀线，如图 13 所示。

【注意事项】

1.琼脂的质量要好（选用进口或者进口分装），否则不易出现结果，也可选用琼脂糖。琼脂的浓度一般选用 1%～2%，不宜太高，以容易挑出孔内琼脂为适。

2.制板时应尽量保持水平位置。

3.琼脂板与纱布之间的搭桥应紧密接触，以免因电流不均而发生沉淀线歪曲。

4.电泳时电流不宜过大，以免蛋白变性。

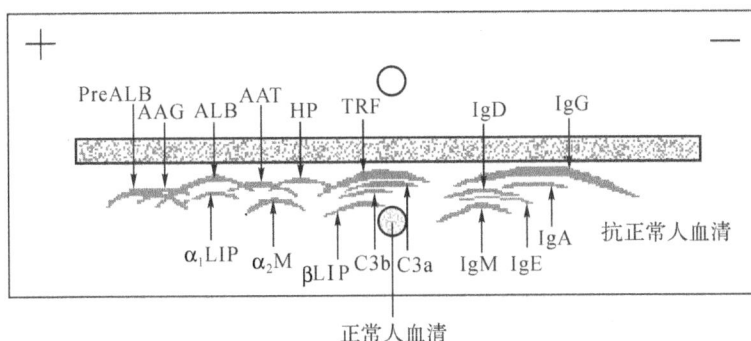

图 13　血清蛋白各区带位置示意图

PreALB:前白蛋白；　ALB:白蛋白；　α₁LIP:α₁脂蛋白；　HP:触珠蛋白；　TRF:转铁蛋白；

βLIP:β脂蛋白；　AAG:酸糖蛋白；　AAT:抗胰蛋白酶；　α₂M:α₂巨球蛋白

5.电泳结束后应做好正负极标记,以便观察结果。

6.扩散后,可直接观察结果,也可染色观察。直接观察要在黑色背景下,用斜光观察。

(三)火箭免疫电泳试验

【原理】

火箭免疫电泳(rocket immunoelectrophoresis)是在单向免疫扩散基础上发展起来的一种定量技术。检测时将含有已知抗体的琼脂浇成琼脂板,在琼脂板的一端打一排抗原孔,加入待检样品和不同稀释度的标准抗原后,将抗原置阴极端进行电泳,抗原向阳极移动过程中与相应抗体发生反应,在两者比例适当处沉淀下来,随着泳动抗原的逐渐减少,沉淀也逐渐减少,形成峰状的沉淀区,状似火箭,故而得名。在试验中抗体浓度保持不变,峰的高度与抗原量呈正比,用已知标准抗原作对照,可以方便地测定未知标本中抗原的含量(图 14)。

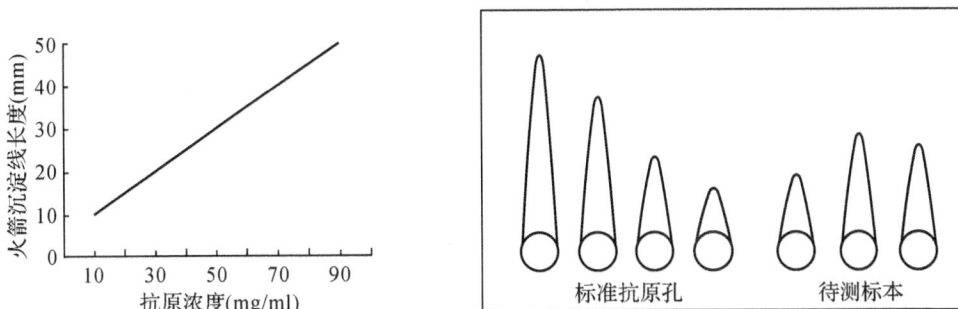

图 14　火箭免疫电泳试验示意图

【材料】

1.2%琼脂:用 0.05mol/L pH8.6 巴比妥缓冲液配制。

2.抗体:抗 AFP。

3.标准抗原:标准 AFP 抗原。

4.待检标本:肝癌病人血清。

5.玻璃板(7cm×10cm),其它材料同对流免疫电泳。

【方法和结果】

1.制板　2%琼脂加热熔化后置 56℃水浴箱中保温;根据抗体效价用 0.05mol/L

pH8.6巴比妥缓冲液稀释抗AFP,并保温于56℃水浴箱中;然后将琼脂和抗体等量混合,混匀后立即浇板。

2.打孔　凝固后用金属打孔器在距琼脂边缘1.5cm处打一排孔,孔距7～8mm。

3.加样　用微量移液器在每孔中加入10μl不同稀释度的标准抗原及待测标本,标准抗原稀释度范围应包括标本最高含量和最低含量。

4.电泳　将加好样品的琼脂板立即置电泳槽内,抗原孔在负极端,电压维持在3～5V/cm板长,电泳6～8h。

5.电泳完毕后,取出琼脂板,精确测量各孔中心至沉淀峰尖端的长度,制作标准曲线。以测得的待检抗原峰长度查标准曲线,即可得出待测标本中抗原的含量。

【注意事项】

1.琼脂和抗体保温温度不宜太高或太低,太高对抗体的活性有影响,太低则不易浇板。同时抗体保温时间也不宜太长,否则造成抗体的活性降低,影响试验结果。

2.电泳时注意电源正负极,将抗原孔置于负极;电压不能太高,不然易造成沉淀峰出现扭曲。

(四)交叉免疫电泳试验

【原理】

交叉免疫电泳(crossed immunoeletrophoresis)是琼脂免疫电泳和火箭电泳的发展。抗原先在普通琼脂中电泳(同免疫电泳),然后在一侧浇上含抗体的琼脂,将板作90°转位,再进行第二次电泳(同火箭电泳)。第一次电泳是将抗原各个成分拉开,第二次电泳是将各种不同成分在抗体中形成火箭。这种方法克服了免疫电泳中各种成分堆积形成融合线的缺点,同时也可比较、观察复杂蛋白的各个成分的含量,并且也可作简单的几个成分定量研究。

【材料】

1.破伤风类毒素(抗原)。

2.破伤风抗毒素(抗体)。

3.1.5%琼脂糖(0.02mol/L pH8.6巴比妥缓冲液配制)。

4.玻璃板(7cm×10cm×1cm),其它材料同火箭电泳。

【方法】

1.将玻璃板置于已调节好的水平台上,然后把熔化的琼脂糖浇在玻璃板上,每块板浇5.2ml。

2.待琼脂糖凝固后,用刀片按图15-a切割成条,然后用长条刀片慢慢地把一条琼脂糖凝胶带A移到另一块同样大小玻璃板上,按图15-b用打孔器在距阴极端1cm处打两个孔,孔距为5～8mm。

3.用移液器在每孔内加20μl抗原(两孔中可加不同稀释度的同种抗原,也可加不同种的抗原)。

4.第一向电泳　把A凝胶条板移到电泳槽上,抗原端接负极,另一端接正极,用滤纸或纱布连接凝胶与缓冲液,150V下电泳1h。

5.第一向电泳毕,把凝胶板移到水平台上,取0.18ml抗血清加入3.5ml琼脂糖,混匀后浇到板上余下的一侧(即空白板的B部分)。

6.第二向电泳　再同火箭电泳法进行第二次电泳。第一次电泳的琼脂条放在负极端,

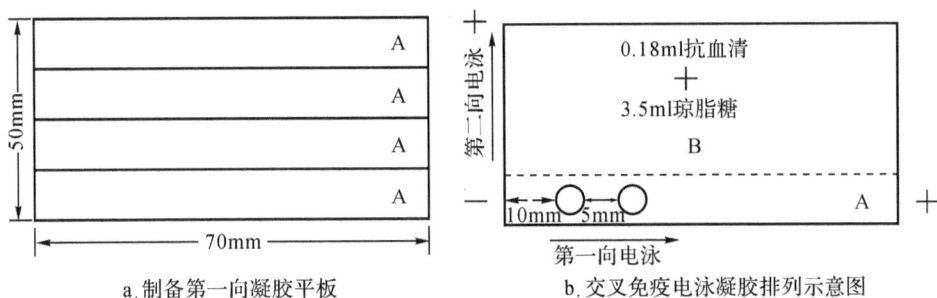

a.制备第一向凝胶平板　　　　b.交叉免疫电泳凝胶排列示意图

图 15　交叉免疫电泳

（A:第一向凝胶条；　B:抗血清琼脂糖凝胶）

在电压 70V 下电泳 16h。

7.电泳结束后,取出琼脂板直接观察或干燥后染色观察。

【结果】

实验结果如图 16 所示。

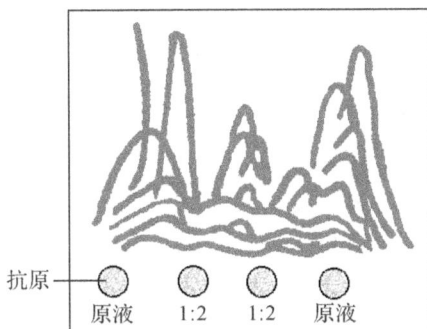

图 16　破伤风类毒素与抗毒素的交叉免疫电泳图谱

【注意事项】

1.所用器材必须清洁,要求无油脂及蛋白质之类的物质污染,以免干扰。

2.孔径、孔距要掌握好,以防样品间的相互干扰;加抗原、抗体时,勿使样品外溢或带进气泡。

三、环状沉淀试验

【原理】

在环状沉淀管中,可溶性抗原与相应抗体特异性结合,在两者交界面处可出现乳白色环状沉淀物,即为阳性反应。本试验常用于抗原的定性,如诊断炭疽的 Ascoli 氏试验,血迹的鉴别等。

【材料】

1.抗人血清。

2.人血清和鸡血清稀释液。

3.生理盐水、沉淀小管、毛细吸管。

【方法】

1.排列 3 支沉淀小管,按表 2-1 顺序加入各成分。

表 2-1　环状沉淀反应　　　　　　　　　　　　　　单位:ml

试管号	抗人血清	人血清	鸡血清	生理盐水
1	0.2	0.2	—	—
2	0.2	—	0.2	—
3	—	0.2	—	0.2

2.室温下静置 15min,观察两液面接触处,有白色沉淀环出现者为阳性。

【结果】

1 号管为阳性,2 号和 3 号管为阴性。

【注意事项】

1.抗体应加在沉淀管下层,抗原在上层。

2.加抗原时应使沉淀管倾斜,让抗原缓慢由管壁流下,轻浮于抗体上面,勿使相混,避免气泡产生,否则不能出现结果。

3.观察时,沉淀管平举眼前,如在小管后方衬以黑纸或手指,使光线从斜上方射入两液面交界处,则能更清楚地看到沉淀环。

实验三　补体参与的免疫反应

补体是存在于哺乳动物血清中的一组糖蛋白,约占血清总蛋白含量的 3%～5%。正常情况下,循环中的补体成分均以非活化的前体形式存在,可通过传统途径或旁路途径而激活。补体的作用没有特异性,能与任何一组抗原抗体复合物结合。在激活过程中裂解的产物有杀菌、溶菌、灭活病毒、破坏细胞以及促进吞噬、促进血液凝固等作用,是整个机体免疫功能的重要组成部分。

各种动物血清中,补体的含量以豚鼠为最高,成分较全,效价稳定,采取方便,因而常将豚鼠的全血清作为补体来使用。补体不耐热,56℃ 30min 就可使其失去活性,这一过程称为"灭能"或"灭活"。

一、溶血反应

【原理】

将红细胞多次注射于动物(如将绵羊红细胞多次免疫家兔)可使之产生相应的抗体(溶血素),这种抗体与红细胞结合,在有电解质存在时可发生凝集现象,若同时有补体存在,则补体被激活,红细胞被破坏溶解,这种现象称为溶血反应(hemolytic reaction)。通常溶血反应用来作为补体结合反应中的指示系统。

【材料】

1.2%绵羊红细胞、溶血素、补体(豚鼠血清)、生理盐水。

2.小试管、吸管、滴管。

【方法】

1.取小试管 3 支,按表 3-1 加入各物。

表 3-1　溶血反应加样程序 1　　　　　　　　　　　　单位:ml

反应物 \ 管号	1	2	3
2%红细胞	0.5	0.5	0.5
溶血素(2U)	0.5	0.5	—
补体(2U)	0.5	—	0.5
生理盐水	0.5	1.0	1.0

2.将上述 3 支试管放置于 37℃水浴中 15～30min,观察有无溶血现象,若红细胞溶解,则由红色的细胞混浊液体变为红色透明液体。

3.将不溶血试管(第 2、3 管)低速离心 3～5min,使红细胞沉淀。

4. 将第 2 管上清液倒入(或用毛细吸管吸入)第 4 管,将第 3 管上清液倒入第 5 管,然后再依表 3-2 加入各物。

表 3-2　溶血反应加样程序 2　　　　　　　　　　单位:ml

反应物 ＼ 管号	2	3	4	5
内容物	第 2 管沉淀物	第 3 管沉淀物	第 2 管上清液	第 3 管上清液
2% 红细胞	—	—	0.5	0.5
溶血素(2U)	—	0.5	—	0.5
补体(2U)	0.5	—	0.5	—
生理盐水	2.5	2.5	—	—

5. 混匀后,将上述 4 支试管置 37℃ 水浴中 15～30min 后,观察结果。

【结果】

第 2、5 管出现溶血,其余两管均不溶血。

【注意事项】

1. 未经洗涤的绵羊红细胞悬液可在 4℃ 冰箱中保存 1 周。

2. 配制 2% 绵羊红细胞时,应将绵羊红细胞悬液洗涤 3 次,然后用压积红细胞配制,现用现配。

3. 采集补体用的容器要清洁,并及时分离血清,离心速度不应太高(以 2000～3000r/min 为宜),否则极易引起溶血。

4. 补体最好采用 3 只以上的豚鼠混合血清,并以新鲜为最佳,如一定要保存,根据笔者经验,则将其置于 −20℃ 以下的环境中,可保存 3 个月左右。避免冻融。

5. 试验前应对溶血素和补体的效价进行滴定,找出最合适的浓度,否则程序 2 的结果会出现混乱。新鲜补体一般作 1:30 稀释。

6. 试验过程中的离心速度不要太高,否则凝集的红细胞不易打散。

7. 水浴温度不能高于 37℃。

8. 溶血素和补体可用 0.02% 叠氮钠防腐。

二、补体结合试验

【原理】

补体结合试验(complement fixation test)是一种有补体参与,并以绵羊红细胞和溶血素作为指示系统的抗原抗体反应。参与本反应的五种成分可分为两个系统。一为待检系统:即为已知抗原(或抗体)和待检的抗体(或抗原);另一为指示系统,即绵羊红细胞及其相应溶血素。待检的抗原、抗体与先加入的补体作用后,再加入指示系统,若不出现溶血,则为补体结合反应阳性,表示待检系统中的抗体与抗原相对应,两者特异性结合后固定了补体,指示系统无补体结合,故不发生溶血。反之若出现溶血现象,则为补体结合反应阴性,表示待检的抗原抗体不对应或缺少一方,不能固定补体,游离补体被后加入的指示系统固定,导致绵羊红细胞溶解。

本反应敏感性、特异性均较高,可用于检测某些病毒、立克次体、梅毒等。由于参与反应的各种成分之间要求有适当的量的关系,因此做本试验之前必须通过一系列预实验来确定补体、溶血素、抗原或抗体的使用量。

(一)溶血素单位滴定

【材料】

1. 抗体:溶血素(抗绵羊红细胞抗体)。

2. 抗原:2%绵羊红细胞。

3. 补体:1:30稀释的豚鼠新鲜血清。

4. 其它:生理盐水、小试管、吸管及37℃水浴箱。

【方法和结果】

1. 按表3-3于各试管内分别加入各种不同稀释的溶血素0.5ml及其它成分。

表3-3 溶血素滴定 单位:ml

试管号	溶血素		补体(1:30)	生理盐水	2%绵羊红细胞		假定结果
1	1:1000	0.5	0.3	1.7	0.5	摇匀后置于37℃水浴箱中30min	完全溶血
2	1:1200	0.5	0.3	1.7	0.5		完全溶血
3	1:1600	0.5	0.3	1.7	0.5		完全溶血
4	1:2000	0.5	0.3	1.7	0.5		完全溶血
5	1:2400	0.5	0.3	1.7	0.5		完全溶血
6	1:3200	0.5	0.3	1.7	0.5		完全溶血
7	1:4000	0.5	0.3	1.7	0.5		完全溶血
8	1:4800	0.5	0.3	1.7	0.5		完全溶血
9	1:6400	0.5	0.3	1.7	0.5		完全溶血
10	1:8000	0.5	0.3	1.7	0.5		完全溶血
11	1:9600	0.5	0.3	1.7	0.5		完全溶血
12	1:12800	0.5	0.3	1.7	0.5		大部分溶血
13	1:16000	0.5	0.3	1.7	0.5		完全不溶血
对照	—		0.3	2.2	0.5		完全不溶血

2. 充分混合后置于37℃水浴箱中30min,然后观察结果。

3. 凡最高稀释度的溶血素可呈现完全溶血者为1个单位。

举例:表3-3结果表明,第11管(即1:9600稀释)0.5ml溶血素为1个单位。在正式试验时常用0.5ml中含2个溶血素单位的溶液。如上述溶血素进行正式试验时,则应取1:4800稀释的溶液。配制时可取100倍稀释的溶血素1ml加生理盐水47ml。

(二)补体单位滴定

【材料】

1. 补体:1:30稀释的豚鼠新鲜血清。

2. 抗体:2单位溶血素。

3. 抗原:2%绵羊红细胞。

4. 其它同溶血素滴定。

【方法与结果】

1. 按表3-4所列量加入1:30稀释的补体。

2.依次加入其它各成分至每管中,37℃水浴一定时间后观察结果,判定补体单位。

3.补体单位:凡能使一定量红细胞发生完全溶解的最小补体量,称为1个确定单位(exact unit)。如表3-4中自第3管开始出现完全溶血现象,因此第3管(0.1ml)所含补体量为1个确定单位。

表 3-4　补体的单位滴定

单位:ml

试管	补体(1:30)	生理盐水	溶血素(2U)	2%SRBC		结果
1	0.06	0.54	0.20	0.20		不溶血
2	0.08	0.52	0.20	0.20		稍溶血
3	0.10	0.50	0.20	0.20		全溶血
4	0.12	0.48	0.20	0.20	37℃水浴	全溶血
5	0.14	0.46	0.20	0.20	15～30min	全溶血
6	0.16	0.44	0.20	0.20		全溶血
7	0.18	0.42	0.20	0.20		全溶血
8	—	0.60	0.20	0.20		不溶血

由于在实际应用时补体有一部分损失,故须酌量增加一些,通常取其次高一管补体量称为实用单位(full unit)。在补体结合试验中常用2个实用单位。在上例中:

1个确定单位=0.1ml　1:30稀释的补体。

1个实用单位=0.12ml　1:30稀释的补体。

4.补体的稀释:若使每0.2ml补体含2个实用单位,可按下列比例计算:

$$30:2\times0.12=X:0.2$$

$$X=6/0.24=25$$

即将补体稀释25倍,用0.2ml即可。

(三)正式试验

正式试验可以做定性的,也可以做定量的。本试验用伤寒杆菌的提取液为抗原与其免疫血清做定性试验。

【材料】

1.补体:2个单位的补体。

2.抗体:1:5稀释的伤寒杆菌免疫血清。

3.抗原:1:50稀释的伤寒杆菌抗原、1:80稀释的痢疾杆菌抗原。

4.指示系统:2个单位的溶血素、2%绵羊红细胞。

5.其它:同预实验。

【方法】

按表3-5顺序操作。

表 3-5   正式试验（定性）   单位：ml

试管	伤寒血清	伤寒抗原	痢疾抗原	补体	生理盐水		溶血素	2%绵羊红细胞		结果
1	0.2	0.2	—	0.2	—	摇匀后置37℃水浴15min	0.2	0.2	摇匀后置37℃水浴15～30min	不溶血
2	0.2	—	0.2	0.2	—		0.2	0.2		溶血
3	0.2	—	—	0.2	0.2		0.2	0.2		溶血
4	—	0.2	—	0.2	0.2		0.2	0.2		溶血
5	—	—	—	0.2	0.4		0.2	0.2		溶血
6	—	—	—	—	0.6		0.2	0.2		不溶血

注：1 号试管：试验管；2 号试管：特异性对照；3 号试管：血清对照；4 号试管：抗原对照；5 号试管：补体对照；
6 号试管：溶血素（指示系统）对照。

【结果】

观察各管溶血情况，记录并分析其意义。

【注意事项】

1. 以细菌为抗原时，应使用细菌的提取液而不用悬液，通过滴定找出最适稀释度。

2. 血清需 56℃ 30min 灭能。

3. 补体性质不稳定，以试验的当天采取效果最好。操作时尽量减少在室温停放的时间。

4. 补体结合反应操作繁杂，且需十分细致，反应的各个因子的量必须有恰当的比例。特别是补体和溶血素的用量。补体的用量必须恰如其分，例如：抗原抗体呈特异性结合，吸附补体，本应不溶血，但因补体过多，多余部分转向溶血系统，发生溶血现象。又如抗原、抗体为非特异性，抗原抗体不结合，不吸附补体，补体转向溶血系统，应完全溶血，但由于补体过少，不能全溶，必然影响结果判定。溶血素量也有一定影响，例如阴性血清，应完全溶血，但溶血素量少，溶血不全，可能被误认为弱阳性。因此，在本试验之前，必须精确测定溶血素效价和补体效价，以确定它们的用量，保证试验的准确性。

三、血清总补体含量的测定（CH50 测定）

【原理】

绵羊红细胞（抗原）与其相应抗体（溶血素）结合后的复合物经补体参与作用即产生溶血现象。溶血程度与补体量有密切关系，以溶血程度为纵坐标，补体量为横坐标绘图可得"S"型曲线（图 17）。曲线两端平坦，补体量的增减与溶血程度影响不大，而在曲线中段（50%溶血附近）曲线斜度最陡，几乎成一直线，补体量的细微变化可引起溶血程度明显改变，故取 50%溶血为终点观察指标，以精确检测血清补体的含量，此即 50%溶血补体（简称 CH50）单位测定，人血清补体正常值为 50～100 CH50 U/ml。

正规的 CH50 测定法操作比较烦琐，计算麻烦，但很精确。简化的测定法则较为简单，虽不甚精确，但适用于临床，现介绍简化法。

【材料】

1. 待检人血清、2%绵羊红细胞、溶血素（2U）、pH7.4 巴比妥缓冲液。

2. 刻度吸管，小试管，水浴箱。

【方法】

1. 配制 50%溶血标准管：2ml 2%绵羊红细胞悬液加 8ml 蒸馏水，混匀，使完全溶血。

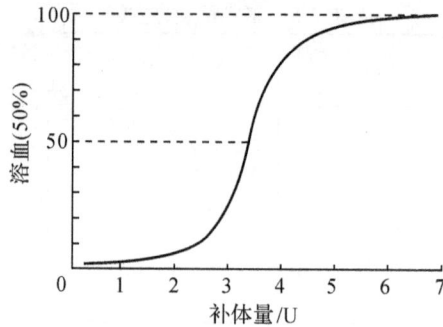

图 17　溶血程度与补体量的关系

取此液体 2ml 加 pH7.4 巴比妥缓冲液 2ml,混匀后即为 50％溶血管。

2.正式试验:取待检血清 0.2ml,加 pH7.4 巴比妥缓冲液 3.8ml,使血清稀释度为 1∶20,按表 3-6 所示加样。将管内各成分混匀,置 37℃水浴 30min,2500r/min 离心 10min,取上清液,将其与标准管于分光光度计波长 542nm 处比色(或目测),选择光密度与标准管最接近(或目测色泽最相似)的管为终点,根据各管所加入的稀释血清量按下式求出 1ml 血清的补体单位:

$$血清中补体含量(U/ml)=\frac{1}{血清用量(ml)}\times 稀释倍数$$

假设第 4 管的光密度最接近标准管,则补体含量为(1/0.25)×20＝80U/ml(表 3-6 已列出各管的相应补体含量,故不必计算,从表中可直接查得)。

表 3-6　50％溶血试验加样程序　　　　　　　　　　单位:ml

管号	1	2	3	4	5	6	7	8	9	10
1∶20 稀释血清	0.10	0.15	0.20	0.25	0.30	0.35	0.40	0.45	0.50	—
pH7.4 巴比妥缓冲液	1.40	1.35	1.30	1.25	1.20	1.15	1.10	1.05	1.00	1.50
2U 溶血素	0.5	0.5	0.5	0.5	0.5	0.5	0.5	0.5	0.5	0.5
2％绵羊红细胞	0.5	0.5	0.5	0.5	0.5	0.5	0.5	0.5	0.5	0.5
50％溶血相应总补体值(U/ml)	200	133	100	80	66.5	57.1	50	44.4	40	

【注意事项】

1.待检血清必须新鲜。

2.试验所用试管应清洁;试管口径、厚度、透明度须一致,以免在目测时影响结果。

四、溶血空斑试验

溶血空斑形成试验是一种体外检测单个抗体形成细胞(浆细胞)的方法,故又称体外抗体形成细胞(plaque forming cell,PFC)测定技术。此技术不仅可以作为免疫基本理论研究的有力工具,广泛地用于检测产生 IgM 类型(包括其它各类免疫球蛋白及其亚类)的抗体形成细胞,还可作为临床筛选抗肿瘤新药以及研究中药对抗体免疫功能影响的免疫学指标。

【原理】

经绵羊红细胞(SRBC)免疫的小鼠脾细胞与一定量的绵羊红细胞(靶细胞)混合后,脾细胞中的抗体形成细胞与绵羊红细胞结合,抗体形成细胞分泌抗绵羊红细胞抗体(溶血素),在补体参与下,使周围受到抗体分子致敏的绵羊红细胞溶解,形成肉眼可见的溶血空斑,每一个空斑代表一个抗体形成细胞。

【材料】

1. 20%SRBC悬液(用Hanks液配制)。

2. 补体:新鲜豚鼠血清(用前经靶细胞吸收,1ml压积SRBC加20ml补体,置4℃,20min,离心取上清,用Hanks液稀释为1:10)。

3. 右旋糖酐(DEAE葡聚糖,DEAE-dextran,分子量50万,用蒸馏水配制10mg/ml);其作用是阻止琼脂的抗补体作用。

4. 琼脂或琼脂糖(表层琼脂0.7%,底层琼脂1.4%,用Hanks液配制)。

5. 胎牛血清(56℃30min灭活,并经绵羊红细胞吸收)。

6. Hanks液。

7. 47～49℃水浴箱。

8. 1ml注射器和青霉素小瓶。

9. 玻璃平皿(7cm×1.5cm),200目不锈钢滤网。

【方法】

1. 将5ml熔化的底层琼脂(1.4%)倾注平皿内,成一薄层,待凝固后置40℃湿盒保温备用。

2. 将每管含2ml表层琼脂(0.7%)的试管加热熔化后,置47～49℃水浴保温备用。

3. 免疫小鼠脾细胞悬液的制备。

(1)SRBC免疫小鼠:最好选用纯系小鼠,体重25g左右,腹腔注射20%SRBC 1ml(约$4×10^8$/ml)。测定直接溶血空斑,用免疫后4天的小鼠;测定间接溶血空斑,用免疫后10天的小鼠。

(2)将免疫小鼠先用乙醚麻醉,然后脱颈椎致死,取出脾脏放在周围有碎冰块的青霉素瓶内,先用剪刀、镊子将其剪碎,再加冷Hanks液3～5ml,用吸管吹打,使细胞分散均匀。过200目不锈钢滤网,离心弃去上清,将细胞用冷Hanks液洗涤两次,再将沉淀的细胞重悬于1ml冷Hanks液内,置冰浴中。

(3)脾细胞用白细胞计数法计数并用台盼蓝检查活细胞的百分率,按照活细胞的百分率将脾细胞制成$5×10^6$～$1×10^7$/ml浓度的细胞悬液。

4. 试验平皿的制备:将含有底层琼脂的平皿和所有试剂(除脾细胞外)预温至40℃左右。在0.7%表层琼脂管中(47～49℃预温),依次加入右旋糖酐0.1ml,胎牛血清0.1ml,20%SRBC悬液0.1ml,脾细胞悬液0.1ml。迅速将小试管在水浴中振荡使各成分混匀,立即倾入经预温40℃的底层琼脂面上,于水平台上轻轻旋转使之均匀平铺,凝固后37℃温育1h。

5. 加补体:于每个平皿内加1:10稀释的补体1.5～2.0ml,37℃继续保温30min,于室温下放1h,4℃冰箱过夜,次日倾去补体,即可用肉眼或放大镜(或解剖显微镜)观察溶血空斑,并计数。

【结果】

将平皿划分小格,用放大镜或解剖显微镜观察并计数溶血空斑总数,再换算出每百万脾细胞中所含抗体形成细胞数。

【注意事项】

1.0.7%琼脂必须置47～49℃水浴融态保温。如温度过高会导致 SRBC 溶血或所加入脾细胞的死亡。温度过低则在操作过程中琼脂发生凝固,影响上层琼脂平板的制备。

2.离体的脾细胞应置4℃环境保存,防止抗体分泌和细胞死亡。

3.在制备试验平皿时,所有玻璃器皿和各种试剂均需预温,各种试剂加入试管后,应与0.7%琼脂迅速充分混匀,然后立即倾倒于底层琼脂上,操作要迅速,并避免产生气泡,否则试验极易失败。

4.加入的补体应均匀覆盖于表层琼脂上。

5.制备底层平皿和试验平皿时,均须将平皿置于水平台上,以保证琼脂面铺平。

6.使用琼脂糖可以不加右旋糖酐。

五、补体介导的细胞毒试验

【原理】

抗淋巴细胞抗体,与淋巴细胞膜上相应抗原结合后,在补体的参与下使细胞膜破裂,导致细胞死亡。由于死细胞膜失去屏障作用而使台盼蓝染料能透入细胞内,致使死细胞被染成蓝色,无折光性,体积增大。活细胞不着色,有折光性,体积正常大小。此实验主要用于器官移植时的组织配型。

【材料】

1.抗体:抗 HLA 血清。

2.淋巴细胞悬液:常规分离淋巴细胞(见免疫细胞的分离与纯化),用 Hanks 液调整细胞浓度至 $1.5 \times 10^6 \sim 2 \times 10^6/ml$。

3.补体:选用无寄生虫及未免疫接种的健康家兔,心脏或颈动脉取血,分离血清,分装小试管于 $-20℃$ 储存。

4.2%台盼蓝溶液:先用蒸馏水将台盼蓝配成 4% 的溶液,储存在 37℃ 温箱中,使用前加等量的 1.8% 氯化钠溶液,离心后使用。也可使用 5% 伊红染色。

5.AB 型血清,用于阴性对照;抗淋巴细胞抗体,用于阳性对照。

6.微量反应板,微量移液器等。

【方法】

1.在微量反应板内加 $20\mu l$ 医用石蜡。

2.用微量移液器通过石蜡层于每孔中加入 $1\mu l$ 抗 HLA 血清,勿使血清漂浮在石蜡油中,阴性对照孔加 AB 型血清,阳性对照孔加抗淋巴细胞抗体。

3.用同样方法于每孔中再加入淋巴细胞悬液 $1\mu l$,轻轻摇匀,置室温(20～25℃)30min。

4.每孔加入补体 $5\mu l$,轻轻摇匀,室温静置 1h。

5.每孔加入 2% 台盼蓝 $2\sim4\mu l$,轻轻摇匀,置室温 15～20min。

6.沿孔边轻轻吸去每孔内的染液。

7.用低倍镜观察,计算每孔中死细胞的百分数。观察阴、阳性对照,若阴、阳性对照不符合,此试验需重做。

【结果】

以超过阴性对照的死细胞百分数为结果判定(表 3-7)。

表 3-7 补体介导的细胞毒试验结果判断

死亡细胞百分数(%)	结果	积分
0～19	(－)阴性	1 分
20～29	(±)微弱阳性	2 分
30～49	(＋)弱阳性	4 分
50～79	(＋＋)阳性	6 分
80～100	(＋＋＋)强阳性	8 分
不能读数	无效	0 分

阴性对照死亡细胞数一般小于10%,阳性对照死亡细胞数一般应大于80%。

【注意事项】

1.本试验所用试剂均为微量,操作要仔细。

2.阴性对照死亡细胞数大于10%,实验需重新做。

3.细胞浓度不宜太高,否则既影响实验结果,又难以计数。

4.染色后要及时观察结果,长时间放置可导致假阳性反应。

5.如在孔内不便观察,可将细胞悬液滴在载玻片上加盖玻片后观察。

实验四　免疫标记技术

免疫标记技术(immunolabelling technic)是指用放射性同位素、酶、荧光素、胶体金、化学发光物质或电子致密物质等标记抗体或抗原作为试剂,检测标本中的相应抗原或抗体。本技术不仅特异、敏感和快速,而且能定性、定量和定位,是目前应用最广泛的免疫学检测技术。免疫标记技术一般分为两类:一类用于组织或其它标本中抗原或抗体的定位,称为免疫组化技术(immunohistochemical technique);另一类用于体液标本中抗原或抗体的测定称为免疫测定(immunoassay)。根据标记物质的不同,免疫标记技术又可分为酶免疫技术、荧光免疫技术、放射免疫分析技术、金免疫技术及化学发光免疫分析技术等。

一、酶免疫技术

【原理】

酶免疫技术是一种把抗原抗体的免疫反应和酶的高效催化作用结合起来的方法。将酶与抗体或抗原用交联剂连接起来,此种酶标记抗体或抗原可与组织内的或固相载体上的相应抗原或抗体发生特异性反应,加入相应的酶底物时,底物被酶催化生成有色产物,根据成色深浅判定待测抗原或抗体的浓度与活性。

酶免疫技术可分为酶免疫组织化学技术和酶免疫测定两类,前者用于组织切片上抗原的定性和定位。后者用于标本中抗原或抗体的测定,最常用的方法是酶联免疫吸附试验。

(一)酶联免疫吸附试验(enzyme linked immunosorbent assay,ELISA)

• ELISA 双抗体夹心法测抗原(检测人血清中乙型肝炎病毒表面抗原——HBsAg)

【材料】

1.包被抗体:兔抗 HBsAg 抗体。

2.酶标抗体:辣根过氧化物酶(HRP)标记的小鼠抗 HBsAg 单克隆抗体。

3.待检标本:病人血清。

4.阳性对照:HBsAg 阳性血清。

5.阴性对照:正常人血清。

6.其它试剂:包被缓冲液(0.05mol/L pH9.6 碳酸盐缓冲液);封闭液(1％牛血清白蛋白、0.14mol/L NaCl、0.05mol/L pH8.0 Tris 缓冲液);标本稀释液(1％牛血清白蛋白、0.05％吐温-20、0.05mol/L pH7.2 PBS);洗涤液(0.05％吐温-20、0.05mol/L pH7.2 PBS);底物溶液[邻苯二胺(OPD)或四甲基联苯胺(TMB)];终止液(2mol/L H_2SO_4)。

7.聚苯乙烯酶标板,塑料洗瓶或洗板机,酶标仪,移液器等。

【方法】

1.已知抗体包被酶标板:用包被缓冲液将兔抗 HBsAg 抗体稀释至工作浓度,按每孔

$100\mu l$ 包被酶标板,4℃过夜。

2.洗板:弃去酶标板内的包被抗体,在吸水纸上拍干,孔内加满洗涤液,静置 $2\sim3$min,弃去洗涤液,再在吸水纸上拍干,如此洗涤 3 次。有条件此步骤也可用洗板机进行操作。

3.封闭:每孔加封闭液 $200\mu l$,置 37℃湿盒 1h。

4.洗板:弃去封闭液,按步骤 2 洗板三次。

5.加待检标本:取病人血清标本,加于酶标板孔内,每孔 $100\mu l$,每份标本加 2 孔,同时设阳性对照,阴性对照和空白对照。置 37℃湿盒 60min。

6.弃去酶标板内液体,按步骤 2 洗板三次。

7.每孔加 $100\mu l$ 酶标记抗 HBsAg 单克隆抗体,置 37℃湿盒 60min。

8.弃去酶标板内液体,按步骤 2 洗板三次。

9.每孔加底物溶液 $100\mu l$,37℃避光孵育 15min。

10.每孔加终止液一滴(约 $50\mu l$),终止反应。

11.观察显色反应或用酶标仪在 490nm 处用蒸馏水调零,测定其 OD 值。

【结果】

1. P/N 值$\geqslant$2.1 为阳性,2.1$\geqslant$$P/N$ 值$\geqslant$1.5 为可疑,$P/N<$1.5 为阴性。

$$P/N=\frac{标本\ OD\ 值-空白对照\ OD\ 值}{阴性对照\ OD-空白对照\ OD\ 值}$$

2.肉眼判断:反应孔呈棕黄色为阳性结果,无色为阴性结果。

【注意事项】

1.包被缓冲液、洗涤液等,可配成 10 倍浓缩的液体,这样能减少配液次数,方便平时使用,同时也便于保存。

2.浓缩的试剂在使用前需用新鲜的蒸馏水或去离子水按要求稀释,使用不合格的蒸馏水可能使空白值增高。

3.存放在冰箱内的试剂,在使用前应先恢复至室温(一般在室温平衡 30min),并检查试剂各组分是否变质(洗涤液、底物缓冲液等容易长霉菌)。

4.尽量避免标本溶血,检测标本宜新鲜。若 5 天内检测,可保存于 $2\sim8$℃,超过一周时间测定,应于-20℃低温冻存。

5.反复冻融会使抗体效价降低,应尽量避免。

6.用封闭液封闭酶标板,可降低本底。封闭是否必要,取决于 ELISA 的模式及具体的实验条件。并非所有的 ELISA 固相均需封闭,封闭不当反而会使阴性本底增高。一般说来,双抗体夹心法,只要酶标记物是高活性的,操作时洗涤彻底,不经封闭也可得到满意的结果。特别是用单抗腹水直接包被时,因其中大量非抗体蛋白在包被时同样也吸附在固相表面,实际上已起到了类似封闭剂的作用。但在间接法测定中,封闭一般是不可少的。

7.每一洗板步骤一般为 3 次,每次浸泡时间一般为 $2\sim3$min。洗板时需保证酶标板平放,将洗涤液注满各孔,但应尽量避免洗涤液溢液现象,洗板的液体残留量不宜过多,洗完后,应将酶标板在吸水纸上轻轻拍干。

8.加样时避免样本溢出,如有样本溢出孔外时,应用吸水纸轻轻拭干,并做相应记录。

9.空白对照不加样本,其余步骤相同。

10.加样后酶标板应及时温育,尽量缩短加样后温育前的等待时间。

11.保温容器最好是恒温水浴箱,可使温度很快达到平衡。如使用孵箱或置室温,为避免孔内液体蒸发,可用封板胶将 ELISA 板面密封后进行温育。温育时尽量少开启恒温箱门,不能人为缩短或延长温育时间。

12.底物溶液现配现用,加底物应避光显色,显色时间不要太长,以免本底偏高。

13.加终止液后,应在 2h 内比色测定。底物为邻苯二胺时用 490nm 波长比色;底物为四甲基联苯胺时用 450nm 波长比色。

14.叠氮钠对辣根过氧化物酶的活性有明显的抑制作用,在试验中应避免使用。

- ELISA 间接法测抗体

【材料】

1.可溶性抗原:根据所测的蛋白浓度用pH9.6 0.05mol/L 碳酸盐缓冲液稀释至 $1\sim10\mu g/ml$。

2.酶标记抗人 IgG。

3.待检病人血清。

4.其它试剂:包被缓冲液(0.05mol/L pH9.6 碳酸盐缓冲液);封闭液(1%牛血清白蛋白);标本稀释液(1%牛血清白蛋白、0.05%吐温-20、0.01mol/L pH7.2PBS);洗涤液(0.05%吐温-20、0.01mol/L pH7.2PBS);底物溶液(邻苯二胺或四甲基联苯胺);终止液($2mol\ H_2SO_4$)。

5.酶标板、塑料洗瓶、移液器、吸水纸等。

【方法】

1.已知抗原包被酶标板:用包被缓冲液将已知可溶性抗原作适当稀释后,用移液器每孔加入 $100\mu l$,4℃过夜。

2.洗板:弃去酶标板内的包被抗原,在吸水纸上拍干,孔内加满洗涤液,静置 $2\sim3min$,再在吸水纸上拍干,如此洗涤 3 次。

3.封闭:每孔加 1%牛血清白蛋白 $100\mu l$,置 37℃湿盒 1h。

4.洗板:同 2。

5.加待检病人血清:将待检病人血清用稀释液作不同倍数稀释,如 1:20、1:40、1:80…,每孔加入 $100\mu l$,并设阳性血清对照、阴性血清对照和空白对照。置 37℃湿盒孵育 2h。

6.洗板:同 2。

7.加酶标记抗人 IgG:用稀释液将酶标记抗人 IgG 稀释至工作浓度,每孔加 $100\mu l$,置 37℃湿盒孵育 2h。

8.洗板:同 2。

9.加底物溶液:每孔加临时配制的底物溶液 $100\mu l$,置 37℃湿盒孵育 20min。

10.终止反应:每孔加终止液 $50\mu l$。

【结果】

肉眼观察判断,滴度超过阴性血清对照的标本定为阳性。

【注意事项】

1.间接法成功的关键在于抗原的纯度。虽然有时用粗提抗原包被也能取得实际有效的结果,但抗原纯度低,不仅影响试验的特异性,也大大降低试验的敏感性,因此应尽可能予以纯化。

2.间接法中另一种干扰因素为正常血清中所含的高浓度的非特异性 IgG。病人血清中受检的特异性 IgG 只占总 IgG 中的一小部分。IgG 的吸附性很强,非特异 IgG 可直接吸附到固相载体上,有时也可吸附到包被抗原的表面。因此在间接法中,抗原包被后一般用无关蛋白质(例如牛血清蛋白)再包被一次,以封闭(blocking)固相上的空余间隙。

3.在检测过程中标本最好先行稀释(1∶40～1∶200),以避免过高的阴性本底影响结果的判断。

4.其余注意事项同双抗体夹心法。

● ELISA 竞争法测抗原

【材料】

1.兔抗人白蛋白抗体。

2.酶标记人白蛋白。

3.人白蛋白标准参考品。

4.待检尿标本:收集晨尿,离心取上清,用 100g/L 磺柳酸作蛋白定性。若蛋白定性为阴性用原尿,微量与"＋"时作 1∶10 稀释,≥"＋＋"时作 1∶100 稀释。

5.其它试剂:包被缓冲液(0.05mol/L pH9.6 碳酸盐缓冲液);封闭液(1％牛血清白蛋白);稀释液(0.05％吐温-20、0.01mol/L pH7.2PBS);洗涤液(0.05％吐温-20、0.02mol/L pH7.2 Tris-HCl 缓冲液);底物溶液(0.04％邻苯二胺、pH5.0 柠檬酸缓冲液);终止液(2mol/L H_2SO_4)。

6.酶标板、塑料洗瓶、移液器、吸水纸等。

【方法】

1.已知抗体包被酶标板:用包被缓冲液将兔抗人白蛋白抗体稀释至工作浓度,每孔加 $100\mu l$,4℃过夜。

2.洗板:弃去酶标板内的包被液,在吸水纸上拍干,孔内加满洗涤液,静置 2～3min,弃去洗涤液,再在吸水纸上拍干,如此洗涤 3 次。

3.封闭:每孔加 1％牛血清白蛋白 $100\mu l$,置 37℃湿盒 1h。

4.洗板:同 2。

5.同时加待检尿液和酶标记人白蛋白各 $50\mu l$,置 37℃湿盒孵育 2h。

6.洗板:同 2。

7.加底物溶液:每孔加新配制底物溶液 $100\mu l$,置 37℃湿盒孵育 30min。

8.终止反应:每孔加终止液 $50\mu l$。

10.用酶标仪在 490nm 波长处测定光密度。

11.标准曲线的制作:将人白蛋白标准参考品自 $20\mu g/ml$ 起作倍比稀释至 0.3125 $\mu g/ml$,同上法操作。以光密度值为纵坐标,人白蛋白含量为横坐标,绘制标准曲线。

【结果】

由标准曲线将光密度值换算得人白蛋白含量,并乘以相应的稀释倍数,即为待检尿白蛋白含量。正常范围:0.3～26.0$\mu g/ml$。

【注意事项】

1.小分子抗原或半抗原因缺乏可作夹心法的两个以上的位点,因此不能用双抗体夹心法进行测定,可以采用竞争法模式。其原理是标本中的抗原和一定量的酶标抗原竞争与固相抗体结合。标本中抗原量含量愈多,与固相抗体结合的酶标抗原愈少,最后的显色也愈浅。本法常用于小分子激素、药物等测定。

2.其它注意事项同上。

(二)酶免疫组织化学技术——PAP法(可溶性酶抗酶法)

应用免疫学及组织化学原理,对组织切片或细胞标本中的某些化学成分进行原位的定性、定位或定量研究的免疫组织化学技术以其特异性强、灵敏度高等显著特点,现今已被广泛地应用于生物学和医学研究的许多领域。免疫组织化学技术按标记物质的种类可分为免疫荧光法、放射免疫法、酶标法和免疫金银法等;按染色步骤可分为直接法(又称一步法)和间接法(二步、三步或多步法),与直接法相比,间接法的灵敏度要高许多;按结合方式可分为抗原—抗体结合法(如过氧化物酶-抗过氧化物酶法——PAP法)和亲和连接法(如卵白素-生物素-过氧化物酶复合物法——ABC法、链霉菌抗生物素蛋白-过氧化物酶连结法——SP法等)。免疫组织化学技术除了特异性强、敏感性高、定位准确外,还同时能对组织或细胞进行形态与功能相结合的研究。

免疫组织化学在生物学和医学领域主要用于确定细胞类型、辨认细胞产物、了解分化程度、鉴定病变性质、发现微小转移灶、探讨肿瘤起源或分化表型、确定肿瘤分期、指导治疗和预后、辅助疾病诊断和分类及寻找感染病因等研究。

【原理】

先将过氧化物酶(P)免疫家兔,制成抗过氧化物酶抗体(AP),然后将 P 与 AP 结合成 PAP。同时用家兔免疫制备抗已知组织抗原的相应抗体(第一抗体,Ab1)。用羊制备羊抗兔 Ig 的抗体(第二抗体,Ab2)。操作时按此程序进行:组织切片(含待检抗原)＋Ab1 ─→＋Ab2 ─→＋PAP ─→＋底物显色,即可检获组织切片中的抗原。

【材料】

1.组织切片(冰冻切片或石蜡切片)。

2.第一抗体。

3.第二抗体(羊抗兔 Ig 血清)。

4.PAP(过氧化物酶-抗过氧化物酶复合物)。

5.其它试剂:正常羊血清,0.1mol/L pH7.4 PBS,0.05mol/L pH7.6 Tris-HCl 缓冲液,3% H_2O_2,0.1%胰酶(用 pH7.8 的 0.134%氧化钙溶液配制),新鲜配制的 0.05% H_2O_2 DAB(3.3-二氨基联苯胺)[称取 DAB 1.0~1.5mg,加于 0.05mol/L pH7.6 Tris-HCl 缓冲液 5ml 中,避光溶解,用前加入 H_2O_2],苏木精,丙酮,乙醇,二甲苯等。

6.孵箱,湿盒。

【方法】

1.冰冻切片(应贴附牢固),吹干后固定(冷丙酮固定 5min,或 95%乙醇固定 10min),PBS 洗三次。石蜡切片应先经二甲苯脱蜡 2 次,无水乙醇洗 2 次,每次 5min。逐级乙醇下至 PBS。

2.封闭内源性过氧化物酶。用新配制的 3% H_2O_2 处理标本 5~10min,或 0.5% H_2O_2 甲醇液处理 30min;再经纯乙醇逐级下行至 PBS。后法对冰冻切片欠佳。

3.用 PBS 充分清洗 2 次,约 20min。

4.如系石蜡切片,应用胰蛋白酶消化切片,以消除甲醛固定所致的掩盖作用。方法为取

0.1%胰酶溶液滴加于切片上,置 37℃ 15～60min。

5. PBS 洗 3 次,每次 5min。

6. 滴加 1∶10 稀释的正常羊血清,置湿盒室温 10min。弃血清液,紧接下步。

7. 滴加稀释的第一抗体,置湿盒 1h。

8. PBS 洗 3 次,每次 5min。

9. 滴加稀释的第二抗体,置湿盒 37℃ 孵育 30min。

10. PBS 洗 3 次,每次 5min。

11. 滴加合适滴度的 PAP,置湿盒 37℃ 孵育 30min。

12. PBS 洗 10min,再用 0.05 mol/L pH7.6 Tris-HCl 缓冲液洗 10min。

13. 滴加 0.05% H_2O_2 的 DAB,室温下作用 5～10min,镜下监测显色。

14. Tris-HCl 缓冲液洗 3 次,再用水洗。

15. 苏木精复染。

16. 切片经过梯度酒精脱水干燥,二甲苯透明,中性树胶封固。

【结果】

显微镜下观察,抗原阳性部位呈棕黑色。

【注意事项】

1. 及时取材和固定。组织标本及时取材和固定是有效防止组织自溶坏死、抗原丢失,做好免疫组化染色的关键步骤。因此,离体组织应尽快地进行取材(最好 2h 内);取材时所用的刀应锐利,要一刀下去切开组织,不可反复切拉组织,否则易造成组织的挤压;组织块大小要适中,一般在 2.5cm×2.5cm×0.2cm,切记取材时组织块宁可面积大、千万不能厚的原则(也就是说组织块的面积可以大到 3cm×5cm,但组织块的厚度不能超过 0.2cm,否则将不利于组织的均匀固定),以便固定液快速渗透到组织内部使组织蛋白在尽可能短的时间内迅速凝固,从而完好地保存抗原和组织细胞形态。

2. 对于固定液的选择,原则上应根据抗原的耐受性来选择相应的固定液,但除非是专项科研项目,在病理常规工作很难做到这一点,因为病理的诊断和鉴别诊断都是在常规 HE 病理诊断的基础上决定是否进行免疫组化染色。HE 染色的常规组织固定液是 10% 的中性缓冲福尔马林或 4% 缓冲多聚甲醛,它的特点是渗透性强,对组织的作用均匀。组织固定时间最好在 12h 内,一般固定时间不应超过 24h。随着固定时间的延长,对组织抗原的检出强度将逐渐降低。

3. 组织经固定后进行脱水、透明、浸蜡和包埋,此过程中应掌握的原则是脱水、透明要充分但不能过,浸蜡时间要够,温度不能高,否则造成组织的硬脆使组织切片困难,即使能切片,由于组织的硬脆,也使切片不能完好平整,染色过程中极易脱片,对免疫组化染色抗原的定位及背景都不利,所以无水酒精脱水和二甲苯透明的时间不宜过长,正常大小的组织无水酒精脱水 1h×3 次,二甲苯透明 1h×2 次即可,浸蜡及包埋石蜡温度不要超过 65℃。

4. 免疫组化所检测的抗原是多样性的,染色操作程序复杂,时间较长,有些抗原还需进行各种修复处理,如微波、高压、水溶酶等,玻片如果得不到很好的处理,将易造成脱片,因此,在免疫组化实验前应对清洗干净的载玻片作适当黏合剂处理以防脱片。

(1)Poly-L-Lysine(多聚左旋赖氨酸)　一般采用分子量 30000 左右的 0.5% 多聚左旋赖氨酸为最佳。方法是将玻片浸泡其中,倾尽余液,在 60℃ 温箱中烤干备用,此方法的优点是可以用于多种组织化学、免疫组化及分子学检测中的应用,粘贴效果最好,但价格稍贵。

(2)明胶硫酸铬钾法　将2.5g明胶加热溶于500ml蒸馏水中,完全溶解冷却后加入0.25g硫酸铬钾搅匀充分溶解,然后将玻片浸泡其中2min,取出倾尽液体,置温箱中烤干备用。此法价格便宜、方法简单,任何实验都可以使用,尤其适用于大批量的使用,但应注意,如果液体变蓝或黏稠状应停用。

(3)APES(3-氨丙基-乙氧基甲硅烷)　此法必须现用现配。将洗净玻片入1∶50丙酮稀释的APES中,浸泡20s,取出稍停再入丙酮或蒸馏水中刷去未结合的APES晾干即可。用此方法粘合的玻片应垂直烤片而不能平烤,否则组织片中易出现气泡。

5.在一些生物体组织中,其自身含有一定量的内源性酶,这些酶同样也能催化底物,使其显色,从而影响免疫组化的特异性,因此在试验过程中要去除这些内源性酶,以保证免疫组化染色在特异性情况下进行。

6.组织切片中高度荷电的胶原和结缔组织成分很容易吸附抗体,而使背景出现着色,为了防止这种现象,最好用特异性抗体来源的同种动物灭活的非免疫血清预先处理组织切片,以封闭荷电点,不让一抗与之结合。由于这种方法一般实验室很难实现,因而,实际常见的是2%～10%羊血清或2%牛血清白蛋白在室温下作用10～30min即可,但应注意此种结合是不牢固结合,所以最好不要冲洗,倾去余液直接加一抗,对于多克隆抗体来讲,易产生背景着色,在稀释特异性抗体时可采用含1%非免疫血清的pH7.4的PBS液。

7.部分组织细胞在甲醛固定过程中,形成醛键或保存的甲醛会形成羧甲基而封闭部分抗原决定簇,从而使免疫组化敏感性明显降低,因此,在染色时,有些抗原需先进行修复或暴露,修复方法有化学法和物理法。化学法常用胰蛋白酶或胃蛋白酶消化的方式对抗原进行修复,物理法常用单纯加热、微波处理和高压加热对抗原进行修复。

8.免疫组化最后的关键是显色,一般辣根过氧化物酶(HRP)选用DAB或AEC显色系统进行显色。但要得到最佳的显色效果,必须在镜下严格控制,以检出物达到最强显色而背景无色为最终点,尤其DAB显色时间短着色浅,时间长背景又深,这势必影响结果判断。根据经验,DAB在配制完后最长宜放置30min,过时不能使用。DAB加到组织切片时作用时间最长不宜超过10min(最好在5min内),否则不管有无阳性都应终止反应。对一些含有内源性酶较高的组织用DAB显色时极易出现背景色,因此,更应尽早在镜下控制,以达到最佳的分辨效果(棕色)。AEC显色系统(红色)的弊端是易溶于有机溶剂,所以封片时应以水性封片剂为主,同时染色的切片也不能久存。如果是碱性磷酸酶(AP)最好选用NBT/BCIP作为显色系统(结果染为蓝黑色)。

二、荧光免疫技术

荧光免疫技术是标记免疫技术中发展最早的一种。用荧光物质标记抗体而进行抗原定位的技术称为荧光抗体技术(fluorescent antibody technique),利用荧光抗体可直接或间接检测抗原。与酶免疫技术和放射免疫分析一样,荧光免疫技术在科研和临床检验中应用非常广泛。

(一)直接(或间接)荧光免疫法检测标本中的抗原

【原理】

基本原理是将荧光素,如异硫氰酸荧光素(fluorescein isothiocyanate,FITC)或罗丹明

(rhodamine B200，RB200)与某些特异性抗体(或抗原，但少用)以共价键结合，但不影响该抗体的免疫特性。然后将此荧光素标记的抗体染色标本，如标本中有相应抗原，则荧光标记抗体与抗原结合形成复合物，在紫外光或激光的照射下，复合物中的荧光素发出荧光，借助荧光显微镜就能观察到该抗原的定位情况。

【材料】

1.待检标本：如组织切片、细胞涂片、细菌涂片等。

2.特异性抗体。

3.荧光素标记的抗抗体(直接法只需荧光素标记的特异性抗体)。

4.pH7.4 PBS。

【方法】

1.标本片制备

(1)载玻片的处理：取新载玻片依次用洗衣粉溶液浸泡─→流水冲洗─→清洁液浸泡─→流水冲洗─→蒸馏水冲洗 1 遍─→95％乙醇过一遍─→烘干(晾干)。

(2)根据实验目的不同制备各种标本片。

(3)标本固定：蛋白质抗原常用丙酮、无水乙醇或四氯化碳等室温固定 3～10min，或 4℃固定 30min；多糖抗原用丙酮或甲醇固定，室温 5～10min 或 4℃ 30～60min；类脂抗原用10％甲醛室温固定 3～10min。标本固定后需立即以冷的 0.01mol/L pH7.4 PBS 浸洗 3次，每次 3min，然后晾干待用。

2.染色方法

(1)直接法　将荧光抗体滴加于已固定的标本上，置湿盒内，37℃染色 30～60min。取出后先用 pH7.4 PBS 轻轻冲洗，再连续通过 3 缸 PBS 浸洗，每次 5min。取出后流水冲去PBS 后吹干待检。

(2)间接法　于固定的标本上先滴加已知抗体，置 37℃湿盒内 30min，用 pH7.4 PBS 轻轻冲洗后连续通过 3 缸 PBS 浸洗，每次 5min。再于标本片上滴加荧光素标记的抗抗体，置37℃湿盒内 30min，同法浸洗后吹干待检。

3.封片

于已染色的标本片上滴加缓冲甘油(甘油 1 份、0.01mol/L pH7.4PBS 1 份)一滴，盖上盖玻片。封片后可降低荧光素的光致猝灭。

【结果】

荧光显微镜下所观察到的荧光图像，主要以两个指标判断结果，一是形态学特征，二是荧光强度，必须将两者结合起来综合判断。

根据特异性荧光强度用"＋＋＋"、"＋＋"、"＋"表示，无特异性荧光记"－"。特异性荧光呈黄绿色。

【注意事项】

1.载玻片厚度应在 0.8～1.2mm。太厚的玻片，一方面吸光太多，另一方面不能使激发光在标本上聚焦。载玻片必须光洁，厚度均匀，无明显自发荧光，在使用前必须彻底清洗，必要时还应作特殊处理。

2.盖玻片厚度应选择 0.17mm 左右，光洁。为加强激发光，也可以用干涉盖玻片，这是一种特制的表面镀有若干层对不同波长的光起不同干涉作用的物质(如氟化镁)的盖玻片，它可以使荧光顺利透过而反射激发光,这种反射的激发光又可以激发标本。

3.组织切片或其它标本不能太厚,如太厚,激发光大部分消耗在标本下部,而物镜直接观察到的上部为充分激发。另外,细胞组织重叠或杂质会掩盖荧光,影响判断。

4.染色反应最好在湿盒内进行,以免标本上试剂干燥。染色试剂的干燥是造成非特异性染色反应的原因之一。

5.染色反应的酸碱度以接近体液环境为宜(pH7.4左右),因此,切片冲洗液及抗体稀释液均应注意酸碱度的调整。

6.组织细胞要求新鲜,最好使用冷冻切片,固定存档标本要求组织结构完好。

7.切片经染色后,应及时观察并照相,不宜长期保存,以免退色。切片在4℃冰箱内过夜,其荧光强度将减弱约30%。

8.抗体稀释度以获得最佳染色效果,背景非特异性染色最小为标准,因此对每一批抗体必须试验摸索,找出最佳稀释度。

9.为防止抗体效果下降,所购抗体应及早试验,并应尽量减少抗体溶液的冻融次数。

10.若非特异性染色过强时,在染色反应前应先将荧光抗体离心,去除沉淀物后再使用。

11.观察标本最好在暗室中进行,尤其是荧光强度不高的标本。同时防止紫外线对眼睛的损伤,在调整光源时应戴上防护眼镜。

12.观察时间以每次1～2h为宜,超过90min,超高压汞灯发光强度逐渐下降,荧光减弱,标本受紫外光照射15min后,荧光也明显减弱。

13.荧光显微镜光源寿命有限,标本应集中检查,以节省时间,保护光源。灯熄灭后欲再使用时,须待灯泡充分冷却后才能点启,同一天中应避免数次点启光源。

14.荧光显微镜所看到的荧光图像,一是具有形态学特征,二是具有荧光的颜色和亮度。在判断结果时,必须将两者结合起来判断。结果记录根据效果指标,即凭工作者目力观察,作为一般定性观察,基本上是可靠的,随着科学技术的发展,在不同程度上采用客观指标记录判断结果,如用细胞分光光度计、图像分析仪等仪器,但这些仪器记录的结果,也必须结合主观的判断。

15.保存荧光抗体一要防止抗体失活,二是防止荧光素脱落和受激发猝灭。一般认为0～4℃可保存1～2年,－20℃可保存3～4年。宜小量分装,避免反复冻融。保存前需加防腐剂(一般加入浓度1∶5000～1∶10000的硫柳汞或1∶1000～1∶5000叠氮钠防腐)。真空干燥后更易长期保存。

16.荧光亮度的判断一般分四级:"－"——无或可见微弱荧光,"＋"——仅见明确可见的荧光,"＋＋"——可见明亮的荧光,"＋＋＋"——可见耀眼的荧光。

(二)间接荧光免疫法检测人外周血中T淋巴细胞亚群

【原理】

人外周血中的T淋巴细胞,根据表面CD分子可将其分为两大群:CD4$^+$T细胞和CD8$^+$T细胞。当小鼠抗人CD4(或CD8)单克隆抗体(一抗)加到淋巴细胞悬液中时,表面有CD4抗原的淋巴细胞与一抗结合,再加入荧光素标记的抗小鼠IgG Fc段抗体(二抗)后,二抗就与一抗Fc段结合,这样形成CD4$^+$(或CD8$^+$)T细胞＋CD4单克隆抗体＋荧光抗体组成的免疫复合物,在紫外光或激光的照射下,复合物中的荧光素发出荧光,借助荧光显微镜就能计数出 CD4$^+$(或 CD8$^+$)T 细胞的百分率。

【材料】

1.5×10^6/ml 淋巴细胞悬液(人外周血淋巴细胞分离技术见实验六)。

2.CD4 及 CD8 单克隆抗体:临用前按使用说明书将冻干粉溶解后立即分装成小剂量保存于−20℃以下备用。试验时按其效价用含 0.1%牛血清白蛋白(或 2%小牛血清)和 0.1%NaN$_3$ 的 Hanks 液(或 PBS,或 RPMI 1640)稀释。如一次用不完,可贮于 4℃冰箱内 1～2 周。

3.FITC 标记的抗鼠 IgG:临用时取需要量按效价进行稀释,稀释液为含 0.1%NaN$_3$ 和 2%小牛血清的无 Ca^{2+}、Mg^{2+} Hanks 液。

4.小牛血清、无 Ca^{2+}、Mg^{2+} Hanks 液、10%NaN$_3$。

5.水平离心机、荧光显微镜等。

【方法】

1.试验组:于小塑料离心管中加入淋巴细胞悬液及 CD4(或 CD8)单克隆抗体各 50μl,混匀,置 4℃冰箱内 30min。用含 2%小牛血清 0.1%NaN$_3$ 的无 Ca^{2+}、Mg^{2+} Hanks 液离心洗涤 3 次,每次 1000r/min×5min。再加 FITC 标记的抗鼠 IgG50μl,置 4℃冰箱内 30min,同法洗涤 3 次,弃上清,用无 Ca^{2+}、Mg^{2+} Hanks 液悬浮至原量,取一滴于玻片上,加盖玻片在荧光显微镜下镜检。

2.阴性对照组:淋巴细胞悬液 50μl,加无活性的单克隆抗体。

3.阳性对照组:淋巴细胞悬液 50μl,加抗 HLA-A、B、C 重链的单克隆抗体。

4.镜检:先用普通光计数视野中的淋巴细胞数,然后挡住普通光,改用紫外光计数同一视野中有荧光的细胞数。

【结果】

共计数 100～200 个淋巴细胞(总数),根据其中有荧光的细胞数目,计算荧光阳性细胞的百分数。细胞团块及死细胞不计数。阴性对照组应无荧光阳性细胞或只有 5%以下非典型荧光阳性细胞。阳性对照组荧光阳性细胞应在 95%以上,常为 100%,且荧光较强。正常人外周血中 CD4$^+$T 细胞和 CD8$^+$T 细胞占总淋巴细胞的百分率分别为 50%～60%和 20%～25%,在大多数组织中,CD4$^+$T 细胞与 CD8$^+$T 细胞的比值为 2:1。

【注意事项】

1.在离心洗涤过程中要防止淋巴细胞丢失。

2.其余事项见直接荧光免疫法。

附:荧光基础知识

一、荧光的产生

一些化学物质能从外界吸收并储存能量(如光能、化学能等)而进入激发态,当其从激发态再回复至基态时,过剩的能量可以电磁辐射的形式发射(即发光)。

荧光发射的特点是:可产生荧光的分子或原子在接受能量后即刻引起发光;而一旦停止供能,发光(荧光)现象也随之在瞬间内消失。

可以引发荧光的能量种类很多,由光激发所引起的荧光称为光致荧光,由化学反应所引起的称为化学荧光,由 X 线或阴极射线引起的分别称为 X 线荧光或阴极射线荧光。荧光免疫技术一般应用光致荧光物质进行标记。

二、荧光效率

荧光分子不会将全部吸收的光能都转变成荧光,总或多或少地以其它形式释放。荧光效率是指荧光分子将吸收的光能转变成荧光的百分率,与发射荧光光量子的数值成正比。发射荧光的光量子数亦即荧光强度,除受激发光强度影响外,也与激发光的波长有关。各个荧光分子有其特定的吸收光谱和发射光谱(荧光光谱),即在某一特定波长处有最大吸收峰和最大发射峰。选择激发光波长最接近于荧光分子的最大吸收峰波长,且测定光波最接近于最大发射光波峰时,得到的荧光强度也最大。

$$荧光效率 = \frac{发射荧光的光量子数(荧光强度)}{吸收光的光量子数(激发光强度)}$$

三、荧光的猝灭

荧光分子的辐射能力在受到激发光较长时间的照射后会减弱甚至猝灭,这是由于激发态分子的电子不能回复到基态,所吸收的能量无法以荧光的形式发射。一些化合物有天然的荧光猝灭作用而被用作猝灭剂,以消除不需用的荧光。因此荧光物质的保存应注意避免光(特别是紫外光)的直接照射和与其它化合物的接触。在荧光抗体技术中常用一些非荧光的色素物质如亚甲蓝、碱性复红、伊文思蓝或低浓度的过锰酸钾、碘溶液等对标本进行复染,以减弱非特异性荧光本底,使特异荧光更突出显示。

四、荧光物质

许多物质都可产生荧光现象,但并非都可用作荧光色素。只有那些能产生明显的荧光并能作为染料使用的有机化合物才称为荧光色素或荧光染料。常用的荧光色素有:

1. 异硫氰酸荧光素(fluorescein isothiocyanate, FITC) 为黄色或橙黄色结晶粉末,易溶于水或酒精等溶剂。分子量为389.4,最大吸收光波长为490~495nm,最大发射光波长520~530nm,呈现明亮的黄绿色荧光。

2. 四乙基罗丹明(rhodamine, RB200) 为橘红色粉末,不溶于水,易溶于酒精和丙酮。性质稳定,可长期保存。最大吸收光波长为570nm,最大发射光波长为595~600nm,呈橘红色荧光。

3. 四甲基异硫氰酸罗丹明(tetramethylrhodamine isothiocyanate, TRITC) 最大吸收光波长为550nm,最大发射光波长为620nm,呈橙红色荧光。与FITC的黄绿色荧光对比鲜明,可配合用于双重标记或对比染色。其异硫氰基可与蛋白质结合,但荧光效率较低。

三、金免疫技术

胶体金是由金盐被还原成原子金后形成的金颗粒悬液,这种金颗粒呈红色,并能与蛋白质等大分子物质结合,因此,可用胶体金作为标记物来检测标本中的抗原或抗体。典型的测定方法有斑点免疫渗滤试验和斑点免疫层析试验等。胶体金技术具有简便、快速等优点,目前广泛应用于临床实验室诊断。

(一)胶体金的制备

【原理】

在一定浓度的金溶液中加入一定量的还原剂,使金离子被还原成一定大小的金原子。常用的还原剂有柠檬酸钠、鞣酸、抗坏血酸、白磷、硼氢化钠等。

下面介绍最常用的柠檬酸三钠还原法。

【材料】

1.清洁玻璃容器:烧杯、量筒、吸管等。

2.双蒸水或三蒸水。

3.1%氯金酸($HAuCl_4$):将1g $HAuCl_4$一次性溶解于100ml双蒸水中。置4℃保存可稳定数月不变。

4.1%柠檬酸三钠:将1g柠檬酸三钠溶解于100ml双蒸水中。现用现配。

5.电炉等。

【方法】

1.取0.01% $HAuCl_4$水溶液100ml加热至沸。

2.根据所需胶体金颗粒的大小,量取一定量的1%柠檬酸三钠水溶液。柠檬酸三钠用量与胶体金颗粒直径的关系见表4-1。

表 4-1　柠檬酸三钠用量与胶体金颗粒直径的关系

0.01% $HAuCl_4$ 水溶液(ml)	1%柠檬酸三钠(ml)	胶体金直径(nm)
100	5.0	10.0
100	4.0	15.0
100	1.5	25.0
100	1.0	50.0
100	0.75	60.0
100	0.60	70.0
100	0.42	98.0
100	0.32	147.0
100	0.25	160.0

3.边煮沸,边搅拌,并一次性准确地加入所需1%柠檬酸三钠水溶液,继续煮沸15～30min(金黄色的氯金酸水溶液在2min内变为紫红色),冷却后以蒸馏水恢复至原体积。

4.如需要防腐则加叠氮钠至终浓度0.02%,置4℃保存备用。

【注意事项】

1.所用的玻璃器皿必须清洁,表面有少量的污染会干扰胶体金颗粒的生成,因此玻璃容器在用前必须认真清洗,最好进行硅化。硅化过程一般是将玻璃容器浸泡于5%二氯二甲硅烷的氯仿溶液中1min,室温干燥后蒸馏水冲洗,再干燥备用。专用的清洁器皿以第一次生成的胶体金稳定其表面,弃去后以双蒸水淋洗,可代替硅化处理。

2.试剂、水质和环境:氯金酸极易吸潮,对金属有强烈的腐蚀性,不能使用金属药匙,避免接触天平称盘。其1%水溶液在4℃可稳定数月不变。实验用水一般用双蒸水。实验室中的尘粒要尽量减少,否则实验的结果将缺乏重复性。

3.金颗粒容易吸附于电极上使之堵塞,故不能用pH电极测定金溶液的pH值。

(二)免疫金的制备

【原理】

当溶液的pH值等于或略高于蛋白质等电点时,蛋白质呈电中性,此时蛋白质分子与胶体金颗粒相互间的静电作用较小,但蛋白质分子的表面张力却最大,处于一种微弱的水化状态,易于吸附在金颗粒的表面,由于蛋白质分子牢固地结合在金颗粒的表面,形成一个蛋白层,阻止了胶体金颗粒的相互接触,而使胶体金处于稳定状态。pH 值低于蛋白质的等电点时,蛋白质带正电荷,胶体金带负电荷,两者极易静电结合形成大的聚合物。pH 值高于蛋白质的等电点时,蛋白质带负电荷,与金颗粒的负电荷相互排斥而不能相互结合。

【材料与方法】

1.待标记蛋白的准备

(1)透析除盐:盐类成分能影响金颗粒对蛋白质的吸附,并可使溶胶聚沉,因此,在标记前应先对双蒸水或极低离子强度的盐水(0.005mol/L NaCl,pH7.0)作透析。

(2)去除蛋白质中的沉淀:长期低温保存的蛋白质或 4℃较长时间保存的抗体,特别是在浓度高于 2mg/ml 的情况下,很容易形成聚合物,聚合物对标记过程及免疫金的稳定性有一定影响,因此,在标记前须离心除去这些聚合物。一般以 100 000r/min 低温离心 60min,取上清液,调整蛋白浓度至 1mg/ml 即可用于标记。

2.蛋白质最适用量的选择:将待标记的蛋白质储存液作系列稀释后,分别取 0.1ml(含蛋白质 5~40μg)加到 1ml 胶体金溶液中,另设一不加蛋白质的对照管,5min 后加入 0.1ml 10%NaCl 溶液,混匀后静置 2h,不稳定的胶体金将发生聚沉,能使胶体金稳定的最适蛋白量再加 10% 即为最佳标记蛋白量。

3.标记:在接近并略高于蛋白质等电点的条件下标记是最合适的,在此情况下蛋白质分子在金颗粒表面的吸附量最大。

(1)用 0.1mol/L K_2CO_3 或 0.1mol/L HCl 调节胶体金至所需 pH。

(2)在磁力搅拌下,100ml 胶体金中逐滴加入最佳标记量的蛋白质溶液(体积为2.0~3.0ml),1mg 的蛋白质大约 5min 加完。

(3)在磁力搅拌下加入 5%BSA 使其终浓度为 1%,或加入 3%PEG(MW20000)溶液使其终浓度为 0.05%。

(4)于 10000~100000r/min 离心 30~60min(根据粒径大小选择不同离心条件),小心吸去上清液(切忌倾倒)。

(5)将沉淀悬浮于一定体积含 1%BSA 或 0.2~0.5mg/ml PEG(MW20000)的缓冲液中,离心沉淀后,再用同一缓冲液恢复,浓度以 A(540nm)=1.5 左右为宜,以 0.02%~0.05%叠氮钠防腐,置 4℃保存。

(6)标记后的胶体金也可浓缩后于 Sephadex G-200 柱进行凝胶层析分离纯化,以含 0.1%BSA 的缓冲溶液洗脱。通常用 IgG 标记的胶体金洗脱液 pH 为 8.2,以 A 蛋白标记的胶体金洗脱液为 pH7.0。

【注意事项】

1.以上操作中应注意,一切溶液中不应含杂质微粒,可用高速离心或微孔滤膜预处理。

2.标记后的胶体金溶液在 4~10℃贮存数月有效,不宜冰冻。

3.贮存中可能会发生程度不同的凝聚,可低速离心除去。

(三)斑点免疫渗滤试验(dot immunogold filtration assay,DIGFA)

【原理】

以双抗体夹心法为例。预先在硝酸纤维素膜的中央滴加纯化抗体,为膜所吸附。当滴加在膜上的标本液体渗滤过膜时,标本中所含抗原被膜上特异性抗体捕获,其余无关蛋白等则滤出膜片。其后加入的胶体金标记的抗体在渗滤中与已结合在膜上的抗原特异性结合。因胶体金本身呈红色,阳性反应即在膜中央呈现红色斑点。

【材料】

HCG 金标反应板,抗 HCG 金标抗体,洗涤液,待测尿液等。

【方法】

1.将反应板平放于实验台上,在小孔内滴加待测尿液 1～2 滴,待其完全渗入。

2.于小孔内滴加抗 HCG 金标抗体 1～2 滴,待其完全渗入。

3.在小孔内滴加 2～3 滴洗涤液,待其完全渗入。

4.判断结果。

【结果】

在膜中央有清晰的淡红色或红色斑点显示者为阳性反应,反之为阴性反应。斑点成色的深浅相应地提示阳性强度(抗原浓度的高低)。

(四)斑点免疫层析试验(dot immunochromatographic assay, DICA)

【原理】

斑点免疫层析试验简称免疫层析试验(ICA),它也以硝酸纤维素膜为载体,将多个试剂组合在一个约 6mm×70mm 的试纸条上,成为单一试剂条(图 18),试剂条上端(A)和下端(B)分别为粘贴吸水材料,金标抗体干片粘贴在近下端(C)处,紧贴其上为硝酸纤维膜条。硝酸纤维膜条上有两个反应区域,测试区(T)包被有特异抗体,参照区(R)包被有抗小鼠IgG。测定时将试纸条下端浸入液体标本中,下端吸水材料即吸取液体向上端移动,流经 C处时使干片上的免疫金复合物复溶,并带动其向膜条移动。若标本中有带测特异性抗原,则与免疫金复合物之抗体结合,此抗原抗体复合物流至测试区即被固相抗体所捕获,在膜上显出红色反应线条(T)。过剩的免疫金复合物继续前行,至参照区与固相抗小鼠 IgG 结合(免疫金复合物中的单克隆抗体为小鼠 IgG),而显出红色质控线条(R)。反之,阴性标本则无反应线条,而仅显示质控线条。

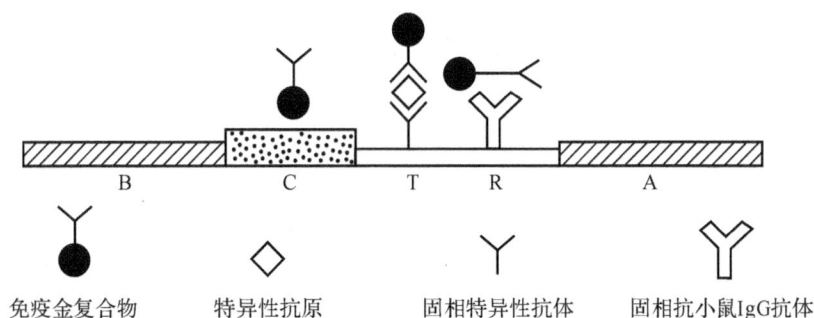

图 18

【材料】

HCG 金标试纸条,待测尿液。

【方法】

将白色一端插入尿液中,使尿液面不超过 Max 线,5s 后取出平放,3min 内观察结果。

【结果】

出现一条红线者为阴性,出现两条红线者为阳性,如无红线出现,表明试纸条失效。

四、放射免疫技术

放射免疫分析技术(radioimmunoassay,RIA)是将放射性同位素标记物显示的高灵敏性和抗原抗体反应的高度特异性相结合的标记免疫分析技术,用于定量测定受检标本中的抗原。最初建立的方法模式是以同位素标记的抗原与受检标本中的抗原竞争结合一定量的抗体。其后又发展了以同位素标记抗体直接检测抗原的测定模式,为区别于前者,称为免疫放射技术(immunoradiometric assay)。两种方法均在医学检验中得到了广泛的应用。

【原理】

本实验以竞争法测抗原。取定量的已知抗体,与一定量的标记抗原和递增的未标记抗原共同孵育,然后将标记的和未标记的抗原与抗体形成的免疫复合物(B)与游离的标记和未标记的抗原(F)分开,测定 B 和 F 的放射活性,绘制 B/F 对抗原量的标准曲线。未知样品中的抗原量同法操作计算,即可从标准曲线查得含量。

【材料】

HCG 放射免疫快速测定试剂盒。

【方法】

1.按表 4-2 顺序加样,检测待检血清中 HCG 含量。

表 4-2　HCG 放射免疫快速测定操作顺序

加样顺序	测定管	HCG 标准液(ng/ml)						
		0	10	20	50	100	200	400
HCG 参考标准(ml)	—	0.1	0.1	0.1	0.1	0.1	0.1	0.1
待测血清(ml)	0.1	—	—	—	—	—	—	—
抗 HCG 血清(ml)	0.1	0.1	0.1	0.1	0.1	0.1	0.1	0.1
^{125}I-HCG(ml)	0.1	0.1	0.1	0.1	0.1	0.1	0.1	0.1
混匀置 37℃水浴 150min								
第二抗体(ml)	0.1	0.1	0.1	0.1	0.1	0.1	0.1	0.1

2.混匀,置 37℃水浴 30min,3000r/min 离心 15min,测定各管总 cpm(脉冲数)和沉淀 cpm,计算平均 B/F 值。

【结果】

将 HCG 标准管的 B/F 值为纵坐标,HCG 含量为横坐标,绘制标准曲线。根据待测样品 B/F 值查标准曲线,即可得出 HCG 含量。

【注意事项】

严防同位素污染,操作人员必须穿工作衣,戴口罩、帽子、手套。必须在严密的通风橱或通风超净台中操作。操作前后对实验室环境进行监测。所用 ^{125}I 和标记物应妥善保管。

实验五　免疫印迹

免疫印迹(western blotting)是将SDS聚丙烯酰胺凝胶电泳的高分辨力与抗原抗体反应的特异性相结合的一项检测蛋白质的技术。免疫印迹包括:①蛋白质的电泳分离;②将蛋白质从凝胶中转印至膜上以及封闭固相膜上未吸附蛋白质位点;③免疫学检测。免疫印迹的高利用率、分辨率和灵敏度,使其成为使用最广泛的免疫化学方法之一。

一、蛋白质的电泳分离

(一)样本的制备

由于样本种类繁多,处理的方法也有所不同,可根据细胞的类型和待测抗原的性质,选择理想的处理方法。

● 细菌表达蛋白质和样本制备

【材料】

1.表达待检测蛋白质的细菌。

2.50mmol/L Tris-HCl(pH7.4)。

3.2×SDS凝胶加样缓冲液。

100mmol/L	Tris-HCl(pH6.8)
200mmol/L	二硫苏糖醇(DTT)
4%	SDS(电泳级)
0.2%	溴酚蓝
20%	甘油

4.台式离心机。

5.超声破碎仪。

6.水浴箱。

7.涡旋振荡器。

8.加样器与吸头等。

【方法】

1.表达靶蛋白大肠杆菌经诱导适当时间后,用微量离心机以12000r/min离心30s,收集1ml培养的菌体。

2.吸取培养液,加入0.5ml用冰预冷的50mmol/L Tris-HCl(pH7.4),振荡沉淀的菌体,使之复悬,用微量离心机于0℃以12000r/min离心30s回收菌体。

3.再次吸出上清液,小心地吸净管壁上的液滴,尽可能使沉淀物不带有残留液体。

4.加入25μl水,振荡使沉淀复悬,一旦菌体分散开来,立即加入25μl 2×SDS凝胶加样缓冲液,继续振荡 20s。

5.样品在沸水浴中放置 5min。

6.采用带有浸入尖头或能在冷却杯中同时处理多个样品的超声破碎仪对 DNA 进行剪切,根据所用超声破碎仪的输出功率及其设定状态,以最大功率处理 0.5~2.0min 应能有效地将裂解液黏度降至可控水平;

7.样品于室温以 12000r/min 离心 10min,将上清液移至另一管中,弃沉淀物;

8.吸取经剪切或超声处理的样品 25μl 电泳,剩余样品保存于-20℃备用。

• 哺乳动物细胞和组织的样本制备

哺乳动物细胞和组织有单层培养细胞、悬浮培养细胞和组织碎片,虽然均可采用凝胶加样缓冲液裂解的方法来制备样本,但制备方法有所差异。

1.对单层细胞的处理

【材料】

(1)磷酸缓冲盐溶液(PBS)。

(2)1×SDS 凝胶加样缓冲液。

(3)水浴箱。

(4)吸管、细胞刮棒等。

【方法】

(1)用磷酸缓冲盐溶液(PBS)漂洗细胞 2 次,弃去洗液并吸净残余的 PBS 液体。

(2)如直径为 90mm 的平皿,则加入 100~200μl 加热到 85℃的 1×SDS 凝胶加样缓冲液溶解细胞,用细胞刮棒把黏稠状的细胞裂解物收集于一个微量离心管中。

2.对悬浮培养细胞和组织碎片的处理

【材料】

(1)悬浮缓冲液的配制

0.1mol/L	NaCl
0.01mol/L	Tris-HCl(pH7.6)
0.001mol/L	EDTA(pH8.0)
1μg/ml	Aprotinin
100μg/ml	苯甲基磺酰氟(PMSF)

(2)2×SDS 凝胶加样缓冲液。

(3)台式离心机。

(4)吸管或真空抽吸装置。

(5)加样器和吸头等。

【方法】

(1)取 1g 组织或 10^9 细胞,加 1ml 冰预冷的悬浮缓冲液分散细胞或组织碎片。

(2)于 4℃以 3000r/min 离心 5min,估算离心管底部沉淀物的体积。

(3)吸出上清液,用连接于抽真空装置的一次性使用吸头把管壁上的液滴吸净。

(4)尽快加入等体积的 2×SDS 凝胶加样缓冲液。

【注意事项】

PMSF 严重损害呼吸道黏膜、眼睛及皮肤,一旦眼睛或皮肤接触了 PMSF,应立即用大量水冲洗之,凡被 PMSF 污染的衣物应予丢弃。

PMSF 在水溶液中不稳定,应在临用前从储存液中现加于裂解缓冲液中。

· 免疫沉淀蛋白的样本制备

一般情况下,粗提样品无需进一步纯化即可直接进行凝胶电泳。对含量极稀少蛋白的检测,可采用标准的免疫沉淀技术纯化和浓缩待测蛋白。

【材料】

1.样品缓冲液。

Tris/Glycine SDS-PAGE 样品缓冲液:2% SDS,100mmol/L DTT(取自−20℃存放的 1mol/L 贮存液,临用前加入),60mmol/L Tris(pH 6.8),0.01%溴酚蓝和 10%甘油。

2.水浴箱。

3.加样器和吸头等。

【方法】

1.将样品缓冲液加入吸附有抗原和抗体,并经过洗涤的 A 蛋白或 G 蛋白微珠中。使样品缓冲液和微珠的体积比例至少为 2:1∼5:1 较好,但一般不超过 10:1。

2.样品置 70℃水浴加热至少 5min。除特殊情况外,在凝胶内加样之前不必去除微珠。

3.样品既可立即使用也可冻存。−20℃存放的样品可稳定保存数月。

【注意事项】

1.对照设置:实验对照的设置应包括能与免疫抗体共沉淀的样品和能与非免疫抗体共沉淀的样品。通过两者比较可以鉴别抗体所形成的特异性条带和非特异性条带。

2.将免疫沉淀制备的蛋白用于免疫印迹时,来自免疫沉淀的抗体会出现在印迹膜上。该抗体可被二抗试剂检出。有两种解决办法:一是可将免疫沉淀抗体共价结合在 A 蛋白或 G 蛋白微珠上;其二是采用直接检测技术进行测定。

(二)蛋白质凝胶电泳

Tris/Glycine SDS-聚丙烯酰胺凝胶电泳法是免疫印迹中最常用的分离蛋白质的方法。

由于印迹技术需将蛋白质成功地从胶中转移至膜上,因此,选择合适的凝胶甚为重要(表 5-1)。一般情况下,丙烯酰胺和交联剂的比例越低,转移就越易进行。超薄胶转移的速度快,而且彻底。通常,应根据目的选择厚度、大小均适合的凝胶。若想寻求蛋白质的最佳分辨力,长胶的效果较好,使较大分子量的蛋白质更好地分离。若想达到最大的灵敏度,胶的厚度可增加到 1.5mm,并且在不发生变形的前提下,尽量提高蛋白的上样量。若主要考虑的是分离速度,则选用微型胶,厚度为 0.5mm。

表 5-1　SDS 聚丙烯酰胺凝胶的有效分离范围

丙烯酰胺* 浓度	线性分离范围(kD)
15	12∼43
10	16∼68
7.5	36∼94
5.0	57∼212

＊ 丙烯酰胺与双丙烯酰胺的摩尔比为 29:1

● 凝胶的制备

【材料】

1. 30％的丙烯酰胺：分别称取 29g 丙烯酰胺，1g N,N'-亚甲双丙烯酰胺加温热的去离子水 60ml，加热至 37℃溶解，补加水至终体积为 100ml，过滤，即配成 30％(w/v)丙烯酰胺贮存溶液。丙烯酰胺和双丙烯酰胺在贮存过程中缓慢转变为丙烯酸和双丙烯酸，这一脱氨基反应是光催化或碱催化，故溶液的 pH 值不超过 7.0，应置于棕色瓶中 4℃保存。

2. 10％十二烷基硫酸钠(SDS)：称取 10g SDS 加去离子水 90ml 加热至 68℃，加几滴浓盐酸调节至 pH7.2 加水至 100ml，即为 10％(w/v)SDS。

3. 浓缩胶缓冲液(1mol/L Tris-HCl pH6.8)：12.12g Tris 溶解在 80ml 去离子水中，用浓盐酸调节 pH 至 6.8，再加去离子水至 100ml。4℃保存。

4. 分离胶缓冲液(1.5mol/L Tris-HCl pH8.8)：18.16g Tris 溶解在 80ml 去离子水中，用浓盐酸调节 pH 至 8.8，再加去离子水至 100ml。4℃保存。

5. 10％过硫酸胺(AP)：过硫酸胺提供催化丙烯酰胺和双丙烯酰胺聚合所必需的自由基，可用去离子水配制少量 10％(w/v)贮存液并 4℃保存。由于过硫酸胺会缓慢分解，故应隔周新鲜配制。

6. TEMED(N,N,N',N'-四甲基乙二胺)：TEMED 通过催化过硫酸胺形成自由基而加速丙烯酰胺和双丙烯酰胺的聚合，由于 TEMED 只能以游离碱的形式发挥作用，因此 pH 值较低时聚合反应受到抑制。

7. Tris-甘氨酸电泳缓冲液：分别称取 15.1g Tris 和 94g 甘氨酸，溶解在 900ml 去离子水中，然后加入 50ml 10％(w/v)SDS，再加去离子水至 1000ml 则成 5×贮存液。使用时稀释 5 倍，终浓度 Tris 为 25mmol/L、甘氨酸为 25mmol/L、0.1％ SDS，缓冲液 pH 为 8.3。

8. 聚丙烯酰胺凝胶电泳槽和电泳仪。

9. 加样器和吸头等。

【方法】

1. 根据垂直电泳槽说明书安装玻璃板，确定需配制分离胶的浓度和体积。

2. 迅速将分离胶注入两玻璃板间隙中，留出灌注积层胶所需空间(梳子的齿长再加 1cm，用滴管小心地在分离胶上覆盖一层 0.1％ SDS 或水，覆盖层可防止氧扩散进入凝胶而抑制聚合反应。将凝胶垂直置于室温下。

3. 分离胶聚合完全后，倒出覆盖层液体，用去离子水洗涤凝胶顶部数次以除去未聚合的丙烯酰胺，尽可能排除凝胶上的液体。

4. 确定需配制浓缩胶的体积，按"配制 Tris-甘氨酸 SDS 聚丙烯酰胺凝胶电泳浓缩胶所用溶液"配制所需浓缩胶(见附录Ⅰ之八)，然后直接将浓缩胶灌注在分离胶上，立即插入干净的配套梳子，避免气泡，然后加入浓缩胶溶液以充满梳子之间的空隙。待浓缩胶聚合后，拔出梳子，形成加样孔。

5. 用去离子水将 Tris-甘氨酸电泳缓冲液贮存液稀释 5 倍，倒入电泳槽，将加样孔充满，这时加样孔中的气泡可通过电泳缓冲液排除。

● 电泳

【材料】

1. 2×SDS 凝胶加样缓冲液。

2．聚丙烯酰胺凝胶电泳槽和电泳仪。

3．加样器和吸头等。

4．水浴箱。

【方法】

1．把上述处理的样品按 1∶1(v/v)与 2×SDS 凝胶加样缓冲液混合，100℃加热 3min，使蛋白质变性。

2．取出变性蛋白质，立即放于冰上。样品如黏稠可通过超声对 DNA 进行剪切，以最大功率处理 0.5～2min 应能有效地将裂解液黏稠度降至可控水平（注意：此步骤一定要在冰上进行）。

3．如有沉淀以 10000r/min 将样本 4℃离心 10min，将上清液移至另一管中，弃去沉淀物。

4．计算使用 Western 印迹法检测靶蛋白所需要的样本量，一般 Western 印迹法技术检测中等大小蛋白的检出下限约为 1～5ng。在厚 0.75mm 的 SDS 聚丙烯酰胺凝胶上，每个泳道可加样 100μg 而不致过多。

5．用玻璃微量进样器按顺序加样，注意沿加样孔底上样，否则样品容易漂走。加样量不宜过多或过少，一般 15～20μl 为宜。没上样的加样孔中加 1×SDS 凝胶加样缓冲液。

6．用注射器排除两玻璃板底部的气泡，将电泳装置接通电源（正极接下槽，负极接上槽），凝胶上所加电压为 8V/cm，当溴酚蓝前沿进入分离胶后，电压可提高到 15V/cm，继续电泳直至溴酚蓝到达分离胶底部（约需 4h），关闭电源。

7．从电泳装置上卸下玻璃板，放入一瓷盘中，用一注射器吸取若干毫升电泳缓冲液，将针头插入玻璃板与凝胶之间，小心不要将凝胶刺破，沿玻璃板从左至右注入电泳缓冲液，将玻璃板与凝胶分开。靠近左边切去一角以标明凝胶的位置。

8．如不需要做免疫检测可直接用考马斯亮蓝染色，做免疫检测可按以下步骤进行。

【注意事项】

1．注意安全，一些试剂对人体有害，如丙烯酰胺等。

2．避免样品污染。

二、将蛋白质从凝胶中转印至膜上

可用于免疫印迹的固相载体有多种，如硝酸纤维素膜、PVDF（聚亚乙烯双氧化物）膜等。硝酸纤维素膜最为常用，具有结合能力强，膜不需要活化，背景浅，能进行多次免疫检测并可用常规染色方法，功能基团寿命长等优点，但极易破碎不易操作。PVDF 膜在制备多肽供蛋白质化学分析中最为常用。在进行蛋白水解和序列分析时，通常是先将蛋白质结合在 PVDF 膜上。

将凝胶中的蛋白质转印至膜上的方法很多。目前常用方法是电洗脱或电印迹。其主要优点是转印迅速、完全。电洗脱有两种方法：一种是湿转印法，即将凝胶-膜夹层组合完全浸入转印缓冲液中；另一种是半干转印法，即将凝胶-膜夹层组合放在浸有转印缓冲液的吸水纸之间。前者是将夹层组合放入有铂丝电极的缓冲液槽中。而后者是将凝胶-膜夹层组合置于两个石墨平板电极之间。这两种转印的装置效果均较好，可根据实验室条件来选择。以下主要介绍以 PVDF 膜为固相载体的半干转印法。

（一）以 PVDF 膜为固相载体的半干转印法

【材料】

1.转印缓冲液：

Tris 碱	48mmol/L	5.8g
甘氨酸	39mmol/L	2.9g
SDS	0.037%（w/v）	0.37g
甲醇	20%	200ml
蒸馏水		加至 1 000ml

2.6 张吸水纸（Whatman 3MM 或类似物）和 1 张 PVDF 膜。

3.电转移装置。

【方法】

1.用蒸馏水淋洗装置的平板电极。

2.将凝胶切成适当大小用于转印。除去无关的凝胶和未使用的泳道。作好凝胶标记以确定第一条泳道的方向。在准备滤纸时，将凝胶放入转印缓冲液中。

3.剪取吸水纸和 PVDF 膜，使其稍大于凝胶，将 PVDF 膜浸泡在甲醇溶液中 5min，操作时要戴手套。油污或其它蛋白质可阻碍蛋白质与 PVDF 膜结合。滤纸剪成适当大小。如果滤纸与凝胶的边缘重叠，电流将短路而绕过凝胶，使转印不能有效进行。一个可行的办法是以封口膜作为垫子绕在凝胶的周围将其与滤纸分开，或膜的面积稍大于凝胶，使凝胶通过膜与滤纸分开。

4.将吸水纸放入转印缓冲液中浸湿。

5.将凝胶、PVDF 膜和滤纸放在平板装置的底部，放置顺序如下：

  ——底部平板阳极

  a.三层转印缓冲液浸湿的吸水纸

  b.一张转印缓冲液浸湿的 PVDF 膜

  c.用转印缓冲液稍微湿润的聚丙烯酰胺凝胶

  d.三层转印缓冲液浸湿的吸水纸

  ——阴极

6.仔细检查有无气泡，并用玻棒驱赶气泡，吸干凝胶-滤纸夹层组合旁边的缓冲液。许多装置在凝胶-滤纸夹层组合旁边有一个垫圈以防转印时发生短路。

7.小心将电极插入装置顶部。接通电极（正极或红色表示阳极）并进行转印。以 0.8mA/cm² 凝胶，转印 45min 至 1.5h。转印时间不宜太长，否则易引起干胶。

8.转印结束后立即断开电源，小心拆开装置，将膜做上标记。电极用后要用蒸馏水清洗。

（二）转印后切取印迹膜

有时转印后需将印迹剪成较小的片状进行单独处理。单个泳道可以泳动同一样品，待彼此分开后，可用不同的抗体并列检测。为了简便而精确地找到泳道，电泳之后用丽春红 S 或印度墨汁对印迹膜进行染色（表 5-2），便可很快确定待测蛋白质的位置并将其剪下。

表 5-2　用于免疫印迹染色的染料

染料	优点	缺点
丽春红 S	便宜	不够灵敏
	适合于所有的抗原检测方法	不持久
印度墨汁	便宜	酶检测需用吐温封闭
	灵敏	先检测,后染色
	适合于放射性标记检测	不适合于化学发光和生色底物的酶检测方法

(三)印迹膜蛋白染色

【材料】

1. 2%丽春红 S 浓贮存液(3-羟基-4-[2-磺基-4-硫代-苯偶氮基]-2,7-萘二磺酸):溶于30%三氯醋酸和30%磺基水杨酸中。贮存液可在室温下稳定存放 1 年以上。

2. PBS。

【方法】

1. 在染色之前,先配制丽春红 S 的应用液。即将 2%的丽春红 S 浓贮存液用1%醋酸1:10稀释即成为应用液(注意:如果使用硝酸纤维膜,须将丽春红 S 应用液更换为用水1:10稀释)。

2. 用丽春红 S 应用液将 PVDF 膜洗 1 次。

3. 加入新鲜稀释的丽春红 S 应用液,并在室温下搅动 5～10min。

4. 将 PVDF 膜放入 PBS 中漂洗数次,每次 1～2min,并更换 PBS。

5. 根据需要将转印部位和分子量标准位置进行标记。至此 PVDF 膜可用于封闭和加入抗体。

三、免疫检测

免疫检测主要取决于抗原抗体的特异性,特别是能够识别膜上变性的和固定化抗原的抗体。因印迹膜上有非特异性吸附蛋白质的位点,因此需进行封闭以防免疫试剂的非特异性吸附。将印迹膜与一定浓度的不参与特异性反应蛋白质或去污剂溶液孵育可实现封闭。然后通过抗体与膜上抗原的特异性结合来定位抗原。

(一)印迹膜上非特异性蛋白质结合位点的封闭

尽管这些封闭液在某些情况下使用较为满意,但是仍需要仔细选择以确保其能适合于检测试剂。几乎适合于所有检测系统的两种封闭缓冲液是脱脂奶粉和牛血清白蛋白。若蛋白质封闭液造成本底过高或干扰检测,则可试用吐温-20 封闭液。

(二)直接与间接检测方法

直接法是指用标记的第一抗体(一抗)来进行检测的方法,用这种类型的抗体对膜上抗原进行免疫检测的本底较低,并且在同一张印迹膜上可同时使用来源或特异性不同的多种抗体,但灵敏度不如间接法。间接检测是指先使用非标记的一抗,然后用可与一抗结合的标记第二抗体(二抗)进行检测的方法。由于二抗分子是多价的,具有放大效应,因而灵敏度较高。

下面以间接检测法为例介绍免疫检测的方法。

【准备工作】

在准备做抗原检测时,须考虑所用一抗和二抗的最佳浓度,对不同来源的抗体,其特异性抗体的浓度都不相同。因此,对一抗体进行滴定有助于确定最佳反应比例,预先滴定二抗对实验也有帮助,一旦确定最佳浓度,则每次印迹即可用同一批一抗、二抗来完成。多数情况下可采用商家提供的浓度进行检测。

【材料】

1. PBS:称取 8g NaCl,0.2g KCl,1.44g Na_2HPO_4 和 0.24g KH_2PO_4,加蒸馏水 800ml,用 HCl 调节溶液 pH 值至 7.4,加水至 1L,在 $1.034 \times 10^5 Pa$ 高压下蒸气灭菌 20min,室温保存。

2. 封闭液(见表5-3)。

表 5-3　常用封闭缓冲液

封闭缓冲液	组　成	优　点	缺　点
5%脱脂奶粉	5%脱脂奶粉溶于 PBS 中(w/v)	便宜,背景清晰	易变质,可掩饰某些抗原,不适合于亲合素/链霉亲合素技术
5%脱脂奶粉/吐温-20	5%脱脂奶粉溶于 0.2%吐温-20PBS 中(w/v)	便宜,背景清晰	易变质,可掩饰某些原抗
吐温-20	0.2%吐温-20 溶于 PBS 中(w/v)	可以在抗原检测后进行染色,信号强	可能有一些残留的本底
BSA	3%BSA	信号强	相对较贵

3. 1% BSA/PBS。

4. 一抗试剂和碱性磷酸酶或辣根过氧化物酶标记的二抗试剂(通常是用辣根过氧化物酶标记的抗免疫球蛋白抗体)。

5. 碱性磷酸酶底物溶液:

(1) NBT(氮蓝四唑)溶液:在 10ml 70%的二甲基甲酰胺中溶解 0.5g NBT。

(2) BCIP(5-溴-4-氯-3-吲哚磷酸)溶液:在 10ml 70%的二甲基甲酰胺中溶解 0.5g BCIP。

(3) 碱性磷酸酶缓冲液:100mmol/L NaCl;5mmol/L $MgCl_2$;100mmol/L Tris-HCl(pH9.5),置密闭容器中保存,此溶液稳定。

(4) 取 $66\mu l$ NBT 溶液与 10ml 碱性磷酸酶缓冲液混匀,加入 $33\mu l$ BCIP 溶液。

(5) 辣根过氧化物酶底物溶液:用 9ml 的 0.01 mol/L Tris-HCl(pH7.6)溶液中溶解 6mg 3-3′-二氨基联苯胺,加入 1ml 0.3%(w/v)$NiCl_2$ 或 $CoCl_2$。用 Whatman 1 号滤纸过滤以除去沉淀,加入 $10\mu l$ 30% H_2O_2 混匀后立即使用。此溶液须在临用时配制。

【方法】

1. 用 PBS 漂洗印迹膜数次。

2. 加入一种封闭液。注意:不同的抗原和实验方法需用不同的封闭缓冲液。例如,BSA(V 部分)和牛奶都含有磷酸化的酪氨酸和生物素,用特异性抗磷酸化酪氨酸抗体进行实验时,这会给解释实验结果造成一定的混淆,也给亲合素/链霉亲合素检测的应用带来一些问题。某些牛奶制品可抑制碱性磷酸酶的活性。若无信号或检测背景较高,则需尝试不同的封闭缓冲液。

3.室温下搅动孵育。一般孵育 20min～2h 或 4℃过夜较好。

4.从封闭缓冲液中取出印迹膜,用 PBS 漂洗 3 次,每次 5min。

5.加入工作浓度的一抗溶液。每张 15cm×15cm 的印迹膜用量为 10ml。所有的稀释液均用含有蛋白质的溶液,例如 1% BSA/PBS。孵育可在浅盘或塑料袋中进行。在室温下将抗体和印迹膜搅动孵育至少 1h。有人认为 4℃孵育过夜(12～18h)可提高灵敏度。

6.用 PBS 漂洗印迹膜 4 次,每次换液洗 5min。

7.此时,印迹膜便可加入工作浓度的标记的二抗溶液。可在浅盘或塑料袋中室温孵育 1h。抗体用含有蛋白质的溶液进行稀释,例如 1% BSA/PBS。商品化的酶标二抗应在 0.5～5μg/ml 浓度之间使用(通常将商品试剂原液稀释成 1∶200～1∶20000 的应用液)。用辣根过氧化物酶标记的试剂须用不含叠氮钠的封闭液稀释。

8.用 PBS 漂洗印迹膜 4 次。每次换液洗 5min。

9.将经漂洗的印迹膜移至另一干净浅盘中,按印迹膜面积加入 0.1ml/cm² 的底物溶液(若使用碱性磷酸酶标记的二抗,用碱性磷酸酶底物溶液,若用辣根过氧化物酶标记的二抗则用辣根过氧化物酶底物溶液),于室温轻轻摇动,待蛋白条带的颜色深度达到要求(约 2～20min),用水略微漂洗,放入 PBS 中。

10.拍摄照片,留作永久实验记录(过氧化物酶染色的蛋白条带经日光照射数小时后颜色将退去)。

【注意事项】

1.一抗、二抗的稀释度、作用时间和温度对不同的蛋白要经过预实验确定最佳条件。

2.显色液必须新鲜配制使用,最后加入 H_2O_2。

实验六　免疫细胞的分离与纯化

无论是体内或体外的免疫学实验研究,都需要从动物或人的血液或淋巴组织中分离出免疫细胞。根据实验的不同目的,对分离的免疫细胞的纯度要求亦不同。获得高纯度的目的免疫细胞是免疫实验的一个最基本的前提。本实验就免疫细胞的分离和纯化作详细介绍。

一、外周血液中白细胞的分离

人外周血液中红细胞与白细胞的比例约为(600～1000)∶1,根据两类细胞的比重不同其沉降速度也不同的特点,将它们分离。常用方法有两种:自然沉降法和高分子聚合物沉降法。自然沉降法所得白细胞活性损伤最小;高分子聚合物沉降法细胞得量较高,但其中明胶沉降法会增加白细胞黏性,对实验产生一定影响。上述方法所得细胞悬液,含较多粒细胞,单核细胞和血小板,淋巴细胞含量约为60％～70％。

(一)自然沉降法

【原理】

利用红细胞沉降率较快,使白细胞与之分离。

【材料】

1.试管、毛细吸管、水平离心机等。

2.抗凝剂,无钙、镁离子的 Hanks 溶液,细胞培养液等。

【方法】

1.取受检者适量静脉抗凝血置入试管。

2.将该试管直立置于室温或37℃30～60min,待红细胞自然沉降。可见血液分三层,上层为淡黄色血浆,底层为红细胞,在紧贴红细胞层的上面为一薄的白细胞与血小板层。

3.用毛细吸管吸取白细胞层,移入另一试管中。

4.加无钙、镁离子的 Hanks 溶液(或 PBS)洗涤,水平离心 2000r/min×5min,弃上清液。

5.沉淀细胞反复洗涤、离心。

6.将最后所得沉淀细胞用适量含10％灭活小牛血清的 Hanks 液、RPMI 1640 培养液或其它培养液稀释后悬浮,取样计数白细胞,按要求配成所需浓度细胞悬液。

(二)高分子聚合物沉降法

【原理】

高分子聚合物能使红细胞凝聚成串钱状,加速其沉降,从而使白细胞与之分离。

【材料】

1.试管、毛细吸管、离心机。

2.明胶、生理盐水、右旋糖酐(dextran)、抗凝剂、Hanks 溶液、细胞培养液等。

【方法】

1.明胶沉降法

(1)选取优质明胶,配成 3%明胶生理盐水溶液,置于沸水浴中加热溶解并适量分装,8磅高压蒸汽灭菌 15～20min。

(2)取抗凝静脉血与等量 3%明胶混合,或以 3∶1 比例混匀亦可。

(3)将试管直立静置室温或 37℃30～60min,使红细胞沉降。

(4)用毛细吸管吸取富含白细胞的乳白色上层液,移入另一试管。

(5)反复洗涤、离心同自然沉降法,配成所需浓度的白细胞悬液。

2.右旋糖酐沉降法

(1)选择大分子量右旋糖酐(分子量 70000～400000),配成 6%氯化钠溶液,取适量抗凝血与等量右旋糖酐溶液混匀。

(2)室温或 37℃下直立静置试管 30～60min,沉降红细胞。

(3)用毛细吸管吸取富含白细胞的乳白上层液,移入另一试管。

(4)沉淀细胞反复洗涤、离心同自然沉降法,最终配成所需浓度的白细胞悬液。

【注意事项】

1.为加速红细胞沉降,有的实验室用 3.3%聚乙烯吡咯烷酮(PVP,分子量 25000)生理盐水溶液,或 1%甲基纤维素分别与适当比例抗凝血混合进行分离。

2.上述诸法所得白细胞悬液,均含一定量的红细胞。如进一步纯化,可将细胞重新悬浮,加入 1ml 蒸馏水后轻振 20s,待红细胞低渗裂解以后,加入 1.8%氯化钠溶液调至等渗。随后加 Hanks 或 PBS 溶液混匀、离心,反复两次,最终配成所需浓度的白细胞悬液,亦可将含氯化铵的 Gey 溶液 1.0ml 加入沉淀细胞,轻振 2min,裂解红细胞后,再加入不含氯化铵的 Gey 溶液,离心后,将沉淀细胞配成白细胞悬液。

二、外周血液中单个核细胞的分离——密度梯度离心法

外周血液中单个核细胞(peripheral mononuclear cells,PMNC)包括淋巴细胞和单核细胞,PMNC 是免疫学实验最常用的细胞,也是进行 T、B 细胞分离纯化过程的重要中间环节。因此,获取高纯度和活性的 PMNC 常常是许多免疫学实验的先决条件。

【原理】

PMNC 在其体积、形状和比重方面与外周血中其它细胞有差异。红细胞和多核白细胞的比重(1.092 左右)比 PMNC 的比重(1.075～1.090)大。因此,利用一种比重介于 1.075～1.092 之间的等渗溶液(分层液)作密度梯度离心,使不同比重的细胞按不同的密度梯度分布,从而使 PMNC 从血细胞中分离出来。本法淋巴细胞的回收率约为 80%～90%,淋巴细胞的纯度为 90%左右。不同动物所用的细胞分离液的比重有所不同,如大鼠为 1.087g/ml,而小鼠和豚鼠为 1.085g/ml。

【材料】

1.聚蔗糖-泛影葡胺分层液　比重 1.077±0.001,商品名:淋巴细胞分离液。市场有售。亦可自行配制,其配制方法如下:

取聚蔗糖(polysucrose,商品名 Ficoll,分子量:400000)干粉加双蒸水配制 9% Ficoll

液(比重为 1.020)。另用生理盐水配制 34%泛影葡胺溶液(比重为 1.200)。取 24 份 9%Fi-coll 液与 10 份 34%泛影葡胺溶液混匀成分层液。用比重称量瓶测定比重。先将 10ml 容量的比重称量瓶准确称重,再加入上述分层液后再次称重。该分层液以下述公式计算其比重

分层液比重=[(加分层液的比重称量瓶重量—空白比重称量瓶重量)÷10]

如测出的分层液比重高于 1.078,加 9%Ficoll 调其比重;测出的分层液比重低于 1.076,则加 34%泛影葡胺溶液予以校正其比重,直至比重达 1.077±0.001。然后过滤除菌(0.02μm 孔径滤膜)或 10 磅高压蒸汽灭菌。此无菌液应避光保存于 2～4℃,保存期为 3 个月左右。临用前需使其恢复至室温。

若需配制不同比重的分层液,可按下式计算:

$$d_m = \frac{V_1 d_1 + V_2 d_2}{V_1 + V_2}$$

d_m:淋巴细胞分层液比重;d_1:9%Ficoll 液比重;d_2:34%泛影葡胺溶液比重;V_1:9% Ficoll 液体积;V_2:34%泛影葡胺溶液体积。

2.抗凝剂　配制 200U/ml 注射用肝素溶液。

3.台盼蓝染液　称取 4g 台盼蓝放置研钵中,加少量双蒸水,反复研磨,加双蒸水至 100ml,离心(1500r/min×10min),吸出上层液,即为 4%水溶液,用前用生理盐水稀释成 0.4%。

【方法】

1.抗凝血稀释　取静脉抗凝血,用 pH7.2～7.6 Hanks 溶液将抗凝血作 1:2 稀释。

2.取分层液 4 或 15ml 置入 15 或 50ml 灭菌离心管内。

3.用毛细吸管吸取稀释血液,在离分层液上 1cm 处,沿试管壁徐徐加入,使稀释血液重叠于分层液上。稀释血液与分层液体积比例为 2:1,即 8 或 30ml 稀释血重叠于 4 或 15ml 分层液上(图 19-A,离心前)。

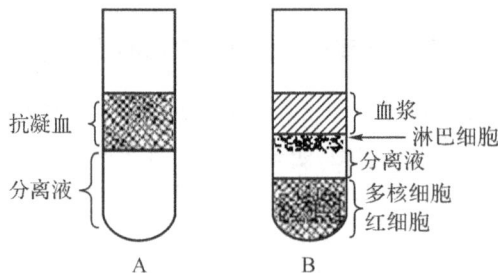

图 19

4.用水平离心机离心[2000r/min×(20～25)min],离心后细胞分布如图 19-B,绝大多数 PMNC 悬浮于血浆与分层液的界面上,呈白膜状。用毛细吸管轻插至白膜层,沿试管壁周缘吸出界面层细胞,移入另一试管中。

5.用 5 倍以上体积的 Hanks 液或 PBS 液(含 1%牛血清白蛋白,BSA)离心[1500r/min×(5～10)min]洗涤 3 次。

6.最后将细胞重悬于淋巴细胞培养液中。

【结果】

1.细胞计数　取细胞悬液 0.1ml,加等量 0.4%台盼蓝染液,混匀,吸取 1 滴,加入血细胞计数板内,使悬液充满计数室,按白细胞计数方法计数四大格内的活细胞(死细胞蓝染),按下法计算细胞浓度:

$$细胞浓度(细胞数/ml 原液)=\frac{4 大格内的细胞总数}{4}×10000×稀释倍数$$

所得 PMNC 总数＝细胞浓度×细胞悬液体积

2.细胞分离率计算

$$细胞分离率(\%)=\frac{所得细胞悬液中 PMNC 总数}{血液中 PMNC 总数}×100\%$$

【注意事项】

1.静脉抗凝血用 Hanks 溶液做 1:2 稀释,可取得更好的分离效果。

2.稀释血液与分层液体积比例不应大于 2:1,过大会影响分离效果。

3.加入血液时应沿管壁缓慢加入,使血液重叠于分层液之上。避免血液加入过快或过猛造成血液与分离液混合,严重影响细胞分离效果。

4.吸取单个核细胞时,应避免吸出过多上清液或分层液而导致血小板污染。

5.配制好的单个核细胞可放室温或 0~4℃(后一条件较好,可减低细胞代谢活动)。注意不要迅速改变其所处的温度,以免造成"温度"休克。

三、淋巴组织中淋巴细胞的分离

从淋巴组织中分离淋巴细胞悬液需要注意的是,从杀死动物到将单个细胞悬液置入冰浴内的时间不宜超过 30min;细胞悬液在冰浴内的放置时间不宜超过 3h。

(一)脾细胞悬液的制备

将动物(小鼠、大鼠、家兔等)放血致死,取脾,用剪刀剔除结缔组织和脂肪并剪碎脾脏,将碎脾组织置于平皿内的不锈钢滤网(60~100 目,孔径 0.28~0.154mm)上,一手持网,另一手用注射器的针芯轻轻压挤脾组织,使单个核细胞经网入平皿内的 Hanks 液中。吸取 Hanks 液冲洗网。将细胞悬液再依次通过 150 目(孔径 0.1mm)和 600 目(孔径 0.02mm)的不锈钢滤网以便形成单个细胞悬液。离心(2000r/min×5min)后低渗处理去除红细胞,再次离心洗涤,重悬细胞,作细胞计数。以上操作过程中,细胞均置于 0~4℃冰浴中。

(二)淋巴结细胞悬液的制备

通常选用小鼠的颈、腋下和腹股沟淋巴结,大鼠的颈淋巴结。制备方法同上。淋巴结细胞悬液中,淋巴细胞占 90%以上,红细胞极少。

(三)胸腺细胞悬液的制备

小鼠和大鼠的胸腺细胞悬液的制备同上。因胸腺细胞对有害的因素十分敏感,故洗涤细胞时用 0.5%明胶 Hanks 液。制备人胸腺细胞悬液时亦可将过网后的细胞悬液再通过密度梯度离心法来获取 PMNC。混在 PMNC 中的胸腺上皮细胞,树突状细胞,巨噬细胞等其它细胞可通过粘附法或其它方法加以去除(参见淋巴细胞的分离纯化)。

破碎上述组织亦可用酶消化法,即将放在盛有 PBS 平皿中的组织剪成 1~2mm³ 大小,加入 30～50 倍组织体积的胰蛋白酶(0.25％,w/v)和 DNA 酶(20μg/ml),室温或 37℃环境中孵育消化 20～60min。再按上法离心洗涤。该法的优点是可去除死细胞和较少损伤树突状细胞,但可影响细胞的某些表面结构。

【注意事项】

1.机械分散组织细胞的方法简单易行,但对组织细胞有一定的损伤作用,一般只能用于处理部分软组织,对一些硬组织和纤维性组织的分散效果不佳。

2.酶消化法是把已剪成较小体积的组织用生化和化学的手段进一步分散组织细胞的方法。此方法获得的细胞制成悬液可直接进行培养。消化作用可使组织松散、细胞分开,细胞容易生长,成活率高。在消化过程中要注意消化的温度和消化时间。温度过高、消化时间太长对细胞活性均有影响。如果采用 4℃条件的冷消化,则要延长消化时间(可以长达 12～24h)。

四、淋巴细胞的分离纯化

在 PMNC 中,除包含大量淋巴细胞外,还混杂为数不等的其它单核细胞。有些实验需要用纯化的淋巴细胞,故需除去混杂的单核细胞。此外,淋巴细胞中除 T 淋巴细胞和 B 淋巴细胞这两大群体外,还有 NK 细胞等第三群淋巴细胞。因此,根据有些实验要求,还需进一步分离纯化 T 细胞或 B 细胞或第三群淋巴细胞。

(一)分离 PMNC 中的淋巴细胞和巨噬细胞

分离 PMNC 中的淋巴细胞实质就是去除其混杂的其它单核细胞组分。常用的方法有玻器粘附法、磁铁吸引法、羧基铁-乳胶分层液法、补体溶解法及葡聚糖凝胶过滤法等。

【原理】

利用单核细胞所具有的吞噬和粘附能力,去除 PMNC 中的单核细胞,从而获得纯淋巴细胞悬液。

【材料】

1.细胞培养瓶、细胞橡皮刮子(disposable cell scraper,USA)、试管、毛细吸管、玻璃纤维柱、玻璃平皿、1 块马蹄形磁铁(两端间距为 1.5cm)、1 个小棒状磁铁、玻璃珠等。

2.聚蔗糖-泛影葡胺分层液、Hanks 溶液、右旋糖酐、羧基铁粉(Atomergic chemetals)、乳胶、Sephadex G-10、尼龙棉等。

【方法】

1.玻器粘附分离法　一般说来,通过密度梯度离心法获得的 PMNC 中,淋巴细胞占80％～90％,而单核细胞占 10％～20％。将分离的 50ml 细胞浓度为 2×10^6/ml 的 PMNC悬液置于 250ml 的培养瓶内或倾入大玻璃平皿或塑料平皿中;或将分离 PMNC 调细胞浓度为 10^7/ml,每 5ml PMNC 悬液置于 75cm^2 的培养瓶中,37℃静置 60～90min,待单核细胞粘附于玻璃(塑料)容器上,以毛细吸管轻吸未粘附之细胞悬液,此悬液即为除去单核细胞的淋巴细胞悬液。此法亦可用于单核细胞的制备,在已除去未粘附细胞的培养瓶或平皿中,加入温的 Hanks 溶液少许,轻摇后吹吸 4～5 次以去除未吸净之不吸附细胞。加入 0.25％ 胰酶37℃孵育 10min,再次加入冷的 PBS 溶液(不含血清),以毛细吸管吹吸或用细胞橡皮刮子轻刮亦可(刮除细胞需轻柔,以减少细胞损伤),收集脱落的粘附细胞,其中含有大量单核细胞。为了避免两次用胰酶处理或两次刮除,培养瓶可用 1％明胶(不含内毒素,Sigma)包被后在 4℃冰箱内过夜,然后再按上法操作。与明胶结合的巨噬细胞易于通过以冷的 PBS 吹吸法从塑料平面上脱离下来。该法亦可用于含巨噬细胞的腹腔液或胸腔液中巨噬细胞的富集。可将上述液体加入适量的小牛血清(5％),然后按上法分离巨噬细胞。在分离巨噬细胞时需注意所用实验器皿及培养液均应不含细菌内毒素或脂多糖,以免巨噬细胞被激活。此外,培养基应加入 AB 血清,而不应加入胎牛血清,以防止巨噬细胞被胎牛血清中的异质成分所活化。

2. 磁铁吸引法

1) 羰基铁粉的预处理　　10g 铁粉加入 100ml 的盐水内,洗涤 4 次,去除有毒的物质(倒盐水时用磁铁吸住铁粉)。用 50ml 盐水混悬铁粉(0.2g 铁粉/ml 盐水),吸出 5ml(含 1g 铁粉)分装入 100ml 培养瓶内,高压灭菌。分散铁粉,待用。

2) 细胞分离　　吸出盛有铁粉的培养瓶内的盐水,将已用 Hanks 溶液稀释一倍的人抗凝血 10ml 置入该瓶内,再添加 6％右旋糖酐生理盐水溶液 3ml 及 3mm 大小玻璃珠 10 粒。混匀后于 37℃孵育 45min,每 5min 旋转摇动 1 次。用磁铁放在瓶底将铁屑吸至瓶底,37℃ 20min 后,将上液移入另一试管,以 Hanks 溶液洗涤此上液若干次,配成所需浓度,此即为去除单核细胞的淋巴细胞悬液。

3. 羰基铁-乳胶分层液法　　20ml 人抗凝血与 5％右旋糖酐 4ml 混匀,室温孵育 30min,待红细胞沉降后,移取富含白细胞的血浆层,与 1％羰基铁 Hanks 悬液等体积混合,加入一滴 0.6μm 大小的乳胶颗粒悬液,37℃保温摇动 1h,将此混合液用聚蔗糖—泛影葡胺分层液分离,由于吞噬铁末和乳胶的巨噬细胞比重增加而沉底,故可得纯度较高的淋巴细胞。

4. 葡聚糖凝胶过滤法

1) 葡聚糖凝胶 Sephadex G-10 的制备

2000ml 盐水放入 6L 的烧瓶内,然后加入葡聚糖凝胶 G-10 250g,轻搅使葡聚糖凝胶完全浸湿,4℃过夜,使葡聚糖凝胶充分膨胀。吸弃盐水,加 3 倍于底层葡聚糖凝胶的盐水,摇动烧瓶混悬凝胶。待凝胶沉淀后,吸去上层盐水和未沉淀的小凝胶颗粒。重复操作 3 次,最后,加入相当于底层葡聚糖凝胶体积 30％～35％的盐水。低速离心后,使 40～50ml 的浆液中含有 30～35ml 聚集的凝胶。将 40～50ml 的浆液分装入 50ml 的试管,高压灭菌,备用。

2) 将 50ml 注射器固定在支架上,取出注射器芯,将三通阀接在注射器的顶端,关闭阀门。将数个大玻璃珠(500～700μm)和一些小玻璃珠(250～350μm)放入注射器内,用吸管吸取凝胶液入柱内(40～50ml 的浆液/50ml 注射器)。以含 20％小牛血清的 RPMI 1640 培养液搅拌洗涤后,置于 37℃孵箱,使温度及 pH 平衡,随后加入用分层液密度梯度离心法分离的 PMNC 悬液,搅拌混匀后以含 20％小牛血清的相同培养液洗脱。洗脱液中主要为淋巴细胞。

【注意事项】

1. 分离巨噬细胞时需注意所用实验器皿及培养液均应不含细菌内毒素或脂多糖,以免巨噬细胞被激活。此外,培养基应加入 AB 血清,而不应加入胎牛血清,以防止巨噬细胞被胎牛血清中的异质成分所活化。

2. 最初认为铁粉颗粒可为巨噬细胞所吞噬。但后来发现细胞是粘附在颗粒表面,尤其是当铁粉颗粒比细胞大得多的时候更是如此。因此,磁铁吸引法仅适于颗粒大于细胞的粗制铁粉。羰基铁-乳胶分层液法所得淋巴细胞纯度可达 94％～99％,葡聚糖凝胶法的回收率则约为 90％。

（二）T 细胞、B 细胞及 T 细胞亚群的分离纯化

T 细胞、B 细胞以及 T 细胞亚群的分离纯化技术基于这些细胞表面标志（表面受体或表面抗原）的差异性而建立。文献报道的技术方法颇多，在此，将国内外实验室常用技术介绍如下。

● E 花环分离法

【原理】

人类 T 细胞表面上有能与绵羊红细胞相结合的受体（E 受体，CD2），据此特性可将人淋巴细胞与其它淋巴细胞分离开来。人类 T 细胞与绵羊红细胞相结合而形成 E 花环形成细胞。E 花环形成细胞较其它细胞体积和比重大，可通过速率沉降（rate sedimentation，即体积分离）或平衡沉降（equilibrium sedimentation，即密度分离）将 T 细胞与 B 细胞加以分离。正常外周血淋巴细胞所形成的 E 花环的热（37℃）稳定性较差，采用还原剂溴化二氨基异硫氢化物（2-amino ethyl-isothiournium bromide bydrobromide，AET）或神经氨酸酶（neura-minidase）预处理绵羊红细胞，可使 T 细胞形成大的花环，花环形成速度快，花环形成率高，并且花环结合牢固。经分层液密度梯度离心后，E 花环形成细胞沉于管底，而 E 花环未形成细胞（B 细胞和巨噬细胞）则在分层液的界面。将 E 花环形成细胞用低渗溶液处理溶解绵羊红细胞，即可得纯的 T 细胞。

【材料】

1. 试管、毛细吸管、水浴箱、离心机等。

2. 阿氏液、新鲜绵羊抗凝血、PBS 溶液、神经氨酸酶、Tris-氯化胺溶液（1mol/L 氯化胺以 9：1 与 0.17mol/L Tris 溶液混合，调 pH 为 7.2，过滤消毒，4℃存放）、细胞培养液等。

【方法】

1. 制备神经氨酸酶处理的绵羊红细胞 用阿氏液将绵羊血 1：1 稀释。取此稀释绵羊血 20～30ml，用 PBS 洗涤 3 次（2000r/min×5min）。每次将红细胞表面的白细胞吸出弃掉。最后一次洗涤后将绵羊红细胞重悬在 20ml 细胞培养液中，加入 0.5ml 的神经氨酸酶（1U/ml），然后将装有绵羊红细胞的试管置 37℃水浴箱孵育 30min。继用 PBS 洗涤 2 次。末次洗涤弃上清后，按 10%（v/v）加细胞培养液于试管内，置 4℃可存放两周左右。绵羊红细胞亦可用 AET 处理。称取 402mg AET，溶于双蒸水 10ml 中配成 0.14mol/L 溶液，加 4mol/L 氢氧化钠溶液调 pH 至 9.0。该液现用现配，不宜久放。取离心洗涤后的绵羊红细胞，每一份压积的绵羊红细胞加 4 份 0.14mol/L AET 溶液，充分混匀，37℃孵育 15min，每 5min 摇匀一次。用 PBS 或 Hanks 液洗涤 5 次，用 RPMI 1640 培养液配成 10%（v/v）细胞悬液。

2. （3～4）×10^7 个淋巴细胞重悬在 4ml 细胞培养液中，加 1ml 10%（v/v）神经氨酸酶处理过的绵羊红细胞悬液。将上述 5ml 溶液叠加在 3ml 淋巴细胞分层液上作密度梯度离心分离（1500～2000 r/min×20min）。吸出界面云雾状非 T 淋巴细胞群（未成 E 花环的细胞即 B 细胞），沉淀于管底的 E 花环阳性细胞为 T 细胞群体。用 0.5～1ml Tris-氯化铵液溶解管底细胞直至管底澄清，然后用 RPMI 1640（5%FCS）洗涤 2 次，最终将 E 受体阳性细胞悬于细胞培养液内。如用 AET 处理绵羊红细胞悬液亦可用下法：取 $2×10^6$～$3×10^6$/ml 淋巴细胞悬液与等体积的 1% AET 处理的绵羊红细胞悬液混合，37℃孵育 15～20min，每 5min 摇匀一次。低速离心（500r/min×5min），4℃孵育 40～45min。将该细胞悬液预温至 20℃，加于分层液上作密度梯度离心分离（1500～2000r/min×20min）。余步骤同上。

【注意事项】

1. CD2 分子在第三群淋巴细胞即大颗粒淋巴细胞（LGL）中也有 $10\% \sim 80\%$ 的表达。因此，用此法分离的淋巴细胞难免混杂大颗粒淋巴细胞。必要时可用 Percoll 非连续性密度梯度离心将 T 细胞与大颗粒淋巴细胞加以分离。

2. AET 处理的绵羊红细胞悬液 $4℃$ 可存放一周。绵羊红细胞悬液有溶血则不宜用。

3. 小牛血清用绵羊红细胞吸收后使用可去除小牛血清中的凝集素，从而提高分离率。

● Percoll 非连续性密度梯度离心分离法

【原理】

Percoll 是硅化聚乙酰胺吡咯烷酮的商品名，为一种无毒无刺激性的新型密度梯度离心分离剂。Percoll 在液体中颗粒大小不一，在一定离心场中可形成一定的密度梯度。在该密度梯度下，不同密度的细胞将分布在不同的密度层内，借此可将它们加以分离，如可将密度较大的静息淋巴细胞和密度较小的活化的淋巴细胞分离开来；又如，可将静息的 T 或 B 淋巴细胞与单核细胞或巨噬细胞加以分离。Percoll 溶液的密度为 $1.130 \pm 0.005 g/ml$，渗透压为 $20 mOs/kg\ H_2O$，pH 约为 8.8。

【材料】

试管、毛细吸管、水平离心机、Percoll 溶液、淋巴细胞悬液等。

【方法】

1. 将 9 份 Percoll（PHARMACIA，Uppsala）加 1 份 PBS（10×）液配成 100％Percoll 液（密度 $1.129 g/ml$）。

2. 用 PBS（1×）将 100％Percoll 液稀释成 55％Percoll 液（密度 $1.073 g/ml$）；45％Percoll 液（密度 $1.066 g/ml$）和 35％Percoll 液（密度 $1.043 g/ml$）。

3. 按以下顺序将下列液体加入一个 10ml 的离心管内 100％Percoll 液 1ml；55％Percoll 液 1.5ml；45％Percoll 液 1.5ml；35％Percoll 液 1.5ml；细胞悬液 3～4ml。

4. 水平离心 $2000 r/min \times 20min$。

5. 用吸管吸取各梯度层中的细胞，离心洗涤。

【结果】

高密度的细胞分布在 57％～100％Percoll 液层，而低密度的大细胞分布在 50％～57％或 30％～50％Percoll 液层。一般来说，60％Percoll 液层以上可获得 T 细胞；而在 45％～50％Percoll 液层可获得高浓度的 NK 细胞。

【注意事项】

亦可将 Percoll 液以 2.5％的梯度差逐层叠起，如 50％，52.5％，55％等。常用的某些哺乳动物在 Percoll 液中的漂浮密度（g/ml）如下，人类：红细胞 1.09～1.11，嗜酸粒细胞 1.09～1.095，中性粒细胞 1.08～1.85，T、B 细胞 1.062～1.077，活化的淋巴细胞 1.043～1.067，NK 细胞 1.05～1.07，单核细胞 1.05～1.066，血小板 1.03～1.06；小鼠：巨噬细胞 1.05～1.09，脾细胞 1.02～1.09。

● 洗淘法（Panning）

【原理】

用兔抗鼠或羊抗鼠抗体包被聚苯乙烯培养瓶或培养板，将免疫细胞（如淋巴细胞悬液）与相应抗体（如小鼠抗 CD4 单克隆抗体）孵育作用后，加至已包被好羊抗鼠（或兔抗鼠）抗体的培养瓶或培养板中。这样通过抗鼠抗体－CD4McAb 的桥联结合反应使 CD4$^+$ 细胞结合固定在细胞培养板上,而非固定的淋巴细胞(CD4$^-$)可通过轻吸培养板孔或培养瓶内细胞悬液而获得。此种方法适用于 T 细胞与 B 细胞、T 细胞亚群 CD4$^+$ 或 CD8$^+$ 细胞及 CD4$^-$ CD8$^-$ 双阴性 T 细胞等细胞的分离。在此以 CD4$^+$ 细胞的分离纯化为例介绍此法。

【材料】

1. 6 孔平底细胞培养板、毛细吸管等。

2. 羊抗鼠抗体(IgG 和 IgM)、含 1％FCS 的 PBS 液、人 E$^+$ PMNC(E 花环阳性细胞)细胞悬液,CD8(抗 CD8)、LeuM5(抗单核细胞/巨噬细胞及 NK 细胞)等 McAb。

【方法】

1. 制备洗淘板　在 6 孔平底细胞培养板的每个孔中加 2.5ml 羊抗鼠(IgG 和 IgM)抗体〔每孔加 10～20μg 抗体,以 F(ab′)$_2$ 羊抗鼠 IgG 和 IgM 为准〕。然后置室温 4～6h 或 4℃过夜。将上清液吸出,把含 1％FCS 的 PBS 液 2.5ml 加于每孔,轻轻振摇,吸出所加液体,同上再重复两次。然后将 2.5ml PBS(含 1％FCS)加入孔内,室温封闭 30min。用前用 PBS 洗涤 2 次,末次洗涤后,吸尽孔中液体。

2. CD4$^+$ T 淋巴细胞的分离　$5×10^7$ E$^+$ T 细胞重悬在 0.2ml 细胞培养液内,CD8 及 LeuM5 McAb 以 0.05～1μg/10 个细胞含量加在此 0.2ml 培养液中。将含此细胞悬液的试管置 4℃ 30min,然后用含 1％FCS 的 PBS 液洗涤两次,将细胞悬于 6ml 1％FCS PBS 液中。然后按 1ml 细胞悬液/每孔加至已包被羊抗鼠抗体的 6 孔洗淘板中,置 4℃ 30～45min,轻吸孔内细胞悬液,此悬液即富含 CD4$^+$ T 淋巴细胞。

【注意事项】

1. 可通过免疫荧光染色来判定 CD4$^+$ T 淋巴细胞的纯度。

2. 上述方法是间接法,亦可用直接法,即将抗 CD8 单抗直接包被在孔中。

3. 本方法只适用于待选择分离的细胞不会自发地粘附于塑料上。

4. 亦可用 25cm^2 或 28cm^2 的细胞培养瓶进行抗体包被,每瓶内加 2ml F(ab′)$_2$ 羊抗鼠抗体(1mg/ml),在 4℃冰箱内可长期存放。用前可将抗体液移出至另一培养瓶内继续包被。这种抗体液可重复使用 10～15 次。用 PBS 洗涤后的已包被好的培养瓶需在 2～3h 内立即使用。

5. 用该法亦可获取粘附在包被塑料平面上的细胞,例如:粘附细胞为 CD8$^+$ T 淋巴细胞。取 1ml 利多卡因溶液加入孔中或取 2.3ml 盐酸利多卡因溶液(20mg/ml)加入培养瓶内,室温下静置 10～15min。用吸管吸该液反复吹打包被塑料平面以冲下粘附细胞,收集细胞,洗涤备用。值得注意的是,这种抗体包被的细胞由于抗体的结合激活作用可导致细胞的活化。

6. 由于 B 细胞、巨噬细胞及某些少数 T 细胞表面上有 Fc 受体,羊抗鼠抗体最好用 F(ab′)$_2$ 抗体,而不用带 Fc 段的抗体,以免使上述细胞通过抗体 Fc 段-Fc 受体的交联造成非特异性的吸附。

7. 有的实验室采用 pH9.6 的碳酸盐缓冲液作为抗体的包被液,其目的在于使抗体能牢固地与包被板表面结合。

● 补体细胞毒法

【原理】

免疫细胞表面某种抗原与相应抗体结合后,再加入补体,可产生补体介导的细胞毒性反应,以此来去除某种抗原阳性的细胞,而对该抗原阴性的细胞进行富集。现以 CD4$^+$T 淋巴细胞的分离为例介绍该法。

【材料】

1.试管、毛细吸管、离心机等。

2.含 1%FCS 的 PBS 液、平衡盐溶液(BSS)、人 E$^+$PMNC(E 花环阳性细胞)细胞悬液、CD8(抗 CD8)、LeuM5(抗单核细胞/巨噬细胞及 NK 细胞)等 McAb。

3.补体一般用豚鼠和兔血清作为补体的来源,但使用前一定要吸收,以便消除天然抗体或毒性。一般用琼脂糖吸收。2～3 周龄的兔血清比成年兔血清的毒性要小。在三角烧瓶内将琼脂糖和血清混合(80mg 琼脂糖/ml 血清),冰浴孵育 1h,孵育时不时摇动。再加入与血清等体积冷的 BSS,再孵育 30min,离心(1500r/min×15min),吸出血清,过滤除菌,定量分装,置-70℃储存。使用前,应做毒性实验并进行滴定。

【方法】

5×10^{7}E$^+$T 细胞重悬在 0.2ml 细胞培养液内,CD8 及 LeuM5 McAb 以 0.05～1.00μg 抗体/10 个细胞含量加在此 0.2ml 培养液中。将含此细胞悬液的试管置 4℃孵育 30min,每 5min 摇动一次。然后用含 1%FCS 的 PBS 液洗涤 2 次,加入豚鼠补体液 2ml(含 1%FCS PBS 液,选择最佳溶解效价,内含 1%DNA 酶)。然后置 37℃孵育 45min,每 5min 摇动一次,洗涤 1 次后,用聚蔗糖-泛影葡胺分层液作密度梯度离心去除补体溶解的细胞,收集活细胞。

【注意事项】

1.上述方法去除细胞的效率不是很高。在实践中常常与洗淘法联合应用。

2.可通过免疫荧光染色来判定 CD4$^+$T 淋巴细胞的纯度。

● 尼龙毛分离法

【原理】

巨噬细胞和 B 细胞可粘附于尼龙毛(nylon wool,聚酰胺纤维)的表面,以此可分离 T 细胞和 B 细胞。

【材料】

1.试管、毛细吸管、离心机、尼龙毛(尼龙纤维,上海化纤九厂,3D 尼龙-6 短纤维)、10ml 注射器等。

2.Hanks 液,人 PMNC 悬液,RPMI 1640 细胞培养液等。

【方法】

1.尼龙毛柱的制备　将尼龙毛置入烧杯内,加双蒸水煮沸 10min,置入漏斗内滴干。重复上述过程 6 次。国产的尼龙毛事先需用 0.2mol/L 盐酸浸湿数小时,再用上述方法处理。称取尼龙毛,仔细将其撕开,梳整,使其松散均匀。装入注射器内,高压灭菌。根据过柱的细胞总数,来确定注射器的大小及尼龙毛的重量(表 6-1)。用前,将柱内尼龙毛用预温的细胞培养液浸润,关闭阀门。37℃静置 30min。用 Hanks 液和 RPMI 1640 细胞培养液各 5ml 洗柱,流速 2ml/10s。

2.1×10^{8}PMNC 重悬在 1～2ml 细胞培养液内,将细胞悬液装入柱中,关闭阀门,置

37℃ 孵育 60min。

3.然后用预温的含 20％FCS 的 RPMI 1640 培养液洗脱 2 次,流速 1 滴/s。洗脱液中富含 T 细胞。

4.然后用冷的 RPMI 1640 培养液洗脱 2 次,边洗边挤压,洗脱液中富含 B 细胞。

表 6-1　装尼龙毛柱所用注射器的大小和尼龙毛的重量

细胞数	注射器容量(ml)	尼龙毛重量/注射器	尼龙毛在注射器内体积刻度
1×10^8	10～12	0.6g	6ml
3×10^8	35	1.6g	18ml
4×10^8	35	2.4g	24ml

【注意事项】

1.有报道表明有些 T 细胞亚群可滞留在柱内。

2.尼龙毛可回收利用。用过的尼龙毛可用盐水漂洗,然后放入 0.1mol/L 盐酸内过夜,洗涤程序同前。

3.可通过免疫荧光染色来判定 T 细胞和 B 细胞的纯度。

● 磁性激活细胞分离器(magnetic activated cell sorter,MACS)

MACS 磁性分离细胞是上世纪 90 年代初兴起的一种新型细胞分离技术。应用该技术可获得高纯度和高活率的细胞群体(纯度 93％～99％,回收率在 90％左右,活细胞率＞95％)。其分离效果可与流式细胞仪相媲美,并具有比流式细胞仪省时、费用低以及操作简单等优点。因此,这种方法近年来被广泛应用在细胞生物学、细胞免疫学、细胞血液学等各研究领域。

【原理】

MACS 磁性分离细胞的基本原理为针对某种细胞表面上的某种抗原(如 CD4)的特异性抗体(抗 CD4 抗体)被交联上一种微小的磁性颗粒(商品名为微珠,microbead,平均直径小于 1.5μm),当抗 CD4 抗体-微珠复合物与某种细胞悬液(如 T 淋巴细胞悬液)反应时,在 CD4$^+$细胞表面则形成 CD4 抗原-抗 CD4 抗体-微珠复合物。这样,微珠便借助抗原-抗体的结合而连接在这种细胞表面,而 CD8$^+$细胞因表面无 CD4 分子,故微珠不能在其表面结合。然后将 T 淋巴细胞悬液装入一个柱子内,并把该柱子放在一个高强度的磁场中。洗脱该柱,则与微珠结合的 CD4$^+$细胞由于磁场对微珠的磁性吸引而滞留在柱内,而 CD8$^+$细胞因其表面无微珠,则被洗脱下来(这被称之为阴性分选,negative selection)。然后将柱子移出磁场,再洗脱柱子,则带有微珠的 CD4$^+$细胞被洗脱下来(这被称之为阳性分选,positive selection)。上述原理是以直接法为例介绍的。直接法是指微珠直接标记于细胞某种抗原的特异性抗体上(一般为小鼠抗人的单抗)。间接法在于磁珠标记在绵羊抗小鼠 IgG 的抗体上(bead-anti mouse IgG)。这样,任何小鼠抗人或抗其它动物细胞表面抗原的单克隆抗体或多克隆抗体都可以与 bead-anti mouse IgG 配合使用。这使可分离细胞的种类范围大大增加。近来,研究人员又开发了生物素结合的单抗(biotin-conjugated Ab)-亲和素(avidin)/链霉亲和素(streptavidin)-生物素结合的微珠(biotin-conjugated microbead)实验体系。这种体系利用生物素-亲和素间的高亲和力和生物放大作用增强微珠与细胞的结合力,从而提高细胞分离的效率。为了分离后能迅速进行分离效果分析,研究者还将荧光素(如 FITC)

标记在亲和素/链霉亲和素表面,使所分离的细胞在流式细胞仪上直接得到测定分析,从而,省去了免疫荧光染色的时间。该技术目前已趋成熟。以下介绍生物素结合的单抗(biotin-conjugated Ab)-亲和素(avidin)/链霉亲和素(streptavidin)-生物素结合的微珠(biotin-conjugated microbead)实验体系。

【材料】

1. 试管、毛细吸管、水平离心机、磁性激活细胞分离器(MACS,Miltenyi Biotec,Inc,德国产)、MACS 柱(C 型,容量:可结合 2×10^8 细胞)等。

2. 生物素标记 CD4(抗 CD4)和 CD8(抗 CD8)单抗,生物素标记的山羊抗小鼠 IgG F(ab')$_2$ 和 FITC 标记的亲和素,生物素标记的微珠,MACS 染色洗涤液和 MACS 过柱洗脱液(1%BSA PBS 液),MACS 过柱浸湿液(10%BSA PBS 液),儿童胸腺 PMNC 悬液,RPMI 1640 细胞培养液等。

【方法】

1. MACS 柱的准备 新 MACS 柱需高压灭菌,60℃烘干后备用。使用前(至少 2h 前)MACS 柱应准备完毕。将 2~3 个 C 型 MACS 柱内分别用 10ml 注射器在柱下三通阀门加入 10ml MACS 过柱浸湿液,使液体至柱内铁丝基质平面上 2~3cm 处,注意敲除气泡,关闭柱下三通阀门,室温静置 30min。用前以 30ml MACS 过柱洗脱液洗脱,流速 14ml/min,待液体至柱内铁丝基质平面上 2~3cm 处,关闭柱下三通阀门待用。

2. 将儿童胸腺 PMNC 悬液(2×10^8 细胞)离心,重悬于 0.15ml MACS 染色洗涤液中,加入生物素标记 CD4 和 CD8 单抗各 25μl($0.05\mu g/10^6$ 细胞),冰浴孵育 25min。用 MACS 染色洗涤液洗涤两次后(1500r/min×5min)重悬于 0.15ml MACS 染色洗涤液中,加 50μl 生物素标记的山羊抗小鼠 IgG F(ab')$_2$($0.05\mu g/10^6$ 细胞),冰浴孵育 25min,用 MACS 染色洗涤液洗涤两次后(1500 r/min×5min)重悬于 0.15ml MACS 染色洗涤液中,加入 50μl FITC 标记的亲和素($0.08\mu g/10^6$ 细胞),冰浴孵育 15min,用 MACS 染色洗涤液洗涤两次后(1500r/min×5min)重悬于 0.15ml MACS 染色洗涤液中,加入生物素标记的微珠($5\mu l/10^6$ 细胞),冰浴孵育 5~10min。加 MACS 过柱洗脱液 3ml。

3. 将 MACS 柱放到 MACS 磁铁槽内,用 20ml MACS 过柱洗脱液洗脱 MACS 柱,待液体至柱内铁丝基质平面上 2~3cm 处,关闭三通阀门。将细胞悬液置入柱内。在柱下放一个 50ml 的试管,打开阀门,流速 3~5ml/min,边流边加 MACS 过柱洗脱液,每柱内至少加 30ml。洗脱液中则为 CD4$^-$ CD8$^-$ 胸腺细胞。离心洗涤细胞。MACS 柱移出磁场外,用 MACS 过柱洗脱液洗脱 MACS 柱(大流速),则该洗脱液中则为 CD4$^+$、CD8$^+$ 或 CD4$^+$ CD8$^+$ 胸腺细胞即磁性阳性分选细胞。离心洗涤细胞。再用另两个新柱子重复上述过柱过程。

【结果评价】

取出 0.5ml 该细胞悬液,在流式细胞仪上测定,FITC 阴性细胞(磁性阴性分选细胞)则为 CD4$^-$ CD8$^-$ 胸腺细胞,而 FITC 阳性细胞为 CD4$^+$、CD8$^+$ 或 CD4$^+$ CD8$^+$ 胸腺细胞。如 FITC 阳性细胞百分率高于 5%~10% 以上,则再进行 MACS 分离。细胞纯度一般为 95%~99%,细胞回收率在 90%~95% 间,而活细胞率为 99%~100%。作免疫细胞功能实验,最好用磁性阴性分选细胞。因为这些细胞基本处于正常状态。磁性阳性分选细胞或由于抗体导致的细胞活化或某些抗体亦可诱导细胞凋亡,从而使细胞处于非正常状态。如果要想获得纯度更高的细胞群体,可将磁性阴性分选细胞在流式细胞仪上再行分选。在这种情况下,可大大缩短在流式细胞仪上分离细胞的时间。

【注意事项】

1. MACS 柱用毕即需用双蒸水冲洗干净(用 PBS 同柱体积量洗涤 20 次),再以 20 倍体积的无菌双蒸水和 5 倍体积的 95% 乙醇洗涤,37℃烘干,高压灭菌。储存待用。有各种不同细胞容量的 MACS 柱,可根据需要来选用。不要将组织块或大细胞团加到柱内,否则可造成柱子的堵塞,从而毁坏柱子。

2. 如果分选的细胞还要进行细胞培养,所用一切液体及器材均应无菌。MACS 分离在超净工作台内操作。

3. 洗脱时,流速越低其纯度越高。为了获得高纯度的阴性分选细胞群体,可 3 次过柱,其第一次过柱,流速可快些(流速 6ml/min),后两次过柱流速可慢些(流速 3.5～5.0ml/min)。如果仅为了富集细胞,流速可为 6ml/min。

4. 在 MACS 柱上加液注意不要产生气泡。在分离洗脱时,柱内液体不要低于柱内的铁丝基质平面层以下,即始终让铁丝基质内含液体,否则细胞分选将完全失败。

● 流式细胞仪分离免疫细胞(flow cytometry,FCM)

流式细胞仪分离术自上世纪 70 年代中期至今一直是细胞生物学研究的重要技术。FCM 的重要功能之一是细胞分选。经流式细胞仪分离(sorting)的细胞纯度可达 99%,且细胞仍可保持无菌、原有结构和生物活性。目前一般流式细胞仪分离细胞速度为$(4～5)×10^6$ 个细胞/h。在免疫细胞分离时,人们常常先用其它分离方法富集所需的细胞群体,然后再在流式细胞仪上分离,这样可达到省时和降低费用的目的。有关流式细胞术的原理和方法详见实验八。

五、人外周血树突状细胞的分离与培养

树突状细胞(dentritic cell,DC)是一种具有很高抗原呈递作用的免疫细胞,在分化上,DC 源于粒细胞和单核细胞同一前体细胞。外周血中的 DC 前体细胞($CD14^+$)在粒细胞单核细胞-集落刺激因子(GM-CSF)和白细胞介素-4(IL-4)诱导下可分化成具有典型细胞学和功能特征的成熟 DC。DC 在体内含量甚少,从组织中只能分离到极少量的 DC,通过体外诱导扩增培养可为研究 DC 的特性和功能提供一个重要的手段。

【原理】

外周血中的 DC 前体具有进一步分化的潜能。在外周血单个核细胞(含有 DC 前体细胞)体外培养中,添加一定量的 GM-CSF 和 IL-4,DC 前体细胞可分化成为成熟的树突状细胞。在仅有 GM-CSF 刺激培养下,DC 前体细胞则分化成为巨噬细胞,IL-4 具有抑制巨噬细胞生长的作用。

【材料】

1. 无菌新鲜抗凝人外周血。

2. 淋巴细胞分离液。

3. RPMI 1640 培养液。

4. 胎牛血清。

5. Hanks 液。

6. rhGM-CSF。

7. rhIL-4。

8. 0.25％胰酶。

9. 离心机, CO_2 培养箱, 六孔细胞培养板等。

【方法】

1. 用密度梯度离心法常规分离外周血中 PMNC, 用 Hanks 液洗涤一次, 10％～15％胎牛血 RPMI 1640 培养液调节细胞浓度至 $2×10^6$～$3×10^6$/ml。

2. 取六孔细胞培养板, 以 3ml/孔将上述细胞悬液加于板内, 37℃ 5％CO_2 孵育 2h, 轻轻吸弃非粘附细胞, 用 Hanks 液洗涤 2～3 次, 获得贴壁单个核细胞。

3. 每孔加 3ml 含有终浓度为 100ng/ml rhGM-CSF 和 50～100ng/ml rhIL-4 的 RPMI 1640 完全培养液, 置 37℃ 5％CO_2 培养 7～10 天, 中途每隔 3 天更换一半培养液, 添加等浓度的 rhGM-CSF 和 rhIL-4。

4. 一般培养 7 天以后即可诱导出成熟的 DC。用 0.25％胰酶消化细胞并收集, 即可用于细胞表型等检测。如果用 2.5％戊二醛固定细胞, 则可用于形态学观察等。

【细胞鉴定】

1. 形态观察: 培养板置于倒置显微镜下观察, 树突状细胞形态呈多形性, 有长突起伸出的贴壁细胞。

2. 表面标志的检查: 树突状细胞表达高 CD86、CD40、HLA-DR 等相对特异性标志, 表达成熟的 CD83 分子, 不表达 CD14 分子。这些标志均可利用荧光免疫技术作分析。

3. 同种异型混合淋巴细胞反应: DC 可诱导同种异型 T 细胞产生明显的增殖反应, 但诱导自体 T 细胞的增殖反应作用则很弱。一般可将 DC 去除增殖活性(如用丝裂霉素处理), 与同种异型或自体 T 细胞混合培养, 观察其增殖反应程度以判断 DC 的活性。

【注意事项】

1. 在更换培养液时要添加同浓度的 rhGM-CSF 和 rhIL-4。

2. 严格无菌操作。

3. TNF-α(2.5ng/ml) 具有促进 DC 成熟的作用, 可根据实际情况在培养体系中加入该因子。

4. 培养至 7 天已有大量的成熟 DC 出现, 7～15 天 DC 增殖最明显。

实验七 细胞免疫功能测定

机体免疫系统在接受外来抗原或自身抗原的刺激后,通过细胞免疫和体液免疫以及相关系统的相互协同,对抗原产生免疫,或消除抗原,或产生超敏反应,或产生免疫耐受。在免疫应答过程中,有多种细胞参与,其中巨噬细胞、B 淋巴细胞和 T 淋巴细胞是最主要的细胞,这些免疫细胞的功能状态反映了机体免疫的状态,通过免疫细胞功能测定不仅能为临床疾病的发生、发展及转归作出一定的预测,同时还可为基础研究提供一定的实验依据。

一、E 玫瑰花环试验

【原理】

人外周血 T 淋巴细胞表面具有绵羊红细胞(SRBC)受体,在体外一定条件下,当 T 细胞与 SRBC 混合时,可形成以 T 细胞为中心,四周环绕 SRBC 的花环。E 花环的形成是 T 细胞独特的标志。E 花环形成试验最常用的是总 E 花环试验和活性 E 花环试验。总 E 花环试验代表被检标本中 T 淋巴细胞的总数和百分率;而活性 E 花环试验反映的是对 SRBC 具有高度亲和力的 T 细胞亚群,该亚群 T 细胞与 T 细胞的体内外功能活性有密切关系,在一定程度上反映机体细胞免疫功能的状态。

【材料】

1.肝素,淋巴细胞分离液,无 Ca^{2+}、Mg^{2+} Hanks 液,SRBC 悬液,0.8%戊二醛(生理盐水配制),瑞氏染液。

2.离心机,水浴箱,显微镜,吸管,试管等。

【方法】

1.淋巴细胞分离 按实验六方法进行。

2.将 Alsever 液保存的新鲜 SRBC,吸去上清后取沉淀细胞,用 Hanks 液离心洗 3 次,每次 1500r/min×10min,将压积 SRBC 用 Hanks 液配成 1% SRBC 悬液。

3.总 E 花环试验:分别将淋巴细胞悬液 0.1ml、1% SRBC 0.1ml 和吸收小牛血清 0.05ml 混匀,置 37℃ 水浴 10min。离心 500r/min×5min,移置 4℃ 冰箱 2h 或过夜,再吸去部分上清,轻轻摇匀,加 0.8%戊二醛 1 滴固定,数 min 后取 1 滴涂片,待自然干燥,瑞氏染色,高倍镜下观察。

4.活性 E 花环试验:分别将淋巴细胞悬液 0.1ml、0.5%SRBC 悬液 0.1ml 和吸收小牛血清 0.05ml 混合,37℃水浴 5min,离心 500r/min×5min,弃部分上清,轻轻摇匀后加美蓝 1 滴,直接滴于玻片上,加盖玻片计数。亦可加 0.8%戊二醛 1 滴,数分钟后取 1 滴涂片,干燥后作瑞氏染色,计数 200 个淋巴细胞,凡淋巴细胞周围吸附 3 个或 3 个以上 SRBC 者即 E 花环阳性细胞。

【结果】

$$E\text{ 花环形成率} = \frac{\text{形成 E 花环细胞数}}{\text{形成 E 花环细胞数} + \text{未形成花环细胞数}} \times 100\%$$

正常值:一般总 E 花环试验为 60%～80%,活性 E 花环试验为 25%～40%。

【注意事项】

1.影响 E 玫瑰花环试验最主要的因素是淋巴细胞和红细胞的新鲜程度,被检血样必须新鲜,采血后要求在 3～4h 内进行试验,否则由于淋巴细胞的死亡,受体脱落,影响检查结果。红细胞用阿氏液保存最多不要超过 3 周,且不应溶血。

2.控制好反应温度、时间等条件对 E 花环形成率有较大影响。选 37℃ 作用 10min,低速离心 5min,置 4℃2～4h,其结果稳定性较好,结合率较高。如在 37℃ 作用时间较长,可见 E 花环发生变形,结合部位松弛、拉开,甚至解离。

3.加小牛血清能增强 E 花环形成细胞的稳定性和牢固性。

4.Hanks 液的 pH 以 7.2～7.4 为宜。

5.未加戊二醛固定前避免剧烈摇动,防止已经结合在淋巴细胞膜上的绵羊红细胞脱落,降低 E 花环形成率。

6.0.8% 戊二醛必须用生理盐水配制,不然红细胞会因低渗而溶解,造成实验失败。

7.镜下观察结果应采用随机原则,不能带有主观因素。

8.不同种类的红细胞与玫瑰花环的形成率有关。如马淋巴细胞与豚鼠红细胞结合较好,而驴则与绵羊红血球结合较好。Melinda 氏报道,人、马、牛、猪、狗、猫、鼠的淋巴细胞与豚鼠红细胞的结合率都高于绵羊红细胞的结合率。

二、淋巴细胞转化试验

T 淋巴细胞与植物血凝素(phytohemagglutinin,PHA)或刀豆蛋白 A(concanavalin,ConA)等非特异性有丝分裂原,或与结核菌纯化蛋白衍生物(PPD)等特异性抗原,在体外共同培养时,细胞内核酸和蛋白质合成增加,同时细胞形态转化为原始母细胞。依其细胞的转化程度,可测定 T 细胞的应答功能,常用的方法有形态计数法和同位素掺入法。

(一)形态学检查法

【原理】

将人外周血或分离的淋巴细胞与 PHA 共同培养一定时间后,取培养细胞涂片染色,镜下计数转化的淋巴母细胞数,计算其转化率,转化率高低可反映人体细胞免疫功能的水平。

【材料】

1.淋巴细胞培养液:50μg/ml PHA 10%FCS 1640 完全培养液。

2.离心机,CO_2 培养箱,显微镜等。

【方法】

1.采用全血微量法时,无菌取肝素抗凝血 1ml 注入 3ml 淋巴细胞培养液中。若用分离的淋巴细胞,则将淋巴细胞数调整为 3×10^6 个/ml 的细胞悬液,同时设对照。

2.转化培养:37℃培养 72h,每天摇匀 1 次。

3.将细胞悬液离心,取沉淀细胞制成推片;亦可经低渗破坏红细胞,即培养后 1000r/min 离心 10min,弃上清,加蒸馏水 2ml/管,1min,加高渗盐水恢复为等渗,再离心。弃上清后将细胞打匀,取悬液制成涂片。姬姆萨氏染色,油镜观察计数。

【结果】

根据细胞大小、核和胞浆特征等进行判别。转化过程中,常见的细胞类型有以下几种:淋巴母细胞、过渡型淋巴细胞、核分裂相细胞、成熟淋巴细胞等。转化和未转化的淋巴细胞特征见表 7-1。

表 7-1　转化和未转化的淋巴细胞形态特征

细　胞		转化的淋巴细胞		未转化的淋巴细胞
		母细胞	过渡型细胞	
细胞体积(直径 μm)		12～20 或更大	12～16	6～8
胞核	大小、位置	增大、多偏一侧	增大位于中央或稍偏	不增大、多位于中央
	染色质	疏松	较疏松	致密团聚
	核仁	清晰,1～4	有或无	无
	有丝分裂	有时可见	无	无
胞浆	量	丰富	较多	较少
	嗜碱性	++++	+++～++	+++～++
	空泡	常可见	+或-	-
	伪足	常可见	+或-	-

淋巴母细胞:体积明显增大,为成熟淋巴细胞的 3～4 倍。核膜清晰,核染色质疏松,呈细网状。核内见明显核仁 1～4 个。胞浆丰富,嗜碱性,有伪足样突出。胞浆内有时可见小空泡。

过渡型淋巴细胞:具有上述淋巴母细胞的某些特征。核质疏松,可见核仁,胞浆增多,嗜碱性强。体积比小淋巴细胞大。

核分裂相细胞:核呈有丝分裂,可见许多对成堆或散在的染色体。

计算时,上述三种形态的细胞均可作为转化细胞,一般计数 200 个淋巴细胞,转化率按公式计算:

$$转化率 = \frac{转化的淋巴细胞数}{转化的淋巴细胞数 + 未转化的淋巴细胞数} \times 100\%$$

淋巴细胞转化率正常值为 60%～80%,若 50%～60% 为偏低,50% 以下则为降低。

【注意事项】

1.培养基成分对转化率影响较大,注意其有效期。

2.小牛血清用前需灭活。

3.培养时要保证有足够的气体,

4.PHA 的剂量要合适,过大对细胞有毒性,太低又不足以刺激淋巴细胞转化,且不同批次、不同厂家的 PHA 质量也有所不同,因此,应先做预试验来决定 PHA 的最适剂量。

5.镜下计数淋巴细胞转化率应采用随机原则,不能带有主观因素。

(二)³H-TdR 掺入法

【原理】

T 淋巴细胞受 PHA 刺激后,进入细胞周期行有丝分裂,当细胞进入 S 期时,细胞合成 DNA 量明显增加,此时,在培养基中加入 ³H 标记的 DNA 前身物质胸腺嘧啶核苷(TdR),则 ³H-TdR 被作为合成 DNA 的原料摄入细胞,掺入到新合成的 DNA 中。根据同位素掺入量则可推测淋巴细胞的转化程度。

【材料】

1. RPMI 1640 完全培养液(10%小牛血清 RPMI 1640 培养液)。

2. PHA。

3. 脂溶性闪烁液。称取 2,5-二苯基噁唑(PPO)5g,1,4-双-[5-苯基噁唑基-2]-苯 (POPOP)300mg 溶于 1000ml 甲苯中。

4. 49 型玻璃纤维滤纸。

5. 96 孔细胞培养板。

6. 多头细胞收集器,抽气泵,闪烁瓶,β-液体闪烁仪。

【方法】

1. 无菌分离淋巴细胞,用 1640 完全培养液配成 1×10^6/ml 细胞浓度,加入 96 孔培养板,每孔 100μl。

2. 每孔加入 PHA(100μg/ml)100μl,每个样品加 3 孔。另 3 孔加 1640 完全培养液 100μl 作对照,5%CO_2 37℃培养。

3. 培养 48h 后,每孔加入 1μCi/ml ^{3}H-TdR,继续培养至 72h。

4. 用多头细胞收集器将每孔培养物分别吸于玻璃纤维滤纸上,依次用生理盐水、5%三氯醋酸和无水乙醇通过滤纸。

5. 将滤纸 80℃烘干 1h 后,分别将每片滤纸浸于盛有 5ml 的闪烁液的闪烁瓶中,在 β-液体闪烁仪上测定每瓶的 cpm 值。

【结果】

将 PHA 刺激组和对照组各自的平均 cpm 值,代入公式计算 PHA 刺激指数(SI)

$$SI = \frac{PHA\ 刺激管的\ cpm\ 值}{对照管的\ cpm\ 值}$$

【注意事项】

1. 应预选摸索出 PHA 最佳刺激浓度,一般为 50～200μg/ml。

2. 在操作时应注意无菌操作,避免细菌污染,导致实验失败。

3. 细胞操作要轻柔、迅速,以免细胞损伤影响实验结果。

4. 同位素掺入法测定时,注意防止污染环境。

5. 如果没有 CO_2 培养箱,也可在普通培养箱进行,只是将细胞悬液的量提高 10 倍,即将 1ml 悬液放入干净灭菌青霉素小瓶中,胶盖封闭培养。PHA 和 ^{3}H-TdR 量也相应增加。

三、NK 细胞活性的检测

自然杀伤细胞(natural killer cell,NK 细胞)是一类杀伤靶细胞时既不需要特异性抗体参与,也不需抗原预先致敏的淋巴细胞。该细胞对多种肿瘤细胞有迅速杀伤和溶解作用,在抗肿瘤免疫中发挥重要作用。检测机体 NK 细胞活性,可以了解机体抗肿瘤免疫的功能,同时为临床肿瘤病人的预后和转归提供依据。实验室中主要采用细胞毒试验来测定 NK 细胞的活性。实验方法可分为酶释放法、同位素法、荧光法、流式细胞仪分析等。测定人的 NK 细胞活性一般用 K562 细胞株作为靶细胞,小鼠的 NK 细胞活性则以 YAC-1 细胞株作为靶细胞。

（一）乳酸脱氢酶（LDH）法检测人外周血 NK 细胞活性

【原理】

先从外周血中分离出淋巴细胞，这些淋巴细胞包括 T 细胞、B 细胞和 NK 细胞，然后将这些淋巴细胞与对 NK 细胞敏感的靶细胞混合培养，NK 细胞与靶细胞接触后，通过释放穿孔素和颗粒酶等的作用，引起靶细胞膜损伤和 DNA 节段化。由于靶细胞膜破裂，细胞浆中的乳酸脱氢酶释放到细胞外，这种酶能使 LDH 底物变色，其颜色的深浅与乳酸脱氢酶的含量成正比，通过比色测定，可计算出 NK 细胞毒活性。

酶释放法具有操作简便，无同位素污染，测定仪器要求不高等优点，现已在实验室中广泛应用。

【材料】

1. 靶细胞：K562 细胞（细胞活性应在 95% 以上）。

2. RPMI 1640 完全培养液、淋巴细胞分离液、Hanks 液。

3. LDH 底物液：取硝基氯化四氮唑蓝（NBT）4.0mg、氧化型辅酶 I（NAD$^+$）10mg、吩嗪二甲酯硫酸盐 1.0mg、加 0.1mol/L PBS（pH7.4）2.0ml 溶解，再加 1.0mol/L 乳酸钠溶液 0.5ml，然后加 PBS 至 12.5ml。

4. 1% NP-40 裂解缓冲液。

5. 终止液：取柠檬酸 4.2g 加蒸馏水 200ml。

6. 细胞培养板、CO_2 培养箱、显微镜、离心机、移液器、试管、吸管和酶标仪等。

【方法】

1. 分离淋巴细胞：见实验六。

2. 将淋巴细胞悬液用 Hanks 液离心洗涤 2 次，每次 1000r/min×5min，计数后，用 1640 完全培养液调整细胞浓度至 $5×10^6$/ml 备用。

3. 取生长旺盛的 K562 细胞，用 Hanks 液离心洗涤 2 次，每次 1000r/min×5min，计数，用 1640 完全培养液调整细胞浓度至 $1×10^5$/ml。

4. 按表 7-2 将细胞加于细胞培养板内，每个标本做一复孔。

表 7-2 乳酸脱氢酶法测 NK 细胞活性各组成分

组　别	靶细胞	效应细胞	10%FCS-1640 培养液	NP-40
效应细胞酶自然释放组	—	100μl	100μl	
靶细胞酶自然释放组	100μl	—	100μl	
靶细胞酶最大释放组	100μl	—		100μl
杀伤检测组	100μl	100μl	—	
空白对组			200μl	

5. 轻轻混匀细胞，置 37℃ 5% 培养箱 2h。

6. 取出细胞培养板，将细胞混匀后，1000r/min 离心 5min，吸取 50μl 上清液置于酶标板内。

7. 加新鲜配制的酶底物工作液 50μl/孔，置 37℃ 10min，每孔加 50μl 终止液。

8. 在酶标仪上测 OD_{490} 数值，计算每组（复孔）的平均值。

【结果与正常值】

根据 OD 值按下列公式计算 NK 细胞杀伤活性百分率。

$$NK\ 细胞杀伤活性(\%) = \frac{E - KS - PS}{KM - KS} \times 100\%$$

E 为杀伤检测孔 OD 值，KS 和 PS 分别为靶细胞、效应细胞自然释放孔 OD 值，KM 为靶细胞最大释放孔 OD 值。

正常值：$25\% \pm 5\%$。

【注意事项】

1. 被检血样必须新鲜，采血后要求在 $3 \sim 4h$ 内进行试验，否则会降低 NK 细胞的活性。

2. 靶细胞(K562)应处于良好的生长状态，以保证 LDH 酶自然释放在最低水平。细胞使用前需用 1640 培养液洗涤。如果 LDH 酶自然释放过高，将明显影响实验结果，一般要求靶细胞的自然释放率 $< 10\% \sim 15\%$。

3. 不同的效靶比，NK 细胞的杀伤率不尽相同，一般最优效靶比为 50：1。最佳孵育时间为 2h。

4. 在加底物显色过程中，尽可能控制显色的准确时间，以减少同批实验中杀伤率的差异。在夏季实验中要控制室温，避免室内温度过高而引起显色过快，尽可能将显色时间控制在 $5 \sim 7min$，尤其在同一批样品检测中，控制显色温度及时间，对减少实验误差很有效。

5. 由于小牛血清中 LDH 酶的含量不同，同一批实验最好采用同一批号小牛血清，以减少 NK 细胞杀伤率的差异。

6. 吸取培养上清时，应尽可能不吸动沉淀的细胞。

(二)同位素法检测小鼠脾脏 NK 细胞活性

【原理】

^{3}H-TdR 与靶细胞(YAC-1)共孵育，由于靶细胞增殖，^{3}H-TdR 掺入到细胞的 DNA 中，掺入 ^{3}H-TdR 的靶细胞与一定比例的小鼠脾脏淋巴细胞共同孵育 $4 \sim 6h$ 后，靶细胞被杀伤，用 DNA 酶及胰酶处理细胞使细胞碎片充分裂解，用细胞收集器收集完整的活细胞，检测其细胞的 cpm 值，即通过活细胞内 ^{3}H-TdR 在 DNA 中的掺入程度，可计算出 NK 细胞杀伤活性。

【材料】

1. CO_2 培养箱，β-液体闪烁仪，离心机，细胞收集器。

2. ^{3}H-TdR($100\mu Ci/ml$)，pH7.2 PBS，Tris-NH$_4$Cl 缓冲液，RPMI 1640 完全培养液(同前)，DNasel($16U/ml$)，胰酶($8mg/ml$)，靶细胞(YAC-1)。

【方法】

1. 靶细胞标记　将新传代 $12 \sim 24h$ 的 YAC-1 细胞用 RPMI 1640 完全培养液调成 $2 \times 10^5/ml$ 浓度，加入 $20\mu Ci$ ^{3}H-TdR，经 37℃ 5% CO_2 培养 4h，每半小时振荡 1 次，标记终止后用 PBS 离心洗涤 3 次，去除游离的同位素，用 1640 完全培养基将细胞调成浓度为 $1 \times 10^5/ml$ 待用。

2. 小鼠脾细胞悬液制备　脱颈椎处死小鼠，酒精浸泡消毒，无菌取出脾脏，用 PBS 冲洗一次，然后将其研碎，并悬浮于 1640 培养液中，静置 10min 使大块组织沉降后，将上清过 120 目网，1500r/min 离心 10min 弃上清，加入 Tris-NH$_4$Cl 缓冲液 5ml，混匀后室温置

5min,加等量 1640 培养液,离心弃上清,再用 1640 培养液洗 3 次,然后用 1640 完全培养液配成 5×10^6/ml 浓度的细胞悬液待用。

3.NK 细胞活性检测　取 96 孔圆底细胞培养板,每孔加 ^{3}H-TdR 标记的 YAC-l 细胞悬液 $100\mu l$,待测组加脾细胞悬液 $100\mu l$,对照组加完全 1640 培养液 $100\mu l$,37℃ 5% CO_2 培养 18h,取出培养板,吸弃上清液 $100\mu l$,每孔加入胰酶和 DNA 酶各 $100\mu l$,37℃ 温箱孵育 30min,然后用多头细胞收集器将细胞收集于 49 型玻璃纤维滤膜上,80℃ 干燥后以液闪测定 cpm 值。NK 细胞活性以特异性杀伤率表示。

【结果】

根据 cpm 值按下述公式计算 NK 细胞杀伤活性。

$$NK 细胞杀伤活性(\%)=\left(1-\frac{待测组(效+靶)cpm}{靶细胞对照组\ cpm}\right)\times 100\%$$

【注意事项】

1.严格无菌操作,以防标本污染。

2.脾细胞必须新鲜。在夏季及气温偏高情况下,脾细胞悬液在处理过程中,应置于冰浴以保证 NK 细胞活性。

3.含有同位素的废物、废水要妥善处理,不要污染环境。

(三)MTT 比色法检测小鼠脾脏 NK 细胞活性

【原理】

以 MTT[3-(4,5-二甲基噻唑-2)-2,5-二苯基四氮唑溴盐]为底物,利用活细胞线粒体中具有活性的琥珀酸脱氢酶使外源性黄色的 MTT 还原成蓝紫色的难溶性结晶物(Formazan),并沉积在细胞内,而死细胞无此功能。将靶细胞与效应细胞一起孵育受到杀伤,琥珀酸脱氢酶失去活性,不能还原 MTT。经酶标仪比色后,即可计算出 NK 细胞活性。

【材料】

1.酶标仪,CO_2 培养箱,离心机,96 孔平底培养板。

2.YAC-1 细胞(使用前用台盼蓝染色,活细胞数在 95% 以上),RPMI 1640 完全培养液(同前),Hanks 液,MTT(5mg/ml 无菌 pH7.2 PBS 溶液,遮光保存),二甲基亚砜(DMSO)等。

【方法】

1.靶细胞制备　取新传代 12~24h 的 YAC-1 细胞,用 Hanks 液离心洗涤二次,每次 1000r/min×5min,计数,用 1640 完全培养液调整细胞浓度至 2×10^5/ml。

2.效应细胞制备　脱颈椎处死小鼠,酒精浸泡消毒,无菌取出脾脏,用 PBS 冲洗一次,然后将其研碎,并悬浮于 1640 培养液中,静置 10min 使大块组织沉降后,将上清过 120 目滤网,1500r/min 离心 10min 弃上清,加入 Tris-NH_4Cl 缓冲液 5ml,混匀后室温置 5min,加等量 1640 培养液,离心弃上清,再 1640 培养液洗 3 次,然后用 1640 完全培养液配成 2×10^6/ml 浓度的细胞悬液待用。

3.细胞毒试验　按表 7-3 将各成分加入 96 孔平底细胞培养板中,每一标本做三个复孔。效靶比例为 10:1。

4.将培养板置于 37℃ 5%CO_2 培养箱中孵育 4h 后,每孔加入 $10\mu l$ MTT,继续培养 4h。

5.轻轻吸弃培养上清液,加二甲基亚砜 $150\mu l$,充分振荡 10min,置酶标仪于波长 570nm

处测定 OD 值。

表 7-3 MTT 法测 NK 细胞活性试验各组成分

	实验组	靶细胞对照组	效应细胞对照组	空白对照
靶细胞	$100\mu l$	$100\mu l$	—	—
效应细胞	$100\mu l$	—	$100\mu l$	—
RPMI 1640 完全培养基	—	$100\mu l$	$100\mu l$	$200\mu l$

【结果】

按下述公式换算成 NK 细胞活性百分率：

$$NK\ 细胞活性(\%)=\left(1-\frac{实验组\ OD\ 值—效应细胞对照组\ OD\ 值}{靶细胞对照组\ OD\ 值}\right)\times 100\%$$

【注意事项】

1. 此法简便、快速、灵敏,且避免了使用同位素所造成的不便。但如效靶比例不合适,会对实验结果影响较大。根据我们的实验结果,效靶比以 10∶1 为好。

2. MTT 应用液配制后需 4℃避光保存,且不能超过一个月。

3. 效应细胞和靶细胞在加样时力求准确,减少各孔之间的差异。

4. 吸弃培养上清液时,不能吸弃沉淀的细胞,否则对实验结果有明显的影响。

四、LAK 细胞的制备及其细胞毒活性检测

外周血淋巴细胞或脾细胞在体外用较高浓度的 IL-2 培养刺激后,可使非特异性杀伤肿瘤细胞的活性大大增强,这种具有杀伤活性的淋巴细胞称为淋巴因子激活的杀伤细胞(lymphokine activated killer cells,LAK cells),简称 LAK 细胞。与 NK 细胞相比,LAK 细胞的细胞毒活性较高,杀伤肿瘤细胞的范围较广。LAK 细胞已在临床上试用于治疗肿瘤。

【原理】

人的外周血淋巴细胞在体外用含 IL-2 等细胞因子刺激培养后,细胞发生活化和增殖,而成为 LAK 细胞(效应细胞),当与靶细胞(Raji 细胞)接触后,LAK 细胞产生细胞毒效应,杀伤靶细胞。通过细胞毒试验可测定 LAK 细胞的活性。

【材料】

正常人或肿瘤病人抗凝外周血,肝素,PBS 洗液,RPMI 1640 培养液,小牛血清(FCS),淋巴细胞分离液,靶细胞(Raji 细胞),倒置显微镜,台盼蓝,无菌注射器,无菌试管,rIL-2,24 孔细胞培养板,CO_2 培养箱,超净工作台。

【方法】

1. 外周血单个核细胞分离参见实验六。

2. LAK 细胞的体外诱导 用含 10%FCS、500~1000U/ml rIL-2 的 RPMI 1640 培养液将新鲜分离的单个核细胞配成 5×10^5/ml 细胞悬液,按每孔 1ml 加入 24 孔细胞培养板,37℃ 5%CO_2 条件下培养 3 天,吸出上清液,更换 1ml 新鲜配制的含 500~1000U/ml rIL-2 的细胞培养液继续培养 3 天后,无菌收集细胞即为 LAK 细胞。它可以用于杀瘤活性、表型测定和过继免疫治疗等。

3. LAK 细胞细胞毒活性检测 用 Raji 细胞作为靶细胞,其余方法和步骤与 NK 细毒活性检测相同。

【注意事项】

1. 整个实验必须严格实行无菌操作。

2. rIL-2 细胞培养液必须现配现用。

3. 分离的淋巴细胞活力必须大于 90%。

4. 换培养液时,应尽可能不吸动沉淀的细胞。

五、肿瘤浸润淋巴细胞的制备

除个别肿瘤外,多数实体肿瘤组织内或肿瘤周围组织中均可见有单个核细胞的炎症性浸润;这些实体肿瘤组织内或周围的浸润单个核细胞被称之为肿瘤浸润淋巴细胞(TIL)。TIL 中以 T 淋巴细胞为主,也含一定数量的 NK 等细胞。TIL 中大多数的 T 淋巴细胞表达 CD45RO 分子,其比例显著高于外周血 T 淋巴细胞中 CD45RO$^+$T 细胞的百分率,表明上述细胞已被活化。TIL 中 CD8$^+$T 细胞的数量明显多于 CD4$^+$T 细胞,这是可识别肿瘤细胞的 CD8$^+$T 细胞被活化增殖的结果,活化的 CD8$^+$T 细胞表现出对肿瘤细胞的 CTL 的细胞毒活性;其中的 CD4$^+$T 细胞及其分泌的各种细胞因子,对于 CD8$^+$T 细胞的活化、增殖以及提高抗肿瘤免疫反应的强度也是十分重要的,某些细胞因子也直接参与了对肿瘤细胞的杀伤。正是由于体外培养的 TIL 表现出高于 LAK 细胞近 100 倍的肿瘤杀伤活性,使其得以应用于临床,并成为继 LAK 细胞后又一种重要的肿瘤过继免疫治疗手段。TIL 的研究无论对肿瘤免疫理论及临床肿瘤免疫治疗均具有重要意义。下面对 TIL 分离及培养方法作一介绍。

【原理】

采用机械破碎、酶消化处理肿瘤组织将其制成单细胞悬液,再用密度梯度离心、免疫磁性分离或流式细胞仪分离获得所需要的 TIL,在 IL-2 等细胞因子刺激下体外扩增后可以用于杀瘤活性测定、表型分析及过继免疫治疗。

【材料】

实体肿瘤,胰酶,V 型透明质酸酶,I 型 DNA 酶,Ⅳ型胶原酶,RPMI 1640 培养基,PBS 洗液,淋巴细胞分离液,Percoll 液,免疫磁珠(Dyna M-450),羊抗鼠 IgG 抗体,T 细胞特异性单克隆抗体(Anti-CD3、Anti-CD4),荧光激活细胞分类器(FACS),荧光标记的 T 细胞特异性单克隆抗体,正常人外周血,小牛血清,IL-2,24 孔塑料培养板,CO$_2$ 培养箱,超净工作台,温控搅拌器,水平离心机。

【方法】

(一)TIL 的分离

• 机械及酶消化分离

1. 将切除的肿瘤组织在无菌条件下去除坏死组织和结缔组织后剪碎,用 PBS 冲洗 3 次。

2. 将碎块移入含 20ml RPMI 1640 培养液的烧杯内,其中含 0.25% 胰酶、0.01% V 型透明质酸酶、0.002% I 型 DNA 酶、0.1% Ⅳ型胶原酶,室温下搅拌过夜。

3. 用 200 目细胞筛过滤消化后的细胞悬液,再用 RPMI 1640 培养液离心洗涤 3 次,每次 1000r/min×5min。

4.将其配成 1×10^7/ml 细胞悬液,轻缓地加到淋巴细胞分离液上,2000r/min 离心 20min。

5.轻轻吸出淋巴细胞分离液上层的细胞,以 RPMI 1640 培养液洗涤 3 次。这层细胞主要是淋巴细胞和肿瘤细胞。

6.将上述分离液上层细胞用 RPMI 1640 培养液配成 1×10^7/ml 细胞悬液,缓慢地加到 10%～12.5% 和 20%～22% 的双层 Percoll 密度梯度液上 500r/min 离心 10min。

7.轻轻吸出双层 Percoll 分界面之间的细胞,以 RPMI 1640 培养液洗涤 3 次,然后用 10%FCS RPMI 1640 培养液将其配成 1×10^6/ml。

8.取出 0.1ml 细胞,加入 0.04% 台盼蓝染色,显微镜下计数死、活细胞数,推算细胞活性。一般细胞活力应大于 90%。其余冻存或培养。

● 免疫磁性分离

1.步骤 1、2 同上。

2.用 200 目细胞筛过滤消化后的细胞悬液,再用 RPMI 1640 培养液洗涤 3 次,将其配成 1×10^6/ml 细胞悬液。

3.先用羊抗鼠 IgG 抗体包被 Dyna M-450 珠,再以 T 细胞特异性抗体包被 Dyna M-450 珠,这样装备的 Dyna M-450 珠可以作为免疫磁珠。

4.将制备的 Dyna M-450 珠与上述的细胞悬液按 1:(2～10)的比例混合,连续温和搅拌,0℃下孵育 30min。

5.用磁棒吸附与免疫磁珠形成 E-玫瑰花环的 T 细胞,冲洗去除残存的肿瘤细胞,然后再洗涤制成 TIL。

6.用含 10%FCS 的 RPMI 1640 培养液将其配成 1×10^6/ml 细胞悬液。取出 0.1ml 细胞,加入 0.04% 台盼蓝染色,显微镜下计数死、活细胞数,推算细胞活性。其余样品冻存或培养。

● 流式细胞仪分离

1.步骤 1、2 同上。

2.用 200 目细胞筛过滤消化后的细胞悬液,再用 RPMI 1640 培养液洗涤 3 次,将其配成 1×10^6/ml 细胞悬液,然后进行荧光染色。

3.取 1ml 细胞悬液加入 Epp 管内,1000r/min×5min 离心,弃上清液,加入荧光标记的 T 细胞特异性单克隆抗体(抗 CD3)100μl,悬浮细胞,4℃静置 30min。

4.用含 0.02%BSA,0.1% 叠氮钠的 PBS 洗液 1000r/min×5min 离心洗涤 2 次。

5.加入 0.5ml PBS 悬浮细胞,上机进行 FACS 分离,然后收集分离所得的细胞,以无血清的 RPMI 1640 培养液 1500r/min×5min 离心洗涤 3 次。经 0.04% 台盼蓝染色后,显微镜下计数死、活细胞数,推算细胞活性。

(二)TIL 的体外培养

1.完全 RPMI 1640 培养液的配制(略)。

2.条件培养液(LAK 细胞培养上清)的制备

(1)无菌抽取正常人外周血 100ml(肝素抗凝),以 PBS 缓冲液稀释 2～4 倍。

(2)将稀释的外周血等体积轻缓地加到淋巴细胞分离液上,1500～2000r/min 离心 15～20min。

（3）将淋巴细胞分离液上层的淋巴细胞轻轻吸出,用无血清的 RPMI 1640 培养液 1500～2000r/min×10min 离心洗涤 3 次。

（4）用含 10%FCS、1000U/ml IL-2 的 RPMI 1640 培养液将细胞配成 $1×10^6/ml$。

（5）用 100ml 无菌培养瓶分瓶培养,置 37℃ 5% CO_2 的培养箱连续培养 72～96h,2000r/min 离心 10min,去沉淀收集上清液。

（6）上述上清液即为条件培养液（LAK 细胞培养上清液）,置 4℃备用或分装贮存于−20℃。有报道亦可将外周血单个核细胞在 $1\mu g/ml$ PHA 存在下 37℃体外培养 48h,收集其上清液。在 TIL 分离扩增培养时,加入该上清液 20%于培养液中。

3. 分离扩增 TIL

（1）将完全 RPMI 1640 培养液与条件培养液按 4∶1 的比例混合,即为 TIL 培养液。

（2）加入 IL-2 于 TIL 培养液至终浓度为 1000U/ml,用这种培养液将分离获得的 TIL 配成 $(0.5～1.0)×10^6/ml$,按每孔 1ml 加入 24 孔培养板内,置 37℃ 5% CO_2 的培养箱内培养。

（3）4～6 天传代一次,细胞数维持在 $5×10^6/ml$ 左右,同时补加 IL-2（1000U/ml）。细胞数增加到一定量后,可移入 $75cm^2$、$175cm^2$ 的塑料培养瓶中继续培养。

【注意事项】

1. 所用器皿均需要无菌处理,所有操作必须严格遵守无菌观念。

2. 分离 TIL 时尽可能多冲洗肿瘤组织,一定要去除其中的坏死组织尤其是化脓的坏死部分,因为这些组织最容易造成污染。

3. TIL 的培养时间尽可能延长,这样残存的肿瘤细胞会逐渐消失,一般需要 2～3 周。

4. 分离 TIL 应该低温操作,酶消化步骤除外。

六、CTL 细胞毒活性检测

被肿瘤细胞或同种异体细胞致敏的细胞毒性 T 淋巴细胞,在与带有相应抗原的细胞（靶细胞）共同培养时表现出对靶细胞的杀伤作用。这种作用有如下特点:①有抗原特异性;②效应细胞需经抗原致敏;③效应细胞与靶细胞共同孵育一定时间才表现出杀伤活性。检测 CTL 细胞毒活性的方法有 ^{51}Cr 释放法、MTT 法、^3H-TdR 掺入法及形态学检查法。这里只介绍形态学检查法,其它方法参见上述各段。

【原理】

体外贴壁生长的靶细胞在受到细胞毒性 T 细胞的作用后发生损伤,丧失贴壁能力。因此可根据贴壁细胞细胞数减少的程度判断待测 CTL 的杀伤能力。

【材料】

1. 倒置显微镜,CO_2 培养箱。

2. 靶细胞（选用在对数生长期的人或动物的能贴壁生长的肿瘤细胞）,0.125%胰酶溶液（用无钙镁的 Hanks 液配制）,RPMI 1640 完全细胞培养液（同前）、瑞氏染液。

（3）效应细胞:肿瘤病人或荷瘤小鼠的 $CD8^+$ T 细胞。

【方法】

1. 靶细胞在 30ml 培养瓶内生长成单层后,吸出培养液,用 3ml 的胰酶溶液洗 2 次,以去除死细胞。

2.向培养瓶内加0.125％的胰酶溶液消化细胞数分钟,在消化过程中把培养瓶放在倒置显微镜台上观察,待细胞胞质回缩,细胞间隙增大后立即停止消化。

3.吸去消化液,加入完全细胞培养液,用吸管伸入培养瓶内吸取培养液,反复轻轻吹打瓶壁细胞,使其脱离,形成单细胞悬液。

4.用培养液把靶细胞浓度调到$1×10^3/ml$,在平底细胞培养板内每孔加$100\mu l$细胞悬液,加盖,37℃ 5％CO_2培养箱培养8～24h,使细胞贴壁。

5.弃去孔内培养液,实验孔加$1×10^5/ml$效应细胞$200\mu l$,对照孔加培养液$200\mu l$,培养48h。

6.用Hanks液洗去孔中的淋巴细胞及脱落的靶细胞,甩干。用瑞氏染液染色,干燥。

7.镜检残留的贴壁细胞,进行结果计算。

$$杀伤百分率(\%)=\frac{对照孔细胞数-实验孔细胞数}{对照孔细胞数}×100\%$$

【注意事项】

1.在消化过程中应掌握好时间,消化过头很容易使细胞脱落,这时必须通过离心收集细胞,然后用Hanks液洗涤,再用完全细胞培养液调整细胞浓度至所需范围。

2.用Hanks液洗去孔中淋巴细胞及脱落的靶细胞时,不能用力过猛,以免将正常生长的靶细胞洗落。

3.在操作时应注意无菌操作,避免细菌污染,导致实验失败。

七、抗体介导的淋巴细胞毒试验

【原理】

K细胞借助ADCC作用能杀伤靶细胞,故体外用ADCC试验可检测K细胞数目,作为反映机体细胞免疫功能的一个指标。本实验采用溶血空斑形成法测定K细胞数目。将鸡红细胞在多聚-L-赖氨酸(poly-L-lysine)处理过的玻片上形成单层细胞,加入抗鸡红细胞抗体和淋巴细胞,经一定时间作用后,K细胞周围的鸡红细胞被溶解只剩下细胞核,在低倍镜下计数有空斑和无空斑的淋巴细胞数,即可算出K细胞数量的百分率。

【材料】

1.淋巴细胞悬液,2.5％鸡红细胞,兔抗鸡红细胞血清(1∶1000稀释),Tris-Hanks液,多聚-L-赖氨酸$(20\mu g/ml)$。

2.CO_2培养箱,显微镜,平皿,盖玻片,吸管等。

【方法】

1.单层鸡红细胞平板的制备:取酒精浸泡过的盖玻片放在平皿内。滴加多聚-L-赖氨酸溶液0.5ml,均匀铺于盖玻片上。室温放置45min,吸去玻片上的液体。用Tris-Hanks液0.5ml洗玻片2次(注意不要将平皿底弄湿)。将2.5％鸡红细胞悬液0.5ml均匀铺于盖玻片上,室温放置45min,向平皿内缓慢加入Tris-Hanks液,再用吸管吸去,如此反复洗涤几次,以去除未吸附于盖玻片上的鸡红细胞。最后在平皿内留少许液体。若当时不用可置于4℃保存3～4天。

2.在低倍镜下检查单层红细胞的盖片,分布不均匀者弃去。将平皿内多余的液体吸净。取0.5ml淋巴细胞悬液$(4×10^6/ml)$与0.5ml灭活的兔抗鸡红细胞血清混匀平铺于平皿中。另取一平皿用于正常兔血清作对照。将上述平皿放于 5%CO$_2$ 37℃培养 20h。

3.取出平皿,滴加 2.5%戊二醛 1ml,30s 后吸去全部液体,再沿平皿壁缓缓加入 2.5% 戊二醛 2ml,固定 5～8min 后,用蒸馏水漂洗 2 次,姬姆萨染色后显微镜观察。

【结果】

凡有 5 个以上被溶去细胞膜只剩胞核的鸡血球集中在一起为一个空斑,即一个 K 细胞。计数 1cm^2 红细胞单层上的空斑数(a),量出平皿的总面积(b),加入平皿的淋巴细胞总数(c)。

$$K 细胞的百分率 = \frac{a \times b}{c} \times 100\%$$

本法测定正常人外周血淋巴细胞中的 K 细胞为 2.5%～3.5% 。

【注意事项】

1.从外周血分离单个核细胞,并用吸附的方法除去大单个核细胞,得到较纯的淋巴细胞,用 10%小牛血清 1640 培养液配成 4×10^6/ml 的细胞悬液。

2.兔抗鸡红细胞血清 56℃ 30min 灭活补体,并用 1640 培养液作 1:10^3 稀释。

3.Tris-Hanks 液配制:Tris-HCl 2.02g, Tris 2.65g 溶于 100ml 双蒸水中与 Hanks 液等量混合即成。

4.多聚-L-赖氨酸溶液配制:用 Tris-Hanks 液将多聚-L-赖氨酸配成 10mg/ml 的母液,冷冻保存,临用前取母液 0.1ml,加 Tris-Hanks 液 49.9ml,使成 20μg/ml 的浓度。

八、混合淋巴细胞培养试验

【原理】

两个遗传不同个体的淋巴细胞在体外共同培养时,由于它们表面的组织相容性抗原不同,从而互相刺激,导致对方淋巴细胞分裂增殖和转化。根据淋巴细胞反应的强度,可评价同种组织相容性抗原的差异程度,这种试验称为混合淋巴细胞培养(mixed lymphocyte culture,简称 MLC)。MLC 现已用作组织器官移植配型的一种检测方法。常用的方法有同位素法和 MTT 法。

● 同位素法

【材料】

1.培养液:RPMI 1640 完全培养液(含青霉素 100～200U/ml,链霉素 100～200U/ml,2mmol 谷氨酰胺,25mmol Hepes,20%混合人血清或小牛血清)。

2.淋巴细胞分离液,闪烁液,^{3}H-TdR,1%AET(溴化 2-氨基乙基异硫脲)。

3.肝素,丝裂霉素 C,姬姆萨-瑞氏染料。

4.水平离心机,CO$_2$ 培养箱,平底细胞培养板,玻璃纤维滤纸,多头细胞收集器,液体闪烁检测仪。

5.微量移液器,试管,吸管等。

【方法】

MLC 有两种方法:(1)双向反应:将 A 和 B 两个个体淋巴细胞混合培养,A 个体淋巴细胞与 B 个体淋巴细胞膜表面的组织相容性抗原互相刺激,使双方淋巴细胞均产生增殖反应。(2)单向反应:先用丝裂霉素 C 或 X 线照射处理细胞,使 A 或 B 个体细胞的 DNA 合成中断,不能进行增殖分裂,但仍保留抗原刺激能力,引起对方细胞增殖分裂。

1.分离单个核细胞:在无菌条件下分别抽取供者和受者静脉血各 10ml 左右,立即置于含肝素(40U/ml)的容器中充分混匀。如为严重贫血患者,可酌情抽取 10~20ml 血液(主要依据配型所需组别多少来决定取血量)。用淋巴细胞分离液分离单个核细胞,用含 20% 人混合血清的 RPMI 1640 溶液配制成 1×10^6/ml 浓度的细胞悬液。

2.细胞处理:先将丝裂霉素 C 配制成 $25\mu g/0.1ml$ 溶液,然后按 10^6 单个核细胞加 $25\mu g$ 丝裂霉素 C,分别处理供者和受者的淋巴细胞,放置 37℃ 水浴温育 30min 后,500r/min 离心 10min,再用 RPMI 1640 溶液洗涤 1 次,倾去上层液,用培养液调节为 10^6/ml 细胞数。如用 X 线处理细胞,则每 10ml 含 2×10^7 单个核细胞用 2.000rad 剂量照射。

3.实验分组:按表 7-4 组合进行分组。供者、受者双方以 1∶1 细胞比例配组,在 96 孔细胞培养板内进行培养。

4.细胞培养:将细胞置 37℃ 5% CO_2 培养箱培养 6 天,终止前 18~20h 加 ^{3}H-TdR $0.1\mu Ci$/孔,培养物用多头细胞收集器,将细胞收集在玻璃纤维滤纸上,用液体闪烁仪测定 cpm 值。

表 7-4　混合淋巴细胞培养试验分组

组别	孔数
A+B	4
A+Bm	4
A+Am	4
B+Bm	4

注:1. A 为受者淋巴细胞,B 为供者淋巴细胞。2. Am、Bm 为经丝裂霉素 C 处理的相应淋巴细胞。3.4 孔中 3 个复孔测同位素,一个孔用于形态观察。

【结果】

1.形态学计数:终止培养时,经 300r/min 离心 10min,弃去上清液,将沉淀细胞打匀,取样涂片,用姬姆萨-瑞氏染料染色,在油镜下计数 500~1000 个淋巴细胞中淋巴母细胞(包括过渡型细胞)数目,求出转化细胞的百分率。如肾移植,一般认为活体供肾,转化率小于 10% 即可采用。

2.同位素计数:根据所得数值(cpm),可以在同一批实验组别中比较不同供者对同一受者反应的大小,以选择刺激程度小的供者。目前有人主张采用相对反应(relative response 简称 RR)来表示,可按下列公式表示。

$$RR = \frac{T-C}{r-C} \times 100\%$$

式中:T 为实验组 cpm;C 为自身对照组 cpm;r 为参考值,代表某一反应者与无关刺激者的反应,通常以 10 名以上随机供者有效的混合细胞所组成,因此在 RR 中 r 是作为比较稳定的对照组,利用 r 值,可使 RR 成为最可靠的指标。由于无关供者血源较难得到,一般多用 cpm 值作为指标。

• MTT 法

【材料】

丝裂霉素 C,Hanks 液,二甲基亚砜,MTT(5mg/ml),酒精,细胞培养板,离心机,小鼠,尖刀,镊子,滤网,移液器,酶标仪及培养箱等。

【方法】

1.制备反应 T 细胞。脱颈椎处死 A 小鼠,用酒精浸泡消毒,在无菌条件下,取出脾脏,用针芯将其研碎,过滤网,用 Hanks 液离心洗涤 2 次,制成 $1×10^6/ml$ 的单个脾细胞悬液。

2.制备刺激细胞。用同样的方法制备 B 小鼠的单个脾细胞悬液,加丝裂霉素 C 至终浓度为 $25\mu g/ml$,37℃孵育 30min,用培养液离心洗涤 3 次去除丝裂霉素 C。

3.铺板培养。将细胞培养板分成三组,每组三孔。第一组每孔加 $100\mu l$ 反应 T 细胞和 $100\mu l$ 培养液,为反应细胞对照组;第二组每孔加 $100\mu l$ 刺激细胞和 $100\mu l$ 培养液,为刺激细胞对照组;第三组每孔加 $100\mu l$ 反应 T 细胞和 $100\mu l$ 刺激细胞,为试验组。37℃培养 5～7 天,在培养结束前 4h,加入 $10\mu l$ MTT。

4.显色。轻轻吸去上清液,加入 $150\mu l$ 二甲基亚砜,充分混匀,37℃放置 20min。用酶标仪于波长 570nm 处测定 OD 值。

【结果】

根据各组 OD 值,按下列公式计算结果。

$$增殖指数=\frac{试验组\ OD\ 值-刺激细胞对照组\ OD\ 值}{反应细胞对照组\ OD\ 值}$$

通常情况下,增殖指数大于或等于 1.3,则表明反应 T 细胞与刺激细胞之间组织相容性抗原差异程度较高;反之,增殖指数小于 1.3,则表明反应 T 细胞与刺激细胞之间组织相容性抗原差异程度较低。

【注意事项】

1.注意无菌操作。

2.刺激细胞接受处理的剂量要准确,使细胞暂时存活,但失去增殖的能力。

3.吸弃培养上清液时,不能吸弃沉淀的细胞,否则对实验结果有很大的影响。

九、白细胞移动抑制试验

【原理】

致敏 T 淋巴细胞再次接受相应抗原刺激后,可产生移动抑制因子(MIF)。MIF 能抑制单核—巨噬细胞和白细胞的移动。若将致敏的淋巴细胞和白细胞装入毛细管,放入含有相应抗原的培养液中培养 24h,则致敏淋巴细胞释放的白细胞移动抑制因子,使白细胞移动受到抑制,其抑制程度可反映受检者的细胞免疫功能。

【材料】

1.抗原(1/100 稀释的旧结核菌液)、细胞培养液、玻璃毛细吸管、平底玻璃小皿(直径 2cm、高 0.5cm)。

2.水平离心机。

【方法】

1.取受检者肝素抗凝血 2ml,置 37℃待其自然沉降,约 30min,吸出白细胞层,加细胞培养液,使白细胞浓度约 $8×10^7/ml$。

2.将白细胞悬液吸入 8～10 根毛细吸管中,在酒精灯上封熔空的一端,将封端向下,置于试管中离心 2000r/min×10min,在上清液与细胞层界面处折断或切断毛细吸管,将封端粘少许凡士林,平放于平底玻璃小皿底部,每只放 2 根毛细吸管,试验组和对照组各 2 支。

3.分别将含有特异性抗原和不含有抗原的细胞培养液注满小皿,加灭菌盖密封置湿盒 37℃培养 18～24h 后观察结果。

【结果】

观察和记录细胞移动范围,求出平均面积,按下列公式计算白细胞移动指数(MI)。

$$MI=\frac{试验组移动面积平均值}{对照组移动面积平均值}$$

MI<0.8 为阳性,说明加入的抗原有特异性细胞免疫作用,MI>0.8 为阴性,说明该抗原无特异性细胞免疫作用。

【注意事项】

1.采血、离心过程和培养等均需无菌操作,无菌是本试验成功的关键。

2.毛细管管内径的大小一致是本试验准确性的一个重要因素。

3.移出的细胞主要是多形核细胞和单核细胞。多形核细胞移行的最远,靠近毛细管的主要是单核细胞。而淋巴细胞则很少移出。

实验八　流式细胞测定技术

流式细胞测定技术是分析细胞学中最先进的技术之一。流式细胞仪是一种把流体喷射技术、激光技术、空气技术、单克隆抗体技术、γ射线能谱术、显微荧光技术及计算机结合在一起的高精度仪器。它由流式细胞仪主机（cytometer）、流式细胞仪工作站（workstation）及电源箱（power supply）三个部分组成。在计算机控制下，能准确、快速而灵敏地对大量样品进行多信息分析与测定。它除精度高、速度快、使用方便外，还具有应用广等特点，目前广泛应用于细胞生物学、免疫学、血液学、肿瘤学等领域，如对细胞膜表面、细胞浆内及核膜的抗原成分的定量分析，细胞周期分析，DNA含量测定及活细胞分选等研究。

【原理】

以检测 CD4$^+$ T 细胞为例。取单个分散的细胞样品悬液，经抗 CD4 荧光抗体染色后，在正压或负压作用下，细胞进入流动室，流动室内充满鞘液，在鞘液的约束下，细胞排成单列由流动室的喷嘴喷出，成为细胞液柱，喷射的速度可达每分钟 5000～10000 个细胞。通过测量区的荧光抗体染色阳性细胞，在激光或紫外线照射下，产生荧光，然后经显微荧光分光光度计测量和计算机的处理，就能将 CD4$^+$ T 细胞的数量测定出来。当需要把该群体的细胞从中分选出来时，只要将细胞液柱充电，使这群细胞带上不同的电荷，在高压静电场的作用下，按所带电荷的不同，细胞向左或向右偏转，落入不同的收集管内，完成细胞分类收集的过程。

【材料和方法】

1.制备单个分散细胞悬液。为防止堵塞流动室喷嘴，流式细胞仪分析样品要求细胞悬液中不能含有组织团块。实体组织样品，如脾脏、胸腺以及一些肿瘤组织等，一般先通过剪刀剪切、碾磨和吸管反复吹打等机械方法分散组织细胞，然后根据细胞的大小，选用一定目数的筛网，过滤细胞悬液，制成适合流式细胞仪分析的单个细胞。对一些间质较少的软组织，如上皮、肝、肾、胚胎等也可用胰蛋白酶消化的方式分散组织细胞，其操作过程是：先将组织剪成 1～2mm³ 的小块，然后放入三角烧瓶内，再加入 30～50 倍量已预温至 37℃ 的胰蛋白酶，在磁力搅拌器上搅拌消化 20～60min，也可放入水浴或温箱中，每隔 5～10min 摇动一次，消化完毕后，将细胞悬液过 120 目孔径的筛网，去掉未充分消化的大块组织，最后离心去除胰蛋白酶。传代的贴壁细胞也可用胰蛋白酶消化的方式使其悬浮分散。但像血液、骨髓这类本身就是单个细胞的样品，则不需要这个过程。流式细胞仪分析样品的细胞密度一般为每毫升 50～100 万个细胞。

2.选择性分离浓缩细胞亚群。为了使流式细胞仪分析的细胞成分能更真实反映研究对象中的实际组成情况，有必要选择性地分离浓缩细胞亚群。对于实体组织材料中的血细胞，包膜组织及其它的间质应尽可能在细胞分离步骤前去除；血液、骨髓等材料可通过自然沉降，密度梯度离心，氯化铵溶液、甲酸溶液或低渗溶液破红细胞等方法分离细胞，也可用样品处理机分离白细胞：只要将要分离的血液样品放入样品处理机内，关上机门后，仪器能自动完成加甲酸溶血，加碳酸氢钠中和混匀以及加多聚甲醛固定三个分离细胞的过程。

3.细胞荧光化学染色（DNA 染色或荧光抗体染色）。用于 DNA 染色的染料有很多种，可根据实验要求加以选用。荧光抗体染色：按其说明进行。

4.流式细胞仪操作。开机前分别将鞘液盒、清洁液盒加满。然后开启计算机（计算机将自动进入开机程序，启动流式细胞仪）。打开电源门，检查每个系统，预热 30min。把要测定的样品管放入仪器内，仪器自动完成测试，并将结果打印出来。

【结果】

根据细胞结果图，可得到该样品细胞的数量、细胞周期、DNA 含量及细胞有无凋亡等结果。

【注意事项】

流式细胞仪是高精度大型仪器设备，不同厂家的分析软件有所不同，因此需专人使用与保管。

实验九　细胞因子及其受体的检测

细胞因子(cytokine，CK)是由活化的免疫细胞以及某些基质细胞分泌的一类生物活性物质，多属分子量为 6～60kD 的多肽或糖蛋白。通常包括白细胞介素(interleukin，IL)、干扰素(interferon，IFN)、肿瘤坏死因子(tumor necrosis factor，TNF)、造血因子、趋化因子、各种细胞生长因子等。细胞因子在体内广泛参与免疫应答及调节、促进组织修复、刺激造血功能、刺激细胞的增殖与分化、参与细胞凋亡等重要生理活动；某些因素可导致一些细胞因子的异常表达或功能异常，从而参与炎症反应、免疫性疾病、肿瘤性疾病等病理过程的发生与发展。细胞因子必须通过与靶细胞膜表面特异性受体(即细胞因子受体，cytokine receptor，CKR)相结合才能发挥其广泛的生物学效应。因此，细胞因子及其受体的检测，无论是对基础免疫学研究，还是对阐明某些疾病的发病机制、疾病诊断、疗效监测及预后判断等临床研究都具有重要意义。

细胞因子及其受体的检测一般可分为生物活性检测法、免疫学检测法、分子生物学检测法三大类。

一、细胞因子的生物活性检测法

不同的细胞因子有其特有的生物学活性。细胞因子的生物活性检测法是利用细胞因子对特定细胞株(靶细胞或反应细胞)的生物学效应来评估样本中相应细胞因子的含量和/或活性。其测定方法可分为促进细胞增殖和增殖抑制法、抗病毒活性测定法、集落形成法、趋化作用测定法及细胞因子诱导产物测定法等。

生物活性检测法敏感性往往高于细胞因子的免疫学检测法，且不需要各种标记的特异性抗体，可直接反映待测细胞因子的活性水平。但本法易受多种因素的干扰(如某些细胞因子抑制物、其它细胞因子、反应条件等)，且不能区分样本中某些具有相似或相反生物学效应的细胞因子；同时，因大多数细胞因子在体液中含量甚少，难以直接测定，一般均需要先进行体外诱导细胞因子产生，才能进行上述细胞因子活性检测。

(一)IL-1 的生物活性检测法

IL-1 主要由活化的单核/巨噬细胞产生，具有广泛的生物学活性。IL-1 包括 IL-1α 和 IL-1β，两者分子量相近，且均能与 IL-1R 结合，故具有相似的生物学活性。常用的 IL-1 生物活性检测法对两者均适用，主要有：小鼠胸腺细胞增殖法、L929 细胞增殖法等。由于体液中 IL-1 含量极少，难以直接测定，故通常是通过检测体外诱生的 IL-1 来反映体内 IL-1 活性水平。

- IL-1 的体外诱生

【原理】

脂多糖(LPS)是 IL-1α 与 IL-1β 的诱生物,能在体外诱导单核/巨噬细胞产生 IL-1α 与 IL-1β。

【材料】

1. BALB/c 或 C57BL/6 小鼠,6～10 周龄,雌雄均可。

2. 75％酒精。

3. LPS:用 10％ FCS-RPMI-1640 培养液配制成 10μg/ml。

4. 5％ FCS-Hanks 液,10％ FCS-RPMI-1640 培养液。

5. 带 9 号针头的无菌注射器(5ml 以上),刻度吸管,毛细吸管,刻度离心管,加样器,24 孔细胞培养板,温浴箱,细胞计数板,倒置显微镜,离心机,超净工作台,CO_2 培养箱,0.22μm 滤膜及滤器。

【方法与结果】

1. 将 BALB/c 或 C57BL/6 小鼠脱颈椎处死后,浸泡入 75％酒精中 3～5min,消毒处理。

2. 用带 9 号针头的无菌注射器向小鼠腹腔内注入 5ml 冷的 5％ FCS-Hanks 液,用消毒镊子柄轻揉腹部数次后,吸回腹腔液体(内含腹腔细胞及巨噬细胞),反复抽吸几次。

3. 置刻度离心管中,以 1500r/min 离心 8min,并用 5％ FCS-Hanks 液洗涤细胞 2 次。

4. 将腹腔细胞用 10％ FCS-RPMI-1640 培养液调细胞浓度为 2×10^6/ml。

5. 将上述细胞悬液加至 24 孔平底培养板中,1ml/孔,置 37℃,5％ CO_2 培养箱中孵育 2h。

6. 用 5％ FCS-Hanks 液洗板 3 次,弃去未粘附细胞,贴壁细胞为巨噬细胞单层。

7. 将 LPS(10μg/ml)加入巨噬细胞单层,1ml/孔,置 37℃5％ CO_2 培养箱中培养 4h。

8. 再加入 10％ FCS-RPMI-1640 培养液,1ml/孔,37℃5％ CO_2 培养箱中培养至 48h。

9. 收集细胞培养上清液,即为含 IL-1 的待测样品,用 0.22μm 滤膜过滤除菌后,分装后置－20℃或－70℃冰箱中,待测 IL-1 活性。

【注意事项】

1. 一般一只小鼠腹腔液可获腹腔细胞 3×10^6～5×10^6,能满足诱生 IL-1 所需细胞数,所获细胞存活率应＞95％。

2. 若要测定人 IL-1 的生物活性,则分离出外周血单核巨噬细胞,用 LPS 刺激即可。

3. IL-1 诱生剂的浓度、细胞浓度和培养条件对结果有明显影响,应进行预试验,以确定最佳诱生条件。操作时接触细胞的试剂或器皿应无致热原,例如使用的耐热器皿可以通过 160℃干烤 2h 以上。

4. 操作过程均应无菌,否则会影响 IL-1 诱生及活性测定。

5. 所获细胞培养上清液在分装冻存前宜过滤除菌及杂质。

6. 培养材料:24 孔培养板培养细胞存活率高,但生长稍慢;玻璃瓶培养有时会因玻璃质量和清洗不净而导致培养细胞死亡,故应采取相应措施。大容量培养时用大容量瓶比较方便,可减少操作过程中的污染。

- IL-1 的生物活性检测(L929 细胞增殖 MTT 比色法)

【原理】

利用成纤维细胞在 IL-1 的刺激下发生增殖作用来检测 IL-1 的生物活性。实验通常用 L929 细胞株（小鼠成纤维细胞瘤细胞）作为检测 IL-1 生物活性的靶细胞或反应细胞。MTT 比色法的原理是利用四甲基偶氮唑盐[3-(4,5-dimethylthiazol-2-yl)-2,5-diphenyl tet-razolium bromide，MTT]在活细胞线粒体的琥珀酸脱氢酶作用下，由淡黄色被还原成蓝紫色或蓝黑色的 MTT-甲䐶（Formazan），形成的量与活细胞代谢率及细胞增殖程度成正相关。故通过反应细胞形成的 MTT-甲䐶量，即可测定 IL-1 对 L929 细胞促增殖作用程度，从而间接测定 IL-1 的生物活性。

【材料】

1. 已诱生的 IL-1 待检样品：倍比稀释成不同浓度。

2. IL-1 标准品：倍比稀释成不同浓度。

3. L929 细胞：作为靶细胞或反应细胞，存活率应＞95％。

4. 0.25％胰蛋白酶。

5. 10％ FCS-RPMI-1640 完全培养液。

6. MTT：用 PBS 稀释成 5mg/ml，用 0.22μm 膜过滤除菌及杂质，4℃避光保存。

7. 酸化异丙醇（含 0.04mol/L HCl 的异丙醇）：100ml 异丙醇中加入 0.4ml 的 36％ HCl 即可。

8. 96 孔细胞培养板，刻度吸管，毛细吸管，加样器，刻度离心管，离心机，细胞计数板，倒置显微镜，5％ CO_2 培养箱，超净工作台，酶标测定仪，570nm 与 630nm 滤光片。

【方法】

1. 将生长状况良好的 L929 细胞用 0.25％胰蛋白酶消化 2～3min。

2. 将 L929 细胞用 10％ FCS-RPMI-1640 培养液洗涤 2 次，以去除消化液及原生长培养液。

3. 用 10％ FCS-RPMI-1640 培养液调整 L929 细胞浓度至 2×10^5/ml。

4. 将 L929 细胞悬液加至 96 孔细胞培养板，100μl/孔。

5. 分别加入不同倍比稀释度的 IL-1 标准品和待测样品于 96 孔细胞培养板中，100μl/孔，各设 3 个复孔，同时设立培养液空白对照。

6. 置 37℃5％ CO_2 培养箱中培养 56h。

7. 将 96 孔培养板取出，各孔加入 MTT，10μl/孔。

8. 置 37℃5％ CO_2 培养箱中继续培养 4h。

9. 取出培养板，先从各孔中轻轻吸出 100μl 上清液弃去，再加入酸化异丙醇或 DMSO，100μl/孔，置室温 10～20min，吹打振荡，充分混匀，使 MTT-甲䐶产物充分溶解。

10. 用酶标仪以 570nm 波长，参考波长 630nm，分别测定各孔 OD 值（测定应在酸化异丙醇加入后 1h 内完成）。

【结果】

1. 每孔 OD 值应为 $OD_{570nm} - OD_{630nm}$，再减去培养液对照 OD 值，最终每孔 OD 值应取 3 复孔的平均值。

2. 以 $\log_2$[稀释度]为 X 轴（横坐标），各稀释度对应的 OD 值为 Y 轴（纵坐标），在普通坐标纸上，分别绘制出 IL-1 标准品与待测样品两条回归曲线（如图 22）。

3. 经标准品最大 OD 值一半处(即标准品 50% 最大 OD 值处)的 A 点画一条平行于 X 轴的横线,由此产生相关于待测样品回归曲线的 B 点。

4. A 点与 B 点所对应的横轴上的值为 X,因 $X=\log_2[稀释度]$,则 A 点与 B 点对应的稀释度值为:稀释度 $=2^x$,求得稀释度。

待测样品 IL-1 活性单位计算公式:

$$待测样品 IL\text{-}1 活性(U/ml)=\frac{B 点对应的样品稀释度}{A 点对应的标准品稀释度}\times 标准品 IL\text{-}1 活性(U/ml)$$

或者采用下列公式计算:

$$待测样品 IL\text{-}1 活性(U/ml)=\frac{达标准品 50\% 最大 OD 值对应的样品稀释度}{达标准品 50\% 最大 OD 值对应的标准品稀释度}$$
$$\times 标准品 IL\text{-}1 活性(U/ml)$$

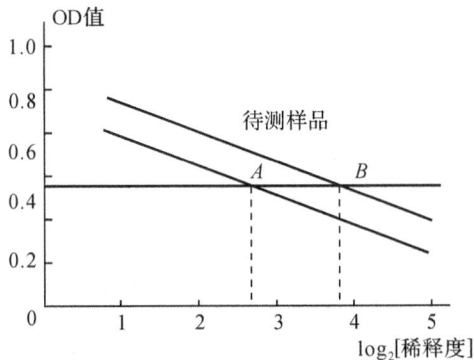

图 22 IL-1 标准品与待测样品两条回归曲线

【注意事项】

1. L929 细胞存活率应 $>95\%$,L929 细胞在培养条件不良时,可呈圆形漂浮状,此时更换培养液可使其恢复为正常的梭形贴壁细胞。

2. 应充分洗涤后加入培养板中,且应均匀分散于各孔中,否则可能造成某个部位细胞过密而某个部位细胞过稀,影响细胞单层形成。

3. 标准品及待测样品应从 1:2 开始至少 6 个倍比稀释度。

4. 加样时,应从低浓度到高浓度顺序加入,不可共用加样头。

5. 加入酸化异丙醇后,应在 1h 内进行 OD 值测定。

6. 还可按正态概率纸法或概率单位法计算 IL-1 的活性单位。

● 小鼠胸腺细胞增殖(^{3}H-TdR 掺入法)

【原理】

IL-1 可协同有丝分裂原(如 ConA 或 PHA)刺激的 T 细胞或胸腺细胞发生增殖反应,通过 ^{3}H-TdR 掺入 DNA,即可测定 IL-1 生物活性。此法是目前测定 IL-1 活性常用而简便的方法,其敏感度达 10~50pg/ml。但本法缺乏特异性,因为 IL-1 亦可刺激 T 细胞或胸腺细胞产生一些细胞因子(如 IL-2 等),同样可协同有丝分裂原刺激细胞增殖,且在细胞增殖过程中还可受到样品中 T 细胞增殖抑制因子的干扰。

【材料】

1. 小鼠:BALB/c 或 C57BL/6 小鼠,6~10 周龄,雌雄均可。

2.75％酒精。

3.5％ FCS-RPMI-1640 完全培养液与 RPMI-1640 培养液。

4.ConA 或 PHA(用完全培养液配制)。

5.IL-1 标准品:倍比稀释成至少 6 个不同浓度值。

6.IL-1 待测样品:倍比稀释成至少 6 个不同浓度值。

7.^{3}H-TdR、β-液闪计数仪,微量细胞收集仪。

8.解剖刀、剪、单皿、研磨工具(玻璃匀浆器,不锈钢细胞筛)。

9.96 孔细胞培养板。

10.刻度吸管,毛细吸管,刻度离心管、离心机、细胞计数板,倒置显微镜,加样器,CO_2培养箱,超净工作台。

【ConA 或 PHA 亚适剂量的确定】

测定样品前必须作 ConA 或 PHA 的剂量曲线,观察其对小鼠胸腺细胞增殖的影响,选择一个既能够激活胸腺细胞,但又不引起其明显增殖的合适剂量,即亚适剂量。

1.在 96 孔培养板各孔中加入小鼠胸腺细胞,100μl/孔。

2.加入不同浓度的 ConA(或 PHA),100μl/孔,使其终浓度分别为 0.5μg/ml,1μg/ml,2μg/ml,5μg/ml,10μg/ml,各设三复孔,以不加 ConA 的培养液作对照。

3.置 37℃5％ CO_2 培养箱中培养 72h,收获前 12h 加入 ^{3}H-TdR0.5μCi/50μl/孔。

4.用微量细胞收集仪收集细胞于玻璃纤维纸上,用 β-液闪计数仪测定各孔 cpm 值;数据(cpm)以三个复孔平均值±标准差表示。

5.绘制 ConA 剂量曲线,据此选择亚适剂量,通常为 0.2～2.0μg/ml(终浓度)。

【方法】

1.脱颈椎处死小鼠,浸泡于 75％酒精中 3～5min,消毒处理。

2.无菌操作取出小鼠胸腺,放人含有 RPMI-1640 培养液的平皿中。

3.将胸腺剪碎(或研磨),无菌过滤网,制成单个胸腺细胞悬液。

4.用 RPMI-1640 培养液 1500r/min×10min 离心洗涤上述细胞 2 次,然后用 5％ FCS-RPMI-1640 完全培养液调细胞浓度至 $1.5×10^7$/ml。

5.在 96 孔培养板每孔加入小鼠胸腺细胞 100μl。

6.将倍比稀释后的标准品与待测样品加到上述各孔中,100μl/孔,各设 3 个复孔,及培养液对照和有丝分裂原对照。

7.将预先确定的亚适剂量的 ConA(终浓度约 0.2～2.0μg/ml)或 PHA(终浓度为约 0.5～4.0μg/ml)加入 96 孔培养板中,100μl/孔。

8.置 37℃5％ CO_2 培养箱中培养 72h,收集前 10～12h 加入 ^{3}H-TdR 0.5μCi/50μl/孔。

9.用微量细胞收集仪收集细胞于玻璃纤维纸上,用 β-液闪计数仪测定各孔 ^{3}H-TdR 掺入量(cpm 值)。

【结果】

1.各孔 cpm 值为 3 复孔平均值减去培养液对照与 ConA 对照(或 PHA 对照)3 复孔平均值。

2.待测样品 IL-1 活性单位计算方法参见前述 L929 细胞增殖 MTT 比色法检测待测样品 IL-1 生物活性部分。

【注意事项】

1.所制备的小鼠胸腺细胞存活率应＞95％。

2.标准品及待测样品应以1：2开始至少设6个倍比稀释度。

3.加样时,应以低浓度到高浓度顺序加入,且不可共用加样头。

4.由于受其它细胞因子的影响,本法特异性受到一定限制。

（二）IL-2 的生物活性检测法

IL-2 主要由活化的 $CD4^+$ T 细胞产生,其功能主要是促进 T 淋巴细胞的增殖与分化。IL-2 是机体免疫网络中最重要的细胞因子,因此 IL-2 的检测已成为评价机体免疫功能状态的重要指标之一。但由于 IL-2 是通过自分泌或旁分泌方式发挥其生物学效应的,在生理性免疫应答过程中,IL-2 不出现于血液等体液中,故体液中 IL-2 含量极少,难以直接测定,通常是通过检测体外诱生的 IL-2 来反映体内 IL-2 活性水平。IL-2 可用免疫学方法来检测其含量,但更多是用生物活性检测法来检测其活性单位。

• IL-2 的体外诱生

【原理】

PHA 或 ConA 是 IL-2 的诱生物,能在体外诱导人外周血单个核细胞和组织细胞（如人脾脏、淋巴结）、小鼠和大鼠脾脏细胞等产生 IL-2,由此可用于检测 IL-2 的生物活性。

1.人外周血单个核细胞诱生 IL-2

【材料】

（1）常规分离的外周血单个核细胞（PBMC）。

（2）RPMI-1640 培养液,含 10％ FCS 的 RPMI-1640 完全培养液。

（3）PHA（初浓度为 2mg/ml）。

（4）刻度吸管,毛细吸管,加样器,刻度离心管,离心机,细胞计数板,倒置显微镜,24 孔细胞培养板,超净工作台,CO_2 培养箱,0.22μm 滤膜及滤器。

【方法】

（1）常规分离 PBMC（见实验六）。

（2）用 RPMI-1640 培养液将 PBMC 洗涤 2 次,1000r/min 离心 10min,然后用 10％ FCS-RPMI-1640 完全培养液调细胞浓度为 1×10^6/ml。

（3）将上述细胞悬液加入 24 孔培养板中,1ml/孔,同时加入 PHA,使 PHA 的终浓度为 100μg/ml。

（4）置 37℃5％ CO_2 培养箱中培养 48h。

（5）将培养的细胞充分混匀后,转移至离心管中,2000r/min 离心 20min。

（6）收集细胞培养上清液,即获得 IL-2 待测样品,用 0.22μm 或 0.45μm 滤膜滤除杂质,分装保存于－20℃或－70℃冰箱待测 IL-2 活性。

2.小鼠脾脏细胞诱生 IL-2

【材料】

（1）BALB/c 或 C57BL/6 小鼠,6～10 周龄,雌雄均可。

（2）75％酒精。

（3）蒸馏水或 0.83％氯化铵溶液（破红细胞用）。

（4）ConA。

(5)2% FCS-Hanks 液,10% FCS-RPMI-1640 完全培养液。

(6)解剖刀、剪,无菌平皿,100 目钢网,研磨工具(玻璃匀浆器、不锈钢网等),刻度吸管,毛细吸管,刻度离心管,离心机,细胞计数板,倒置显微镜,加样器,24 孔培养板,超净工作台,CO_2 培养箱,$0.22\mu m$ 滤膜及滤器等。

【方法】

(1)脱颈椎处死小鼠,浸泡于 75% 酒精中 3～5min,消毒处理。

(2)无菌操作取出脾脏,仔细剪碎或研磨,加适量 2% FCS-Hanks 液混悬细胞,经 100 目钢网过滤,即获得单个脾细胞悬液。

(3)将获得的单个脾细胞用蒸馏水或 0.83% 氯化铵裂解红细胞。

(4)用 2% FCS-Hanks 液洗涤细胞 2 次,1000r/min 离心 10min,然后用含 10% FCS-RPMI-1640 完全培养液调整细胞浓度为 5×10^6/ml。

(5)将上述脾细胞悬液加入 24 孔培养板,1ml/孔,再加入 ConA,使其终浓度为 5～$10\mu g$/ml。

(6)置 37℃5% CO_2 培养箱中培养 24～48h(视细胞转化情况而定)。

(7)将培养的细胞充分振荡混匀后,移至离心管中,2000r/min 离心 20min。

(8)收集上清液,即获 IL-2 待测样品。用 $0.22\mu m$ 或 $0.45\mu m$ 滤膜滤除杂质,分装保存于 $-20℃$ 或 $-70℃$ 冰箱,待测 IL-2 的生物活性。

【注意事项】

(1)IL-2 诱生剂浓度、细胞浓度、培养条件和诱生时间对 IL-2 诱生结果均有明显影响,应进行预试验确定最佳实验条件。

(2)细胞悬液的均匀程度及细胞存活率对结果亦有影响。

(3)研磨条件:可用玻璃匀浆器等研磨脾脏。

(4)培养器皿:24 孔培养板培养细胞存活率较高,但生长稍慢。玻璃瓶培养有时会因玻璃质量和清洗不净引起细胞死亡。

(5)本试验系统均应实行无菌操作,以防止可能出现的污染。

• IL-2 的生物活性检测法

【原理】

IL-2 的生物活性检测法是检测 IL-2 对靶细胞(反应细胞)的促增殖作用的能力。靶细胞(反应细胞)增殖程度可以通过测定 ^{3}H-TdR DNA 掺入量或 MTT 比色法 OD 值,并与标准品对照,间接测定 IL-2 的生物活性单位。以下三类细胞可作为 IL-2 检测的靶细胞(反应细胞):①IL-2 依赖细胞株,如 CTLL-2;②有丝分裂原活化的 T 淋巴母细胞;③小鼠胸腺细胞。下面主要介绍以 CTLL-2 细胞作为靶细胞(反应细胞)检测 IL-2 的生物学活性。

1.MTT 比色法

【材料】

(1)CTLL-2 细胞株:靶细胞(反应细胞)。

(2)待测样品:从 1∶2 开始作倍比稀释,至少 6 个稀释度。

(3)IL-2 标准品:同上作倍比稀释,至少 6 个不同稀释度。

(4)10% FCS-RPMI-1640 完全培养液。

(5)MTT:用 PBS 配成浓度为 5mg/ml 的 MTT 溶液,用 $0.22\mu m$ 滤膜过滤除菌及杂

质,4℃避光保存。

(6)酸化异丙醇:100ml 异丙醇中加入 0.4ml 36% HCl 即可成为 0.04mol/L HCl 的异丙醇。

(7)96 孔细胞培养板,刻度吸管,毛细吸管,加样器,刻度离心管,离心机,细胞计数板,倒置显微镜,超净工作台,CO_2 培养箱,酶标测定仪,570nm 和 630nm 滤光片。

【方法】

(1)用 10% FCS-RPMI-1640 完全培养液洗涤 CTLL-2 细胞 2 次,1000r/min 离心 5min,以去除原生长培养液(含有 IL-2)。

(2)用 10% FCS-RPMI-1640 完全培养液调细胞浓度为 1×10^5/ml。

(3)将不同倍比稀释度的 IL-2 的标准品及待测样品分别加入 96 孔培养板中,100μl/孔,各设 3 复孔,并同时设培养液对照。

(4)各孔内均加入 CTLL-2 细胞悬液,100μl/孔。

(5)置 37℃5% CO_2 培养箱中培养 18~24h。

(6)细胞培养至 18~24h 时,各孔加 MTT 溶液,10μl/孔,继续培养 4h。

(7)取出培养板,先从各孔中轻轻吸出 100μl 上清液弃去。再加入酸化异丙醇或 DM-SO,100μl/孔,置室温 10~20min,吹打振荡,充分混匀,使 MTT-甲𰋁产物充分溶解。

(8)用酶标仪的检测波长 570nm,参考波长 630nm,分别测定各孔 OD 值,测定应在加入酸化异丙醇后 1h 内完成。

【结果】

(1)每一稀释度的 OD 值应取 3 复孔的平均值,最终 OD 值应为 $OD_{570nm}-OD_{630nm}$,再减去培养液对照孔 OD 值。

(2)按概率单位分析法计算 IL-2 活性单位(参见 IL-1 的生物活性检测法部分):样品 IL-2 活性单位采用下列公式计算:

$$样品\ IL\text{-}2\ 活性单位(U/ml)=\frac{达标准品最大\ OD\ 值\ 50\%的样品稀释度}{达最大\ OD\ 值\ 50\%对应的标准品稀释度}$$

$$\times 标准品\ 1L\text{-}2\ 活性单位(U/ml)$$

【注意事项】

(1)CTLL-2 细胞存活率应>95%(细胞折光性好,形态饱满),洗涤时操作不要太猛烈,因 CTLL-2 细胞膜极脆,容易破碎而影响检测结果。

(2)CTLL-2 细胞要充分洗涤,因原生长培养液中含有 IL-2。

(3)CTLL-2 细胞对鼠 IL-4 亦有增殖反应,若样品中含有鼠 IL-4,将影响检测结果准确性,此时可用抗鼠 IL-4 McAb 处理待测样品后再进行检测。但 IL-2 细胞对人 IL-4 无增殖反应。

(4)CTLL-2 细胞的最佳终浓度宜为 1×10^4/孔,且应均匀分布。

(5)CTLL-2 细胞冻存后复苏较为困难,而长期培养又易产生变异而干扰 IL-2 活性测定,应加以注意。

(6)IL-2 标准品及待测样品从 1:2 开始至少设 6 个倍比稀释度,加样时应从低浓度到高浓度顺序加入,且不可共用加样头。

(7)加入 MTT 的最佳时间应为培养液对照(无 IL-2)孔细胞全部死亡时,一般时间是细胞培养至 18～24h 时。

(8)加入酸化异丙醇后,应在 1h 内进行 OD 测定。如果 1h 内无法测定,可将未加酸化异丙醇的 96 孔培养板暂时放入 4℃冰箱保存。测定前,取出置室温下数分钟,再加入酸化异丙醇进行 OD 值测定。

(9)因 RPMI-1640 培养液中含有的酚红可干扰 OD 值测定,而加入酸化后的异丙醇,可使培养液中的酚红在酸性条件下由红色变成黄色,从而可排除红色对 OD 值测定的干扰;此外,设立培养液对照,可进一步排除培养液对 OD 值测定的影响。

(10)IL-2 活性单位计算方法有多种,除在 IL-1 活性单位计算法中所述的方法外,还可通过正态概率法、概率单位法计算 IL-2 活性单位,亦可对结果进行计算机处理,得出 IL-2 的活性单位。

2. ^{3}H-TdR 掺入法

【材料】

(1)CTLL-2 细胞株:靶细胞(反应细胞),存活率应＞95％。

(2)IL-2 标准品:倍比稀释为不同浓度。

(3)待测样品:倍比稀释为不同浓度。

(4)10％ FCS-RPMI-1640 完全培养液。

(5)^{3}H-TdR。

(6)96 孔培养板,刻度吸管,毛细吸管,刻度离心管,离心机,加样器,细胞计数板,倒置显微镜,超净工作台,CO_2 培养箱,微量细胞收集仪,玻璃纤维滤纸,β-液闪计数仪。

【方法】

(1)用 10％ FCS-RPMI-1640 完全培养液洗涤 CTLL-2 细胞 2 次,1000r/min 离心 5min,以去除原生长培养液(含 IL-2)。

(2)用 10％ FCS-RPMI-1640 完全培养液调细胞浓度为 $1×10^5$/ml。

(3)将不同倍比稀释度的 IL-2 的标准品和待测样品分别加入 96 孔细胞培养板,100μl/孔,各设 3 复孔,同时设培养液对照。

(4)各孔均加入 CTLL-2 细胞悬液,1μl/孔。

(5)置 37℃5％ CO_2 培养箱中培养 24h。

(6)每孔均加入 ^{3}H-TdR,0.5μCi/孔,继续培养 4～6h。

(7)用微量细胞收集仪收集细胞于玻璃纤维纸上,用 β-液闪计数仪测定各孔 cpm 值。测定 cpm 值的最佳时间应是培养液对照(无 IL-2)细胞全部或大部分死亡而加有 IL-2 孔细胞生长旺盛时。

【结果】

(1)每一稀释度 cpm 值为复孔的平均值减去培养液对照,即为最终 cpm 值。

(2)计算 IL-2 活性单位(参见 IL-1、IL-2 的 MTT 比色检测法)可按下式计算:

$$样品\ IL\text{-}2\ 活性单位(U/ml)=\frac{达\ 50％最大增殖\ ^3H\text{-}TdR\ 掺入值的样品稀释度}{达\ 50％最大增殖\ ^3H\text{-}TdR\ 掺入值的标准品稀释度}$$

$$×标准品\ IL\text{-}2\ 活性单位(U/ml)$$

【注意事项】

(1)可用 ^{125}I-UdR 代替 ^{3}H-TdR 进行 IL-2 活性检测。其优点是不需要 β-液体闪烁测定所需的试剂和设备,只需一台小型 γ 计数仪即可,并可节省时间和减少 β-液体闪烁操作中出现的误差。其缺点是^{125}I-UdR 半衰期较短,需要定期供应。基本方法同^{3}H-TdR 掺入法,只是用^{125}I-UdR 代替^{3}H-TdR,0.2μCi/孔,然后再加入 1mmol/L 的 5-氟尿嘧啶 5μl,继续培养24h,收集细胞用 γ 计数仪测定 cpm 值。

(2)其余注意事项可参见 MTT 法检测 IL-2 活性部分。

(三)TNF 的生物活性检测法

TNF 包括 TNF-α 与 TNF-β 两型,它们具有极其相似的生物学活性,在体内外可对一些肿瘤细胞或细胞系起杀伤作用,而对正常细胞则无细胞毒效应。根据这一特点,可利用 TNF 对敏感靶细胞的细胞毒效应,在体外检测 TNF 的活性水平,既可检测分泌型 TNF(sTNF),也可检测膜结合型 TNF(mTNF)。最常用的方法是体外检测 TNF 对小鼠成纤维瘤细胞(L929 细胞)的细胞毒效应。

【原理】

TNF 对 L929 细胞有细胞毒作用,如同时加用转录抑制剂放线菌素 D,则可提高 L929 细胞对 TNF 的敏感性 10～100 倍。利用染料结晶紫或 MTT 可使活细胞染色,再用脱色液将染料脱出,测定其 OD 值,即可反应细胞的存活状态或 TNF 对 L929 细胞的杀伤率,通过计算细胞死亡率,并与 sTNF 标准品对照,即可检测待测样品 sTNF 活性单位。

【材料】

1. L929 细胞株(存活率应>95%)。

2. TNF 标准品:作倍比稀释(0.1～100U/ml)。

3. 待测样品:作倍比稀释至少设 6 个不同稀释度。

4. 0.25%胰蛋白酶。

5. 10%FCS RPMI-1640 完全培养液及 PBS。

6. 0.25%结晶紫(溶于 20%甲醇中),或者 5mg/ml MTT(溶于 PBS 中)。

7. 放线菌素 D(贮存液浓度为 100μg/ml)。

8. 柠檬酸钠缓冲液(0.9%柠檬酸钠,0.02mol/L HCl,47.5%乙醇,为脱色液);酸化异丙醇(0.04mol/L HCl 异丙醇)。

9. 96 孔细胞培养板,刻度吸管,毛细吸管,加样器,刻度离心管,离心机,细胞计数板,倒置显微镜,超净工作台,CO$_2$ 培养箱。

10. 酶标测定仪,570nm 滤光片,630nm 滤光片。

【方法】

1. 结晶紫法

(1)取对数生长期的 L929 细胞,用 0.25%胰蛋白酶消化 2～3min,然后洗涤细胞 2 次,以去除消化液及原生长培养液。

(2)用 10%FCS-RPMI-1640 完全培养液调 L929 细胞浓度为 $2×10^5$/ml。

(3)将上述细胞悬液加至 96 孔培养板,100μl/孔。

(4)置 37℃5% CO$_2$ 培养箱中培养 24h。

(5)吸去细胞培养上清液后,各孔分别加入倍比稀释的标准品和待测样品,100μl/孔,各设双复孔,并设培养液阴性对照及空白对照(即 L929 细胞、标准品及待测样品均不加入,仅加培养液)。

(6)同时向各孔均加入 $10\mu l$ 放线菌素 $D(0.5\sim1\mu g/孔)$。

(7)置 $37℃,5\%$ CO_2 培养箱中培养 $12\sim14h$。

(8)甩弃上清液,并用 RPMI-1640 培养液洗细胞 1 次;

(9)每孔均加入 0.25% 结晶紫,$100\mu l/孔$,室温下染色 10min。

(10)甩弃上清液,再用 PBS 洗板 3 次。

(11)室温下晾干,加入柠檬酸钠缓冲液脱色,$100\mu l/孔$。

(12)充分混匀后,用酶标仪以波长 570nm,参考波长 630nm 测各孔 OD 值。

2．MTT 比色法

(1)～(7)同上述结晶紫法。

(8)直接于每孔中加入 MTT 溶液,$10\mu l/孔$,$37℃$孵育 4h。

(9)从每孔中轻轻吸出培养上清液 $100\mu l/孔$,弃去,再于每孔中加入酸化异丙醇或 DM-SO,$100\mu l/孔$,混匀,置室温 10min。

(10)用酶标仪以检测波长 570nm,参考波长 630nm 分别测各孔 OD 值。

【结果】

1．取双复孔平均值,各孔 OD 值为 $OD_{570nm}-OD_{630nm}$,再减去空白对照 OD 值。

2．根据各孔 OD 值,分别计算出各稀释度的标准品和待测样品对应的 L929 细胞死亡率。

可按下式计算:

$$各孔细胞死亡率=\frac{阴性对照孔\ OD-含\ TNF\ 孔\ OD}{阴性对照孔\ OD}\times100\%$$

3．以 $\log_2[稀释度]$ 为横坐标(X),以细胞死亡率($\%$)为纵坐标(Y),分别绘制标准曲线和待测样品曲线,根据导致 50% 细胞死亡的标准品和待测样品稀释度,按下式计算样本 TNF 的活性单位:

$$TNF\ 的活性单位(U/ml)=\frac{导致\ 50\%细胞死亡的待测样品稀释度}{导致\ 50\%细胞死亡的标准品稀释度}\times标准品活性单位$$

(U/ml)

4．亦可根据正态概率纸法和概率单位法求得待测样品 TNF 活性单位。

【注意事项】

1．L929 细胞要充分洗涤,以去除原培养液,同时应均匀分布于各孔中,以免影响检测结果。

2．L929 细胞不宜生长过密,只要孔内长成单层即可使用。

3．L929 细胞存活率应$>95\%$。

4．L929 细胞随着传代或受其它因素影响,对放线菌素 D 的敏感性会有差异,应先作预试验确定其使用浓度。

5．倍比稀释 TNF 标准品和待测样品时,应以 $1:2$ 开始至少设 6 个稀释度。

6．MTT 染色,其着色深浅不但与细胞数有关,还与细胞激活有关。如某种因素激活细胞后,其代谢率将增强,线粒体琥珀酸脱氢酶活性亦增强,着色也将加深。因此 MTT 染色时,应考虑待测样品中是否含有能激活靶细胞的因素存在。

7．加入酸化异丙醇后,应在 1h 内测定各孔 OD 值。

8.本法亦可适用于待测细胞 mTNF 的检测。

二、细胞因子及其受体的免疫学检测法

细胞因子及其受体的免疫学检测法的基本原理是以细胞因子或细胞因子受体作为抗原,应用标记的特异性抗体,利用抗原抗体特异性反应对待测样品中的细胞因子或细胞因子受体进行特异性检测。可检测体液或细胞培养上清液、细胞膜表面的细胞因子或细胞因子受体,也可检测细胞内(胞浆)的细胞因子。常用的检测方法有 EIA 法(如 ELISA)、RIA 法、FIA 法、FCM 术(如 FACS)等。其中以 ELISA 法最为常用,它具有特异、敏感、简便、快速、且干扰因素影响较小等特点。但免疫学检测法需要获得标记的特异性抗体,且所获结果与细胞因子或细胞因子受体的生物学活性并不一定平行,其灵敏度也往往低于生物活性检测法。由于细胞因子众多,本节仅以 TNF 和 IL-2R 的免疫学检测为例,介绍其主要检测方法。

(一)TNF 的免疫学检测法

肿瘤坏死因子(tumor necrosis factor,TNF)是一类能直接导致某些肿瘤细胞坏死的细胞因子,有 TNF-α 与 TNF-β 两种类型。TNF-α 主要来源于活化的单核/巨噬细胞,TNF-β 主要来源于活化的 T 淋巴细胞。虽然两型 TNF 的细胞来源不同,结构也不同,但均能与不同的受体结合,故具有极其相似的生物学活性。TNF 可进入体液成为分泌型(或可溶性)TNF(sTNF),也可与细胞膜结合成为跨膜型(或膜结合型)TNF(mTNF)。应用标记的抗 TNF 特异性抗体,利用抗原抗体反应检测 TNF 即为 TNF 的免疫学检测法。可检测待测样品中 sTNF 的精确定量,也可检测 mTNF,还可区分 TNF-α 与 TNF-β 两种类型。主要方法有 ELISA 法、RIA 法、FIA、FCM 或 FACS 法等。

• 双抗体夹心 ELISA 法检测待测样品 sTNF-α 含量

【原理】

选用两株针对 TNF-α 分子不同表位的单克隆抗体,即 McAb$_1$(包被抗体)与 McAb$_2$(酶标抗体)。先用 McAb$_1$ 包被固相载体,使待测 sTNF-α 与之特异性结合,然后再加入辣根过氧化物酶(HRP)标记的 McAb$_2$,则形成 McAb$_1$-sTNF-α-HRP 标记 McAb$_2$ 复合物,再加入 HRP 底物,则酶催化底物显色,测定样品与标准品光密度值(即 OD 值),绘制标准曲线,即可从标准曲线中查得待测样品中 sTNF-α 含量。

【材料】

1.包被抗体 McAb$_1$:使用时用包被液作适当稀释(如 1:100)。

2.酶标抗体 McAb$_2$:以辣根过氧化物酶(HRP)标记。使用时用稀释液作适当稀释,其稀释度根据预试验结果而定。

3.rhuTNF-α 标准品:已知含量的 rhuTNF-α(10ng/ml),使用时用稀释液作倍比稀释成 7 个浓度:5ng/ml,2.5ng/ml,1.25ng/ml,625pg/ml,312pg/ml,156pg/ml,78pg/ml。

4.待测样品:如血清、血浆、尿液、细胞培养上清液等均可用于 sTNF-α,后者应作适当稀释。

5.阴性对照品:未免疫小鼠 IgG。

6.PBS(0.01mol/L,pH7.4 的磷酸盐缓冲液)

7.包被液(0.05mol/L,pH9.6 碳酸盐缓冲液)

8.洗涤液(0.05%吐温-20-PBS)

9.稀释液(含 2％PEG 的洗涤液或含 1％BSA 的 PBS)：稀释液主要用来稀释酶标 McAb₂ 和标准品 rhaTNFα。2％ PEG 洗涤液的配制：2.9g NaCl,2.0g PEG(MW6000),0.6ml鸡蛋清溶于100ml PBS 中。

10.底物缓冲液(0.1mol/L,pH5.0 的柠檬酸盐缓冲液)：称取 1.79g $Na_2HPO_4 \cdot 12H_2O$ 和 1.29g 柠檬酸,溶解至100ml 双蒸水。

11.底物液(显色液)：将 10mg OPD 或 5mgTMB 溶于 10ml 底物缓冲液中,加入 $20\mu l$ 3％H_2O_2(临用前配制)。

12.终止液(2mol/L 的 H_2SO_4)：量取 20ml 98％H_2SO_4,缓缓加至 80ml 双蒸水中即可。

13.96 孔酶标板,酶标测定仪,490nm 滤光片。

14.其它：4℃冰箱,水浴箱,刻度吸管,毛细吸管,加样器等。

【方法】

1.包被：将用包被液稀释好的 McAb1 加入 96 孔酶标板内,$100\mu l$/孔,置 37℃温育 2h 或 4℃过夜;

2.洗涤：将 96 孔酶标板倾去包被液,用洗涤液加满各孔,置室温 3min,然后倾去。反复洗涤 3 次。

3.加样(均设双复孔)。

①将已知含量 rhuTNF-α 标准品用稀释液作倍比稀释后,分别加入 1～7 孔,$100\mu l$/孔,按浓度从低到高的顺序依次加样;②第 8 孔加入待测样品,$100\mu l$;③第 9 孔加阴性对照血清(未免疫小鼠 IgG),$100\mu l$;④10 孔为空白对照(稀释液),$100\mu l$/孔。

4.加样后,置 37℃孵育 1～2h。洗涤 3 次,方法同前。

5.各孔加入 HRP 标记的 McAb2,用稀释液作适当稀释,其稀释度根据预试验结果而定,$100\mu l$/孔。

6.置 37℃孵育 1～2h。

7.洗涤 3 次,方法同前。

8.显色：各孔加新鲜配制的 OPD-H_2O_2 显色液(或 TMB-H_2O_2 显色液),$100\mu l$/孔,置室温或 37℃下避光反应 15～30min。

9.终止反应：各孔加入终止液 2mol/L H_2SO_4,$50\mu l$/孔。

10.测定 OD 值：用酶标测定仪,以波长 490(TMB 为底物时用波长 450nm 比色),测定各孔 OD 值。

【结果】

1.空白对照及阴性对照孔应无色,各阳性孔呈现棕黄色,且 rhuTNF-α 标准品各孔呈明显颜色由浅到深梯度。

2.绘制标准曲线：以标准品各稀释度 rhuTNF-α 含量为横坐标(X),相应的 OD 值为纵坐标(Y),在普通坐标纸上绘制标准曲线。

3.根据待测样品孔所测得的 OD 值,在标准曲线上查得样品中 sTNF-α 含量。

【注意事项】

1.血清或血浆中残存的凝块或红细胞须经离心去除,勿用溶血或血脂过多的血清检测 TNF-α 含量。

2.待测样品在 2～8℃可放置 3 天,超过 3 天应放入－20℃或－70℃冰箱,且应避免反复冻融,宜分装保存。

3.TNF-α 标准品的质量直接影响待测样品结果的准确性,应注意商品试剂盒中的标准品可随时间延长而效价降低。

4.分别用加样头吸取各份标本,避免相互交叉使用。

5.叠氮钠(NaN_3)对辣根过氧化物酶有灭活作用,在本实验系统中应避免使用。

6.底物显色液应在临用前配制,置 4℃避光保存,H_2O_2 应置 2~8℃,保存 6 个月以内。加入底物显色 15~30min 后,应加 H_2SO_4 终止反应,并及时进行测定。

7.应避免反应孔中有气泡,以免影响所测 OD 值的准确性。

8.样品的来源不同、实验室不同,所测得的 TNF-α 含量也不同,正常值标准也难于统一。可进行大样本测定,以 $\overline{X}\pm 2SD$ 确定自己实验室各种来源检测样品的 TNT-α 正常值范围。一般 ELISA 法测定血清标本时,TNF-α 参考值范围为 $(4.3\pm 2.8)\mu g/L$(或 (4.3 ± 2.8) ng/ml)。

- 间接放射免疫法检测待测样品 mTNF

【原理】

选用两种抗体,一抗为抗 TNF 抗体,可与细胞膜表面的 mTNF 特异性结合;二抗为抗一抗抗体,且标记放射性同位数^{125}I,可与一抗特异性结合,通过测定其放射量,并与标准品对照,即可间接测定细胞膜表面的 TNF。

【材料】

1.1% 多聚甲醛。

2.含 3% 牛血清白蛋白的 PBS(3%BSA-PBS)及 PBS。

3.一抗:兔抗 TNF 的抗体。

4.二抗:^{125}I 标记的羊抗兔 IgG。

5.未免疫兔血清。

6.制备好的巨噬细胞悬液(细胞浓度为 1×10^6ml)。

7.96 孔 PVC 板(聚苯乙烯板)。

8.γ-计数仪,温浴箱,刻度吸管,毛细吸管,加样器。

【方法】

1.将准备好的巨噬细胞悬液加入 PVC 板各孔中,0.1ml/孔,再用 1% 多聚甲醛固定于 PVC 板中,然后用 PBS 洗去多余的多聚甲醛。

2.设立不同倍比稀释度的 TNF 标准品。

3.加入 3% BSA-PBS,每孔 0.1ml,37℃孵育 1h,以封闭抗体非特异性结合位点。

4.弃上清液,每孔加入 1:50 稀释度的兔抗 TNF 血清(一抗)。以未免疫兔血清作为阴性对照,37℃孵育 45min。

5.用 PBS 洗 3 次,以去除未结合的一抗。

6.加入^{125}I 标记的羊抗兔 IgG(二抗,2000cpm/孔),37℃孵育 45min。

7.用 PBS 充分洗板后,用 γ-计数仪测量放射活性。

8.从标准曲线中即可求得待测细胞 mTNF 含量。

- FACS 法检测样品 mTNF

【原理】

利用荧光标记的抗 TNF McAb 的免疫荧光技术,并通过 FACS(荧光激活流式细胞分离术),即可对膜表面结合有 TNF 的单核/巨噬细胞进行定性或定量分析与分离。

【材料】

1. 制备好的单核/巨噬细胞悬液。

2. 含 2% 人血清、0.1% 叠氮钠的 PBS 及 PBS。

3. FITC(异硫氰酸荧光素)标记的抗 TNF McAb。

4. 兔抗 TNF 多克隆抗体。

5. FITC 标记的羊抗兔 IgG。

6. 圆底 96 孔细胞培养板,离心机,温浴箱,刻度吸管,毛细吸管,加样器,CO_2 培养箱,流式细胞液,细胞计数板。

【方法】

1. 将单核/巨噬细胞加或不加激活剂,37℃5% CO_2 培养箱中培养一定时间。

2. 消化收集单核/巨噬细胞悬液,以 2000r/min 离心 10min,弃上清。

3. 用含 2% 人血清、0.1% 叠氮钠的 PBS 重悬液细胞,$1×10^6$/ml。

4. 将细胞悬液加入圆底 96 孔细胞培养板中,100μl/孔或者 $1×10^5$/孔。

5. 再加入 FITC 标记的抗 TNF McAb,置冰上 20min。

6. 用 PBS 洗板 4 次后,用流式细胞仪分析荧光阳性细胞(即 mTNF 阳性细胞)的百分率及平均荧光强度,并可进行分离。

【注意事项】

上述介绍的为直接法,要求具备 FITC 标记的抗 TNF McAb,如无 FITC 标记的抗 TNF McAb,则可采用间接法,操作步骤如下:

1—4 步同上。

5. 加入 1:500 稀释度的兔抗 TNF 多克隆抗体,置冰上 20min。

6. 用 PBS 洗板 1 次,以去除未结合的抗体。

7. 再加入 1:500 稀释度的 FITC 标记的羊抗兔 IgG,置冰上 20min。

8. 用 PBS 洗板 4 次后,用流式细胞仪分析荧光阳性细胞(即 mTNF 阳性细胞)的百分率及平均荧光强度,并可进行分离。

(二)IL-2R 的免疫学检测法

白介素 2 受体(interleukin 2 receptor, IL-2R)是能与 IL-2 特异性结合的细胞受体。IL-2R 由 α、β、γ 链组成。IL-2R 存在形式包括膜结合型 IL-2R(membrane-bound IL-2R, mIL-2R)与可溶性 IL-2R(solubble IL-2R, sIL-2R)。sIL-2R 是由于某种因素(如位点特异性蛋白酶裂解作用)使 mIL-2Rα 链(P55,CD25,Tac 抗原)脱落进入体液而形成(是 mIL-2R 的清除形式之一)。体液中 sIL-2R(升高是抗原强烈刺激的标志以及 T 淋巴细胞活化的标志。sIL-2R 由 mIL-2R⁺ T 细胞释放,可存在于血清、尿液及淋巴细胞培养上清液中。应用标记的抗 IL-2R 特异性抗体和抗原抗体反应可检测待测样品中 sIL-2R 含量,也可检测 mIL-2R。目前多以双抗体夹心 ELISA 法或 ELISA 抗原竞争法检测 sIL-2R 含量,以间接免疫荧光法或放射免疫法检测 mIL-2R。

• 双抗体夹心 ELISA 法检测待测样品 sIL-2R 含量

【原理】

选用两株针对 sIL-2R 分子不同表位的单克隆抗体,即 McAb$_1$(包被抗体)与 McAb$_2$(酶标抗体)。先用 McAb1 包被固相载体,使待测 sIL-2R 与之特异性结合,然后再加入辣根过氧化物酶(HRP)标记的 McAb$_2$,则形成 McAb$_1$-sIL-2R-HRP 标记 McAb$_2$ 复合物,再加入 HRP 底物(邻苯二胺或四甲基联苯胺),则酶催化底物而显色,测定样品与标准品 OD 值,绘制标准曲线,即可从标准曲线中查得待测样品中 sIL-2R 含量。该法敏感性高,且特异、简便、快速、取材容易,故较为常用。

【材料】

1.包被抗体(McAb$_1$):使用时用包被液作适当稀释(如 1∶100)。

2.酶标抗体(McAb$_2$):以辣根过氧化物酶(HRP)标记。使用时用稀释液做适当稀释,其稀释度根据预试验结果而定。

3.sIL-2R 标准品:已知含量的 sIL-2R,使用时用稀释液作倍比稀释成 7 个浓度:1600U/ml,800U/ml,400U/ml,200U/ml,100U/ml,50U/ml,25U/ml。

4.待测样品:如血清、血浆、尿液、细胞培养上清液等均可用于检测 sIL-2。

5.阴性对照品:未免疫小鼠 IgG。

6.PBS(0.01mol/L,pH7.4 的磷酸盐缓冲液)。

7.包被液(0.05mol/L,pH9.6 的磷酸盐缓冲液)。

8.稀释液(含 10% BSA 的 PBS)。

9.洗涤液(0.05% 吐温-20-PBS)。

10 底物缓冲液(0.1mol/L,pH5.0 的柠檬酸-磷酸氢二钠缓冲液)。

11.HRP 底物:邻苯二胺(OPD)。

12.3% H_2O_2。

13.底物显色液(OPD-H_2O_2):临用前配制,4℃避光保存。

14.终止液(2mol/L H_2SO_4)。

15.96 孔酶标板,酶标测定仪,490nm 滤光片。

16.其它:4℃冰箱,水浴箱,刻度吸管,毛细吸管,加样器及吸头。

【方法】

1.包被:将用包被液稀释好的 McAb$_1$(5～10μg/ml)加入 96 孔酶标板,100μl/孔,置 37℃2h 后移置 4℃过夜(16～72h)。

2.洗涤:将 96 孔酶标板包被液倾去,用洗涤液加满各孔,置 3min,然后弃去,反复洗涤 3 次。

3.加样(均设双复孔):

①将已知含量的 sIL-2R 标准品用稀释液作倍比稀释后,分别加入 1～7 孔,100μl/孔,按浓度从低到高的顺序依次加样;②第 8 孔加入待测样品,100μl;③第 9 孔加阴性对照血清(未免疫小鼠 IgG),100μl;④第 10 孔为空白对照(稀释液),100μl。

4.加样后,置室温孵育 1～2h。

5.洗涤 3 次,方法同前。

6.各孔加入 HRP 标记的 McAb$_2$(根据预试验结果确定其适当稀释度),100μl/孔。

7. 置 37℃孵育 1～2h。

8. 洗涤 3 次,方法同前。

9. 显色:各孔加新鲜配制的 OPD-H_2O_2 显色液,100μl/孔,置室温或 37℃下避光反应 15 ～30min。

10. 终止反应:各孔加 2mol/L H_2SO_4,50μl/孔。

11. 测定 OD 值:用酶标测定仪以波长 490nm 测定各孔 OD 值。

【结果】

1. 空白对照及阴性对照孔应无色,各阳性孔呈现棕黄色,且 sIL-2R 标准品各孔呈明显颜色由浅到深梯度改变。

2. 绘制标准曲线:以标准品各稀释度 sIL-2R 含量为横坐标(X),相应的 OD 值为纵坐标(Y),在普通坐标纸上绘制标准曲线。

3. 根据待测样品孔的 OD 值,在标准曲线上查得待测样品 sIL-2R 含量。

【注意事项】

1. 血清或血浆中残存的凝块或红细胞须离心去除,勿用溶血或血脂过高的血清检测 sIL-2R。

2. 待测样品在 4℃可放置一周,如不立即检测应置于－20℃或－70℃冰箱中,且应避免反复冻融,宜分装保存。

3. sIL-2R 标准品质量直接影响检测结果的准确性,应注意商品试剂盒中的 sIL-2R 标准品可随时间延长而降低效价。

4. 叠氮钠(NaN_3)对辣根过氧化物酶有灭活作用,在本实验系统中应避免使用。

5. 底物显色液应在临用前配制,4℃避光保存,H_2O_2 应置 2～8℃,保存 6 个月以内。加入底物显色 15～30min 后,应立即加入 H_2SO_4 终止反应并进行测定。

6. 分别用加样器头吸取各份标本,避免相互交叉使用。

7. 避免孔中有气泡,以免影响所测 OD 值的准确性。

8. 样品的来源不同,实验室不同,所测得的 sIL-2R 含量也不同,故 sIL-2R 正常值标准难以统一。可进行大样本测定,以 $\overline{X}\pm2SD$ 确定自己实验室各种来源检测样品的参考值范围。在临床观察中,一般以 sIL-2R 水平升高有意义,故可设立 $\overline{X}\pm2SD$ 为正常值上限。一般用 ELISA 法测定血清时,sIL-2R 水平<200～300U/ml。

· ELISA 抗原竞争法检测样品中 sIL-2R 含量

【原理】

本法是用纯化或重组的 IL-2R(α 链,P55,CD25,Tac 抗原)蛋白包被 96 孔酶标反应板,同时加入已知量的抗 IL-2R McAb,再分别加入 sIL-2R 标准品与待测样品。则待测 sIL-2R 或者 sIL-2R 标准品与包被的纯化或重组的 IL-2R 蛋白竞争与抗 IL-2R McAb 结合。通过与标准品对照,从抗 IL-2R McAb 与包被的纯化或重组的 IL-2R 蛋白结合受抑制程度来求得待测样品中 sIL-2R 含量。

【材料】

1. 纯化或重组的 IL-2R 蛋白(α 链,P55,CD25,Tac 抗原)(40U/ml)。

2. FITC 标记的抗 IL-2R McAb(0.2μg/ml):FITC 为异硫氰酸荧光素,这里仅作为半抗原使用,而不作为荧光素标记。

3. 碱性磷酸酶标记的兔抗 FITC 抗体(酶标抗体)。

4. 对硝基苯磷酸盐底物液；用 pH9.8 的二乙醇胺缓冲液溶解，配成浓度为 1mg/ml。

5. 1％牛血清白蛋白-PBS(1％BSA-PBS)：为封闭液点稀释液。

6. 不同倍比稀释度的 sIL-2R 标准品：以 1％BSA-PBS 稀释。

7. 洗涤液(0.05% 吐温-20-PBS)。

8. 待测 sIL-2R 样品。

9. 96 孔酶标板(聚苯乙烯板)，酶标仪，波长 405nm 滤光片。

10. 刻度吸管，毛细吸管，加样器，4℃冰箱。

【方法】

1. 以一定浓度的纯化或重组的 IL-2R(P55)蛋白包被 96 孔酶标板，100μl/孔，4℃过夜(16～72h)。

2. 弃包被液，用 1％BSA-PBS 封闭非特异性结合位点，200μl/孔，置室温 2h。

3. 用洗涤液加满各孔置 3min，然后倾去，反复洗涤 3 次。

4. 分别加入不同稀释度的 sIL-2R 标准品及待测样品，50μl/孔。

5. 各孔均加入 FITC 标记的 IL-2R McAb，50μl/孔，充分混匀后置室温 2h。

6. 同上洗涤 3 次。

7. 各孔均加入碱性磷酸酶标记的兔抗 FITC 抗体，100μl/孔，置室温 1h。

8. 同上洗涤 3 次。

9. 各孔均加入底物液，100μl/孔，置室温 15～30min。

10. 用酶标仪以波长 405nm 测各孔 OD 值。

【结果】

1. 以 sIL-2R 标准品各稀释度对应的浓度值为横坐标(X)，相应的 OD 值为纵坐标(Y)，在普通坐标纸上绘制竞争抑制标准曲线，OD 值随标准品 sIL-2R 浓度升高而降低。

2. 根据待测样品所测得的 OD 值，在标准曲线上查得样品 sIL-2R 含量。

3. 本方法测定 sIL-2R 含量时，不需要计算抑制百分率。

【注意事项】

1. 本方法的敏感度低，大约为 5000U/ml，大大低于双抗体夹心 ELISA 法(10U/ml)。因此不适合检测正常人标本中 sIL-2R 含量，仅适用于检测 sIL-2R 含量极度增高的样品，如接受抗 IL-2R 抗体治疗等患者标本，或作为监测移植排斥反应的一个指标。

2. 若无纯化或重组的 IL-2R 蛋白，可用 PHA 刺激的外周血单个核细胞包被 96 孔酶标板，吹干，固定，再用 1％ H_2O_2 处理以抑制内源性过氧化物酶后即可使用。

3. 其余多见双抗夹心 ELISA 法测定 sIL-2R 含量部分。

4. 试剂配制多参见 TNF-α 的免疫学检测部分。

● 间接免疫荧光法检测样品中 mIL-2Rα+ 阳性细胞

【原理】

利用抗 IL-2R McAb(一抗)与细胞膜表面的 mIL-2R 特异性结合，再选用 FITC 标记的(羊或兔)抗小鼠 IgG(二抗)与一抗特异性结合，即可借助荧光显微镜直接观察或利用流式细胞术(如 FACS)分检细胞群体中 mIL-2Rα+ 细胞比例。下面以检测人 PBMC 表面的 mIL-2Rα 为例。

【材料】

1.一抗:任意一株抗 IL-2Rα McAb,例如测定人源细胞 mIL-2Rα 时,多选用抗 TacM-cAb(Tac 即为 IL-2Rα 链,P55,CD25)。

2.二抗:FITC 标记的羊(或兔)抗小鼠 IgG,使用时作适当稀释(如 1:8 或 1:16),稀释液为 1% BSA-PBS。

3.待测细胞(如 PHA 刺激的人外周血淋巴细胞):用 5% FCS-Hanks 液调浓度为 1×10^7/ml,细胞存活率应>95%。

4.人 Ig(封闭非特异性结合位点)。

5.5% FCS-Hanks 液,1% BSA-PBS 液。

6.1%多聚甲醛。

7.小试管(10mm×75mm),刻度吸管,毛细吸管,加样器,细胞计数板,倒置显微镜,4℃冰箱,载玻片,盖玻片,离心机。

8.荧光显微镜或流式细胞仪。

【方法】

1.将待测细胞(PHA 刺激的人 PBMC)加入小试管中,100μl/管,即 1×10^6/管。

2.向试管内加入人 Ig,100μl/管,孵育 15min 以去除抗体的 Fc 段非特异性结合(此步可省去)。

3.加入抗 Tac McAb(一抗),100μg/100μl/管,4℃孵育 30～60min。

4.加入 2ml 冷的 5% FCS-Hanks 洗涤 2～3 次,1500r/min 离心 5min。

5.加入适量稀释的 FITC 标记的羊(或兔)抗小鼠 IgG(二抗),100μl/管,4℃孵育 30min。

6.加入 2ml 冷的 5% FCS-Hanks 洗涤 2～3 次,1500r/min 离心 5min。

7.进行 FACS 分析,分析荧光阳性细胞百分比及平均荧光强度。

8.或者:用 1%多聚甲醛固定细胞后,用毛细吸管吸取固定后的细胞滴加于载玻片上,用荧光显微镜计数荧光阳性细胞,计数荧光阳性细胞百分比。

【结果】

1.FACS 不仅可以分析荧光阳性细胞的(mIL-2Rα⁺ 细胞)百分比,还可进行细胞分离。

2.用荧光显微镜计数时,先在普通光源下计数视野中淋巴细胞总数,每份标本应至少计数 200 个淋巴细胞,然后再在荧光光源下计数荧光阳性细胞(mIL-2Rα⁺ 细胞)数,最后计算出 mIL-2Rα⁺ 细胞数百分比。

3.荧光阳性细胞特点是:在细胞膜上可见明亮的黄绿色斑点状或半月形(帽状)荧光,有时亦可见到整个细胞膜周围呈环状荧光,均为荧光阳性细胞(即 mIL-2Rα⁺ 细胞)。

【注意事项】

1.待测细胞活性应>95%。

2.应去除样品中的红细胞,以免影响结果。

3.混杂的多形核细胞亦可呈现片状或均匀的荧光染色,应在普通光源下加以区分与排除。

4.计数细胞时应使用高倍镜头观察。

5.还可用放射性同位数(^{125}I)标记的抗 IL-2Rα McAb 进行放射免疫分析检测待测细胞

膜表面的 mIL-2Rα。

(三)细胞内细胞因子的免疫学检测法

【原理】

基本原理是应用荧光素标记的特异性抗细胞因子单克隆抗体,借助 FCM 免疫荧光技术(如 FACS)即可从单细胞水平检测不同细胞内的细胞因子,并由此可判断产生特定细胞因子的细胞种类、细胞定位,分布密度及细胞因子与组织病变的关系等。也可将细胞裂解后,应用 ELISA、RIA 等技术检测细胞与细胞因子水平。现以 FCM 免疫荧光法检测人 PB-MC 内的细胞因子为例加以简单介绍。

【方法与结果】

1. 人 PBMC:常规分离人 PBMC,用含 10% 小牛血清,50μmol/L 2-巯基乙醇、1mmol/L 丙酮酸钠的 RPMI-1640 完全培养液将 PBMC 调浓度为 2×10^6/ml。

2. 细胞培养与收集:取 6 孔细胞培养板,加上述细胞悬液,2ml/孔,并加入 2μmol/L 莫能菌素(monensin,抑制细胞分泌细胞因子)、1μmol/L 艾罗霉素(ionomycin)和 20ng/ml 佛波酯(PMA)刺激细胞产生细胞因子。在 37℃5% CO_2 培养箱中培养适当时间,根据实验需要,可用不同方法刺激细胞诱导细胞产生细胞因子。用 4℃ PBS 洗涤细胞 1 次,留下少许液体用于悬浮细胞,使细胞完全分散于离心管中。

3. 细胞固定(可固定细胞内的细胞因子):于每管中加入 4% 多聚甲醛(用 PBS 配制,置 37℃预温)3ml,充分混悬细胞,固定 5min。再加入 0.1% BSA-PBS 12ml,混匀以终止反应。1500r/min 离心 10min,去上清液后进行封闭和染色;亦可用 1ml 含 10% DMSO(二甲亚砜)的 PBS 悬浮细胞,分装保存于 -80℃ 冰箱备用。

4. 封闭非特异性结合位点:取上述固定的细胞(或复苏冻存的细胞,用 0.1% BSA-PBS 洗涤细胞 2 次),用悬浮液(含 5% 脱脂奶粉的 PBS-Ca-Mg:1mmol/L Ca^{2+}、1mmol/L Mg^{2+}、0.1% 皂角苷和 0.1% BSA 的 PBS)悬浮细胞至 10^6/100μl。室温下作用 1h,封闭非特异性结合位点,并增加细胞膜的通透性,以利于荧光素标记的抗细胞因子单克隆抗体能进入细胞内与胞浆中的细胞因子特异性结合。取 96 孔塑料软板或 V 型底离心管,每孔(管)加入上述细胞悬液 20μl,离心去上清液。用悬浮液稀释不含特异性抗体的同种抗体 0.1mg/ml 以封闭非特异性结合位点;同样将未标记的荧光素的抗细胞因子单克隆抗体稀释至 0.1mg/ml。分别于每孔(管)中加入 50μl 同种抗体(为染色试验管)、未标记荧光素的单抗或含 100～1000 倍量细胞因子的悬浮液(未标记荧光素的单抗或过量的细胞因子可以封闭特异性结合位点,作为阴性对照)。置室温 1h。

5. 染色与分析:再加入荧光素标记的抗细胞因子单抗于各管中,4℃下作用 30min,用 PBS-Ca-Mg 洗涤细胞 3 次(增加细胞通透性),将细胞悬浮于 0.1% BSA-PBS 中,即可进行 FCM 分析。

三、细胞因子的分子生物学检测法

细胞因子基因的检测包括对其 DNA 的检测和 mRNA 表达水平的检测。特定细胞因子 mRNA 表达水平的检测有助于判断细胞表达该细胞因子的水平;而细胞因子 DNA 的检测可以判断该细胞因子基因存在与否及其变异情况。常用的方法有 Southern 印迹、斑点印迹、PCR,原位杂交及原位 PCR 等,Northern 印迹及 RT-PCR。这里简要介绍常见细胞因子

mRNA 表达水平的检测。

（一）斑点杂交法测定培养细胞 IL-2 mRNA 的含量

本法可用于基因组中特定基因及其表达产物的定性及半定量分析。该法先将 RNA 变性后直接点样于硝酸纤维膜上，可用手工操作点样，也可用斑点式点样器点样，再与特异性探针进行杂交。由于其操作比 Northern 印迹简单、迅速、所需样品量少，且可在同一张膜上同时进行多个样品的检测，故很适合于临床应用。亦可用于 DNA 的检测。但其缺点是不能鉴定所测基因的分子量。

下面以检测培养细胞的 IL-2 mRNA 含量为例，说明斑点杂交法的操作过程。

• IL-2 质粒 DNA 探针的制备

【材料】

1. 含 IL-2 DNA 探针的质粒以及宿主菌。

2. STE 溶液：0.1mol/L NaCl。

3. Tris-HCl(pH8.0)：10mmol/L、1mmol/L。

4. 溶液 I：

50mmol/L	葡萄糖
25mmol/L	Tris HCl(pH 8.0)
10mmol/L	EDTA(pH 8.0)

可配 100ml，高压灭菌 15min，贮存于 4℃。

5. 溶液 II：

| 0.2mol/L | NaOH(临用前用 10mol/L 贮存液稀释) |
| 1%SDS | （配 20%贮存液） |

盖紧瓶盖，颠倒离心瓶数次，以充分混匀内容物，于室温放置 5～10min。

6. 溶液 III：

5mol/L	乙酸钾 60ml
冰乙酸	11.5ml
水	28.5ml

所配成的溶液对钾是 3mol/L，对乙酸根是 5mol/L。

7. 含相应抗生素的 LB 增养基。

8. 氯霉素(0.25g/2ml)→终浓度 170μg/ml。

9. 溶菌酶(10mg/ml，溶于 10mmol/L Tris-HCl pH8.0)1ml。

10. 无水乙醇(部分−20℃预冷)，异丙醇，75%乙醇(部分 4℃预冷)。

11. TE 缓冲液(pH8.0)。

12. 5mol/L LiCl 1.5ml。

13. RNA 酶。

14. 3mol/L NaAC。

15. 饱和酚。

16. 氯仿：异戊醇(24：1)。

17. 质粒提取试剂盒(Promega：Wizard Minipreps DNA，NO117)。

18. 低温高速离心机。

19.恒温摇床。

【方法】

1.含 IL-2 质粒 DNA 探针的提取：

取含 IL-2 质粒 DNA 的单个菌落置两个 25ml LB 培养基(含 100μg/ml Amp)

↓37℃ 220r/min 振摇过夜(约 16h)

取 10ml 菌液加 200ml LB 培养液(含 100μg/ml Amp)

↓37℃ 150r/min 振摇 4h

加氯霉素(终浓度 170μg/ml)

↓37℃ 220r/min 振摇 3h

菌液倒入 300ml 离心管中离心

↓4℃ 5000r/min×10min 离心弃上清除去残液(吸水纸无菌)

每管加 40ml STE 溶液(冰预冷)悬浮细菌后,用移液管转入到 50ml 离心管中

↓4℃ 5000r/min×15min 离心

弃上清,加 5ml 溶液Ⅰ(冰预冷)悬浮细菌,加 1ml 新配制(pH8.0)的溶菌酶(10mg/ml)

↓轻摇,室温静置 5min

加 10ml 溶液Ⅱ,盖上盖子,将离心管小心颠倒数次混合液体,不要用旋涡振荡器

↓冰浴 10min,且勿摇动

加 7.5ml 溶液Ⅲ(冰预冷)摇振荡离心管数次使之混合

↓冰浴 20~30min,使沉淀完全,4℃ 12000r/min×20min 离心

取上清液到另-50ml 离心管中,加 0.6 体积异丙醇,混匀、室温静置 15min

↓室温 5000r/min×15min 离心弃上清液

用 75％乙醇洗涤沉淀一次(不将沉淀悬浮),将乙醇倒置吸水纸上,使乙醇挥发

↓

用 1.5ml TE(pH8.0)将沉淀溶解加等体积冰预冷的 5mol/L LiCl,混匀后置冰浴 10min

↓4℃ 12000r/min×10min 离心

取上清液至新 EP 管,加等体积的异丙醇(约 3ml)充分混合、室温静置 15min

↓室温 12000r/min×10min 离心(回收沉淀的核酸)

小心去上清液,将管倒置以使最后残留的液滴流尽,用 75％乙醇洗涤沉淀,流尽乙醇,用吸级吸去附于管壁的液滴,将管倒置在纸巾上数分钟,以使最后残余的痕量乙醇蒸发

↓加入 RNA 酶(终浓度 100μg/ml)用 500μl 溶解沉淀 DNA,移至新 EP 管中

↓37℃水浴 30min

加等体积(500μl)含 13％(w/v)PEG(800)的 1.6mol/L NaCl,充分混合

↓4℃ 12000r/min×5min 离心

吸去上清液用 400μl TE(pH8.0)溶解质粒 DNA 沉淀

↓

加等体积饱和酚(400μl)混合

↓12000r/min×10min 离心

吸上层水相移至另一离心管加入等体积酚:氯仿:异戊醇(25:24:1)剧烈混匀至乳白状

↓ 12000r/min×10min 离心

吸上层水相移至另一 EP 管,加等体积氯仿:异戊醇(24:1)混匀

↓ 12000r/min×10min 离心

吸上层水相移至新 EP 管(硅化)、加入 0.1 体积的 3mol/L NaAC(pH5.2)和 2 体积的 −20℃,预冷的无水乙醇、混匀(可见沉淀出现),置−20℃ 2h 或 0℃ 20min。

↓ 4℃ 12000r/min×15min 离心

弃上清,加 75％乙醇(4℃预冷)200μl,稍加振荡,离心洗涤 2 次

↓ 4℃ 12000r/min×5min 离心去上清液

敞开管口,将管置于实验桌上直到最后可见的痕量乙醇挥发

↓

溶沉淀于 11μl TE 溶液中

↓　　　　　　↓

取 1μl 电泳 其余进行酶切

2.经 0.7％琼脂凝胶电泳,确定有质粒 DNA 后,用 XhoI 进行酶切:

酶切反应体系:10μl 质粒 DNA,6μl 内切酶 XhoI,6μl 10×酶切缓冲液,38μl 蒸馏水,总体积为 60μl;37℃消化过夜。

3.IL-2 DNA 片段的回收和纯化:

可以使用任何一种回收与纯化 DNA 片段的方法,下面介绍的是用 Wizard^{TN} PCR 纯化试剂盒回收 IL-2 DNA 片段。

(1)将 60μl 酶切反应体系经 1％琼脂糖凝胶电泳。

(2)紫外灯下切下 IL-2 DNA 片段,挑出凝胶到 EP 管中,加 1ml Resin,使凝胶深化。

(3)用 5ml 一次性注射器将 Resin/DNAmix 转移到 Wizard Minicolumn 中。

(4)用 2ml 80％异丙醇洗涤 Minicolum。

(5)12000r/min 离心 20min。

(6)将 Minicolumn 转移至新 EP 管中,加 50μl 三蒸水到 Minicolumn 中,12000r/min 离心 20s,收集 DNA。

　● IL-2 DNA 探针的标记

地高辛是一种仅存在于洋地黄类物质花叶中的类固醇半抗原,又称异羟基洋地黄毒式配基,地高辛精可以通过一个 11 个碳原子的连接臂与尿嘧啶核甘酸嘧啶环上的第 5 组碳原子相连接形成地高辛精标记的尿嘧啶甘酸;Boehringer Mannheim 公司出售的地高辛精标记核苷酸有 dig-UTP,dig-dUTP 和 dig-ddUTP,它们分别适用于 RNA 探针、DNA 探针和寡核苷酸探针的标记。地高辛精标记核甘酸主要通过酶反应标记核酸探针,用标记探针做原位杂交,杂交体用特异性抗地高辛精抗体通过免疫组化技术检测。在适宜的标记反应条件下,一般在 20～25 个核苷酸中带有一个标记的核苷酸。这一标记密度最利于半抗原与碱性磷酸酶标记的抗地高辛精之间的反应。因为一个标记抗体大约覆盖 20 个核苷酸。Boehringer Mannheim 公司生产的地高辛精 DNA 标记试剂盒和地高辛检测试剂盒在分子杂交中的应用愈来愈广泛。

【材料】

1.地高辛标记和检测试剂盒(Boerhinger Mannheim,No:1093657):其中包括六聚核苷

混合物,dNTP 混合物,Klenow 聚合酶等。

2.乙醇,LiCl,TE 缓冲液等。

3.台式高速离心机,水浴箱。

【方法】

1.将 DNA(1~3μg)加热 95℃(或 100℃)10min,随即在冰浴中骤冷,DNA 充分变性对探针标记十分重要。5μl DNA 作为对照。

2.将离心管置于冰上,按顺序加入下列试剂:①1~3μg 新鲜变性 DNA;②2μl 六聚核苷混合物;③2μl dNTP 混合物,加入蒸馏水使总体积达到 19μl,再加入 1μl Klenow 聚合酶。

3.离心片刻后,将离心管置 37℃恒温箱内孵育 60min。延长孵育时间可长达 20h,可使标记量增加。

4.加入 2μl 0.2mol/L,EDTA(pH8.0),终止酶反应。

5.加入 2.5μl 4mol/L LiCl 和 75μl 乙醇(-20℃预冷),混匀置-70℃ 30min 或-20℃ 2h 使标记探针沉淀。

6.离心(16500r/min),弃上清液,用 50μl 70％冷乙醇轻洗沉淀物。

7.将沉淀物置于真空干燥仪内干燥后,溶解于 50μl TE 缓冲液-20℃冰箱保存。

【注意事项】

1.随机引物标记前必须将探针变性:100℃沸水浴 10min 后,迅速插入冰中,缺口平移则不需变性。

2.DNA 片段必须小于 10kb。大于 10kb 的 DNA 序列则需要酶切。最小能为随机法标记的片段是 52bp,一般探针长度以大于 100bp 为好。

3.随机法标记过夜能够获得较高的标记产量。

• 培养细胞 RNA 的提取(采用 Trizol 试剂盒提取 RNA)

【材料】

1.RNA 提取试剂:TRIZOL 试剂(Gibcol No:15596-026)。

2.DEPC 处理的双蒸水,乙醇。

3.RPMI-1640,胎牛血清(FCS),ConA(刀豆蛋白 A)。

4.CO_2 培养箱。

5.无菌操作台和离心机等。

【方法】

1.收集培养细胞,用 RPMI 1640 培养液离心洗涤 3 次,第二次离心洗涤时用 RPMI-1640 培养液调整细胞数至 $5×10^6$~$1×10^7$ 细胞。

2.最后一次洗涤时吸 1ml 细胞悬液至 1.5ml EP 管中,在台式离心机离心,弃上清液加入 1ml TRIZOL 试剂,用移液器轻轻吹打细胞数次,充分混匀,室温(15~30℃)静置 5min 后加入 0.2ml 氯仿,快速摇动 15s,室温静置 2~3min。

3.于 2~8℃离心 14600r/min×15min,上层无色水相(RNA 溶于此层中)约占整个细胞匀浆液的 60％。

4.小心吸取其中 400μl 移至另一 EP 管中,加入 0.5ml 异丙醇轻柔混匀,室温静置 5~10min。

5.于 2~8℃离心 14600r/min×10min,在管壁下底处可见一乳白色小沉淀块,即为

RNA。弃上清液。

6.用冰冷 75％乙醇 1ml 洗 RNA 沉淀(不用吹打沉淀),然后于 2～8℃ 11500r/min 离心 5min,去除上层乙醇后于无菌环境(或真空)风干 RNA 沉淀,但不要使沉淀过于干燥,以免影响 RNA 的溶解,用 20μl DEPC 处理的双蒸水溶解 RNA 沉淀,置－80℃冰箱备用。

● RNA 的斑点杂交

1.将样本 RNA 点膜

【材料】

(1)20×SSC(标准柠檬酸盐缓冲液)(pH7.0)

NaCl	175.3g
柠檬酸钠	88.2g
加 H$_2$O 至	1000ml

　　用 10mol/L NaOH 或 10mol/L HCl 调 pH 至 7.0,高压灭菌。

(2)37％甲醛。

(3)甲酰胺。

(4)2×Denhardt 液。

(5)硝酸纤维素膜。

(6)多孔过滤加样器和真空泵。

(7)恒温水浴摇床。

(8)加样器和吸头等。

【方法】

(1)样本 RNA 变性:

20μl	RNA 溶液(2μgRNA)
4μl	20×SSC
14μl	37％甲醛
40μl	100％甲酰胺

将上述溶液混匀,置 60℃温育 30min,冰浴冷却样品,使样本 RNA 变性。在上述 RNA 液体中每 100μl 液中加 210μl 20×SSC(共 310μl),作为点样溶液,点样时每孔加 150μl。

(2)纤维素膜处理:硝酸纤维素膜(0.45μm)水中浸泡 5min,再用 20×SSC 室温浸泡 1h。

(3)滤器的处理及点样:用 0.1mol/L NaOH 浸泡(洗)多孔过滤加样器,再用灭菌水彻底冲洗。将纤维素膜压在多孔加样器的上层板的上面,再压在下层板上,赶去气泡,然后两部分夹紧,点样前,先用 20×SSC(200μl)洗一遍每个孔,真空抽吸干净后,再分别点样。如有未点样孔须用 150μl 的 20×SSC 封住其孔,然后用真空泵抽吸干净,再用 20×SSC 清洗一次,待液体滤过纤维素膜后,继续抽吸 5min 以干燥滤膜。

(4)取出膜,80℃烤 2～3h,膜保存于－20℃。

2.杂交

【材料】

(1)预杂交液:5×SSC,2×Denhardt 液(或采用试剂盒的相应试剂),0.02％(w/v) SDS。

(2)杂交液 DIG Easy Hyb。

(3)杂交袋。

(4)含 0.1‰ SDS 2×SSC 和含 0.1‰ SDS 0.1×SSC。

【方法】

(1)预杂交

1) 先将杂交液预热至 60℃。

2) 将带有目的 RNA 的硝酸纤维素膜放入稍宽于滤膜的杂交袋,加入预杂交液,按每 100cm² 滤膜加 20ml。

3) 尽可能除净袋中的空气,用热封口器封住袋口,将其置 60℃ 水浴过夜,其间不断翻动塑料袋。

(2)杂交

1) 杂交液 DIG Easy Hyb(20ml/100cm²)预温轻振荡 30min;将标记探针 DNA(5～25ng/ml)煮沸变性 5min,迅速置冰水中冷却。

2) 加入到预温的 DIG Easy Hyb(2.5ml/100cm²)中混合,避免形成气泡。

3) 探针/DIG Easy Hyb 注入杂交袋中,封好杂交袋。

4) 68℃ 振荡孵育至少 6h,在微量 DNA 时建议 16h,使其杂交。

5) 0.1‰SDS 2×SSC 清洗 2 次,每次 5min 室温。

6) 68℃ 振荡条件下,0.1‰SDS 0.1×SSC 清洗 2 次,每次 15min。

【注意事项】

(1)中和:尤其是计划使用硝纤膜时,凝胶中和后需查一下 pH 值,pH 值应小于 9.0,否则会导致膜变黄和破坏。尼龙膜可以承受更高的 pH 值。

(2)转移:最好选用尼龙膜(带正电荷)。处理膜时绝对小心,不能将指痕印在膜上,只能用无齿镊夹边角位置。

(3)固定:转膜后的 DNA 必须固定才能用于杂交。一般采用紫外光照射即可。

(4)标记和杂交的各种溶液应高压灭菌;含 SDS,吐温 20 的溶液应经滤膜除菌后加入其它溶液;使用灭菌吸头,干净器皿,每次用前必须严格清洗。操作膜时戴无尘手套;只用无齿镊操作膜的边缘。

(5)探针浓度:探针浓度是非常重要的因素,应予高度重视。浓度过高会增加背景,浓度过低又会导致敏感性下降。应通过模拟杂交试验来确定最佳浓度。

(6)可用 β-actin 作为内参考对照。

● 免疫测定

【材料】

地高辛标记和检测试剂盒(Boerhinger Mannheim,No:1093657)

【方法】

1.杂交后彻底清洗,将膜置入清洗缓冲液中 1～5min。

2.100ml 封闭缓冲液(1×)中封闭 30min。

3.抗地高辛-AP 复合物(75mU/ml)用封闭缓冲液(1×)1：10000 稀释。

4.稀释的抗体溶液 20ml 与膜孵育 30min。

5.100ml 清洗缓冲液中清洗 2 次,每次 15min。

6.20ml 测定缓冲液中平衡 2～5min。

7.将膜置入新鲜制备的 20ml 显色液中孵育 5min(暗处,即避光),显色过程中避免振动。

8.数分钟显色沉淀开始形成,16h 后反应完全,可短期在亮处观察显色情况。

9.如果可见期望的斑点,加 TE 缓冲液 50ml 作用 5min 终止显色。

● 图像分析结果

采用 MPIAS-500 多媒体彩色图文分析系统,以 $0.758\mu m$ 波长取样。在 $1.715\times 10^5\mu m^2$ 测量窗下测得各斑点的积分光密度值,以标准品的相应参数作图,查得各样本的数值,或将各组织分光密度值进行比较,得出样本相应 mRNA 含量。

也可以用其它型号的光密度扫描仪进行扫描,检测每点的光密度,与标准品光密度曲线比较,得出样本相应 mRNA 含量。

(二)原位杂交法测定 TNF 的 mRNA

RNA-DNA 原位杂交的原理与分子杂交其它方法的原理相同。但是其它方法都是将 RNA 提取出来后进行分子杂交,而原位杂交则是在细胞内 mRNA 原有位置上进行杂交,细胞则尽可能保持原有形态。将细胞以适当方法固定后,除去脂类并适当消化细胞内的蛋白质,增大细胞对大分子物质的通透性,使 DNA 探针便于出入细胞。与免疫组化相结合,原位杂交可以将显微镜下的组织形态学资料与 DNA、mRNA、蛋白质水平的基因活动联系起来。进行分子杂交之后,将玻片上细胞置于显微镜下观察,可确定不同细胞内的基因表达定位情况。

● 细胞样本的制备、固定及增加其通透性

【材料】

1.培养基:不含酚红的 DMEM 培养基。

2.处理玻片:将多聚赖氨酸溶液(溶于 1mol/L pH7.0 Tris-HCl 缓冲液中),涂布于玻片上,干燥后即可使用。或者 APES 2ml 溶于 100ml 丙酮中,将玻片浸泡入内,取出晾干,180℃ 干燥备用。

2.洗涤液:0.1mol/L,pH7.2～7.4 PBS。

3.细胞固定液:4% 多聚甲醛 0.1mol/L PBS(pH7.2～7.4)含有 1/1000 DEPC。

4.乙醇:70%、90%、100%。

5.胃蛋白酶溶液:用 0.1mol/L HCl 将其稀释为 $100\mu g/ml$。

6.设备:烤箱,CO_2 培养箱,倒置显微镜,玻璃载玻片(经洗涤,180℃ 干烤或 15 磅高压灭菌 20min),原位杂交专用盖玻片,温箱,加样器和吸头等。

【方法】

1.用培养液将细胞加在处理的载玻片上,37℃ 5% CO_2 条件下培养,时间通过预试验确定。

2.细胞长好后,用洗涤液洗 2min×3 次,室温下将其放入细胞固定液中固定 30～60min,蒸馏水洗涤。

3.室温下用洗涤液充分洗涤固定细胞,(干燥后 -20℃ 冰冻可保存 2 周以上)。

4.杂交前将固定的细胞进行如下处理:依次在 70%、90%、100% 的乙醇中浸泡,脱水每次 5min,用二甲苯洗涤,除去残留脂质依次在 100%、90%、70% 乙醇中浸泡,进行再水化,每次 5min,最后浸泡于洗涤液中。

5.在 37℃用胃蛋白酶溶液 10min 处理固定的细胞,以增加细胞对大分子试剂的通透性,再用洗涤液洗 5min。

6.用 1%甲醛固定 10min,用洗涤液洗净。

【注意事项】

1.所有溶液都必须用 RNA 酶抑制剂处理。

2.操作中最重要的是及时固定,并在固定液中加入 0.1%的 DFPC 处理,以抑制 RNA 酶对 mRNA 的分解作用。此外,过度固定对原位杂交有明显的不利影响。

• 原位杂交

【材料】

1.TNF-DNA 探针。

2.地高辛标记液试剂盒。

3.杂交液:60%去离子甲酰胺,300mmol/L NaCl、30mmol/L 柠檬酸钠、10mmol/L EDTA、25mmol/L NaH$_2$PO$_4$(pH7.4),5%葡聚糖硫酸酯,250μg/μl 变性鲑精 DNA。

4.设备:温箱,水浴锅,加样器,吸头,染色缸等。

【方法】

1.用地高辛标记 DNA 探针,参见前面介绍的"斑点杂交法测定培养细胞 IL-2 mRNA 的含量"。

2.准备杂交液。

3.临用前,将 DIG 标记的 DNA 探针在 80℃加热 10min,迅速置冰浴中变性后,将其加入杂交液中,至终浓度 5μg/μl。

4.将 10~20μl 杂交混合液(杂交液加变性探针)加入到固定并增加了通透性的细胞上,盖上专用原位杂交盖玻片,放入盛有约 20ml 20%甘油湿盒内 37℃使其杂交过夜。

• 洗涤

【材料】

1.2×SSC:1000ml 蒸馏水中加氯化钠 17.6g,柠檬酸三钠(C$_6$H$_5$O$_7$Na$_3$·2H$_2$O,分子量 294)8.8g。

2.0.5×SSC:300ml 蒸馏水加 100ml 2×SSC 即可。

3.0.2×SSC:270ml 蒸馏水加 30ml 2×SSC 即可。

【方法】

揭掉盖玻片,30~37℃左右水温的 2×SSC 洗涤 5min×2 次,0.5×SSC 洗涤 15min,0.2×SSC 洗涤 15min。

• 荧光抗体检测

【材料】

1.封闭液:Tris-HCl 100mmol/L pH7.5,NaCl 150mmol/L,0.5%羊血清。

2.抗 DIG-荧光素抗体。

3.洗涤液:0.1mol/L,pH7.2~7.4 PBS。

4.20%甘油:20ml 甘油加 80ml 蒸馏水。

5.乙醇:70%、90%、100%。

6.防退色溶液:9 份甘油与 1 份染液(1mmol/L Tris-HCl pH7.5,2% 1.4-diaza-bicyelo[2,2,2]-Octane,500ng/ml propidiumiodide)。

7.地高辛标记和检测试剂盒。

8.设备:加样器,吸头,染色缸等。

【方法】

1.每块载玻片上加 100μl 封闭液,封闭非特异性结合位点。

2.用封闭液将抗 DIG-荧光素抗体按 1∶500 稀释加在载玻片上,置湿盒内 37℃温育 45min,用洗涤液洗 5min×4 次。

3.用 100mmol/L Tris-HCl(pH7.5),150mmol/L NaCl,0.05%吐温 20 洗载玻片。

4.将细胞样品依次在 70%、90%、100%乙醇浸泡 5min,脱水。

5.将玻片在空气中干燥。

6.将细胞样品放在防退色溶液中,取出封片。

【结果】

表达 TNF mRNA 的细胞胞浆着色,在荧光显微镜下观察荧光的分布与强度。

实验十　化学发光免疫分析

化学发光免疫分析是基于放射免疫分析的基本原理，将化学发光与免疫测定结合起来的一种新的非放射免疫分析技术，它具有灵敏度高（10^{-18} mol），特异性强，精密度好，线性范围宽，仪器设备简单，试剂价格低廉，方法稳定、快速等优点，因此，已成为一种重要的非同位素标记免疫分析方法，用于各种抗原、半抗原、抗体、激素、酶、脂肪酸、维生素和药物等的检测。

化学发光免疫分析包括三大类型：即标记化学发光物质的化学发光免疫分析；标记荧光物质的荧光化学发光免疫分析和标记酶的化学发光酶联免疫分析。下面以偶合放大化学发光酶联免疫分析法检测人血清中乙型肝炎表面抗原（HBsAg）为例介绍实验。

【原理】

以酶标记抗体或抗原，进行免疫反应，免疫反应复合物上的酶再作用于发光底物，在信号试剂作用下发光，用发光信号测定仪进行发光测定，与标准曲线比较后，得出待测样品的含量。

【材料】

1. 包被缓冲液：0.05mol/L，pH9.6 Na_2CO_3-$NaHCO_3$ 缓冲液。

2. 抗体稀释液：0.01mol/L，pH7.4 PBS-吐温-20 缓冲液。

3. 洗涤液：0.02mol/L，pH7.4 Tris-HCl-吐温-20 缓冲液。

4. 抗 HBsAg 抗体。

5. HRP 标记的抗 HBsAg 抗体。

6. 正常人血清（HBsAg 阴性对照）。

7. HBsAg 阳性标准品。

8. 待检人血清。

9. 小牛血清。

10. 底物溶液：将 1.0ml EDTA（1.0×10^{-2} mol/L），2.0ml Eosin（1.0×10^{-3} mol/L），1.0ml H_2O_2（7.5×10^{-3} mol/L），0.4ml HCl（1.0×10^{-2} mol/L）及 0.2ml 吐温-20（1%）混合。

11. luminol（5.0×10^{-4} mol/L）。

12. 化学发光检测仪（ LKB-1250 lumimeter），隔水式电热恒温培养箱，各种规格加样器，小玻璃试管，聚苯乙烯珠，洗瓶，抽滤装置等。

【方法】

1. 包被抗体　在每个小试管中加入聚苯乙烯珠各一枚，再加入 0.05mol/L，pH9.6 Na_2CO_3－$NaHCO_3$ 缓冲液稀释的抗 HBsAg 抗体，同时设空白对照，置 4℃过夜。

2.洗涤　用抽滤针头吸干管内液体,加入 Tris-HCl-吐温-20 洗涤 3 次,每次加 2ml,放置 3～5min,用抽滤针头吸干管内液体。

3.加待检血清和阳性标准品　用 PBS-吐温-20 缓冲液不同倍数稀释 HBsAg 阳性标准品或待检血清,每管加入 $300\mu l$。同时设阴性对照;空白对照管只加抗体稀释液。置 37℃ 孵育 2h。

4.洗涤　同 2。

5.加酶标抗体 用含小牛血清的 PBS-吐温-20 缓冲液稀释 HRP 标记的抗 HBsAg 抗体,每管加入 $300\mu l$,空白对照管只加用于稀释酶标抗体的稀释液。置 37℃ 孵育 2h。

6.洗涤　同 2。

7.化学发光测定 给每管加入 $300\mu l$ 底物溶液,置 37℃ 保温 20min。然后将小试管放入 LKB-1250 lumimeter 中,并置于测量位置,加入 $300\mu l$ 5.0×10^{-4} mol/L luminol。测定化学发光强度。

8.同时也可用 ELISA 方法进行对照,结果测量采用酶联免疫检测仪。

【结果】

1.定性 按下列公式判别阴、阳性:

$$S/N = \frac{L\ 样品 - L\ 空白}{L\ 阴性对照 - L\ 空白}$$

S/N 值:≥2.1,HBsAg 为阳性;<2.1,HBsAg 为阴性。

2.定量　以不同稀释度的 HBsAg 阳性标准品的化学发光强度为纵坐标,不同稀释倍数为横坐标,作出剂量反应曲线(标准曲线),查标准曲线就可将待测样品的化学发光强度换算成 HBsAg 的含量。

【注意事项】

1.洗涤要彻底,以免因血清中其它来源的过氧化物酶类物质所产生的非特异性反应而影响测定结果。

2.实验中,应分别设置阳性、阴性、空白对照来控制实验条件,且每份样品均应做三个复管,以保证实验结果的准确性。

3.为了克服酶标抗体因非特异性吸附而造成的较高本底,可用适量小牛血清加以抑制。

4.当加入 luminol 后,迅速产生化学发光并使发光在一秒钟内达到峰值,然后很快衰减到基线水平。因此,只有当小试管置于仪器的测量位置时,方可加入 luminol。

5.底物的加入,是为了增强化学发光强度。但只有当底物分子与酶催化活性中心充分接触时,反应速度才能加快。当反应进行 15min 达到平衡时,化学发光强度则不再随时间的延长而变化,且在 1h 内保持稳定,因此,控制底物与酶反应 15min 后加 luminol 进行化学发光测定。

实验十一　　HLA 分型技术

人类白细胞抗原(HLA)是由第 6 号染色体短臂上的 HLA 复合体编码的。HLA 复合体包含Ⅰ类基因、Ⅱ类基因和Ⅲ类基因,分别编码Ⅰ类抗原、Ⅱ类抗原和Ⅲ类抗原。Ⅰ类抗原主要包括 HLA-A、B、C 等座位,这类抗原广泛分布于人体各种组织的有核细胞表面,各种组织细胞表达Ⅰ类抗原的数量有所不同,以外周血白细胞膜上的含量最高。Ⅱ类抗原主要有 HLA-DP、DQ、DR 等,这类抗原主要分布在 B 细胞和抗原递呈细胞表面。Ⅲ类抗原主要为一些补体成分,如 C2、C4 和 B 因子等。

HLA 抗原与同种异体器官移植的排斥反应密切相关,在器官移植手术前,为了保证移植的成功,减轻排斥反应,需要对供受者 HLA 抗原进行配型。此外,HLA 抗原还与许多临床疾病有关,如 HLA-B27 与强直性脊椎炎,DR3 与疱疹样皮肤病等。目前检测有 HLA 抗原主要有两类方法:一类是传统的血清学分型,如微量淋巴细胞毒试验(microlymphocyto-toxicity test)或称补体依赖的细胞毒试验(complement dependent cytotoxicity test,CDC),另一类是 DNA 分型。

一、微量淋巴细胞毒试验

【原理】

微量淋巴细胞毒试验主要用于 HLA-Ⅰ类抗原及 HLA-DQ、DRⅡ类抗原的检测,它是用已知的抗 HLA 抗原的单克隆抗体与受检淋巴细胞膜上相应的 HLA 抗原相结合,在补体的作用下使淋巴细胞膜发生破坏,细胞膜被破坏后细胞死亡,染料就能够进入死细胞并使它着色,而活细胞不着色,因此经过染色,就能在显微镜下计数死细胞占全部细胞的百分率,据此判断 HLA 抗原的型别。

【材料】

微量加液器,生理盐水,矿物油,固定液,染料,配型板及相差或倒置显微镜等。

【方法】

1. 分离淋巴细胞。在受检血中加入高分子聚合物甲基纤维素,让其沉降 10min,使红细胞和白细胞基本得到分离,用吸管吸取上层白细胞,轻轻加于淋巴细胞分离液之上,进行密度梯度离心后,吸取淋巴细胞分离液与血浆之间的白细胞层,即为淋巴细胞(详见实验六),用生理盐水调整细胞浓度至 2×10^6/ml。

2. 加样。在配型板检测孔内加 1μl 抗体、5μl 矿物油、1μl 淋巴细胞悬液,混匀,30～40min 后,加 5μl 补体,混匀,室温放置 1h。

3. 染色。加 5μl 染料,2min 后加 5μl 固定液,经 1～2h 后,在显微镜观察结果,显暗红色的细胞是死亡细胞,为反应阳性细胞;不显色的是活细胞,为反应阴性细胞。

【结果】

在显微镜下可以看到,着色的死亡细胞和不着色的活细胞。计数共 $100\sim200$ 个细胞,根据其中死亡细胞数,计算出百分比,并加以打分,按百分比或分值判断 HLA 的强弱。细胞死亡率在 $0\sim10\%$,为 0 分,HLA 抗原阴性;细胞死亡率在 $11\%\sim20\%$,为 2 分,HLA 抗原微弱阳性;细胞死亡率在 $21\%\sim50\%$,为 4 分,HLA 抗原弱阳性;细胞死亡率在 $51\%\sim80\%$,为 6 分,HLA 抗原阳性;细胞死亡率在 $81\%\sim100\%$,为 8 分,HLA 抗原强阳性。

【注意事项】

1. 补体质量是影响实验结果的关键因素之一,一般采用新鲜的兔血清。每批次补体使用前须测定是否存在天然细胞毒作用,应选用无天然细胞毒作用的兔血清,同时还应测定补体的效价。

2. 淋巴细胞纯度越高越好,尽可能减少其它细胞,细胞浓度以 $2\times10^6/ml$ 为宜。

3. 抗体使用前最好离心以去除杂质的干扰。

4. 反应时间要控制适当,时间过长或过短可能造成假阳性或假阴性结果。

5. 温度不能过高或过低,过高会造成补体的灭活,过低又会降低补体的活性,两者均会造成假阴性结果。

6. 加样时要注意将微量加样器尖头伸入矿物油(或石蜡)内,但不直接碰到孔底,此即所谓"软加"。这可避免试剂浮于油层表面,或使尖头沾上已加的样品而交叉污染。实验时,加样应遵循先加对照孔,后加反应孔的原则。

二、DNA 分型技术

【原理】

以 PCR-SSP 分型技术为例。从受检淋巴细胞中提取 DNA,通过加热变性使双螺旋结构打开,在有型特异性引物对、脱氧核苷酸和耐热 DNA 聚合酶的存在下,降低温度或称退火,型特异性引物以碱基配对的原则先与单链模板 DNA 结合,然后脱氧核苷酸在 DNA 聚合酶的作用下以碱基配对的方式与单链模板 DNA 结合,引物开始延伸。经反复变性、退火与延伸,需扩增的 DNA 片段不断增加,循环 35 个周期后,可得到一定含量的目的 DNA 片段。扩增后的 DNA 片段,经溴化乙啶琼脂糖凝胶电泳后,在紫外仪上观察电泳条带,根据供受者的电泳条带是否相同,即可判断两者之间 HLA-Ⅱ类抗原是否一致。

【材料】

1. 主要试剂

TE 缓冲液(TE baffer),红细胞裂解液(RCLB),消化贮存液(DSP stock solution),蛋白酶 K(Proteinase K),变性液(Denaturation Solution),杂交液(Hybridization Solution,HS),洗液(Rinse solution),连接液(Substrate Solution),严格洗液(Stringent Wash Solutioni),

2. 主要仪器

DNA 扩增仪(PE 9600)、恒温水浴摇床、干热器、微型高速离心机。

【方法】

1. DNA 模板提取:盐析法

(1)取 0.1ml 血样置 1.5ml EP 管。

(2)加 500μl TE 缓冲液,充分混匀放置 5min。

(3)13000r/min 离心 2min,用无菌移液管吸弃上清液。

(4)重复 1.(2),1.(3)步骤一次。

(5)加红细胞裂解液(RCLB)500μl 95℃变性 5min。

(6)RCLB 洗涤后,弃去上清液,加 100μl DSP 工作液(由消化贮存液和蛋白酶 K 组成),充分混匀。

(7)56℃孵育 3h。

(8)混匀,95℃孵育 10min。

(9)混匀,4℃贮存。

2. DNA HLA-DRB 扩增条件建立

(1)引物设计:扩增 DRB 片段大小为 256bp,由美国 Oligo 公司合成。

(2)扩增反应混合液的体积

以一个样本为例:

D·W	24μl
10×PCR Buffer	10μl
DRB1 5'Primer	5μl
DRB1 3'Primer	5μl
Taq polymerase	1μl
DNA	5μl
总体积	50μl

(3)PCR 程序依以下进行运行(适用于 PE9600 扩增仪):

① 95℃变性 5min。

② 95℃变性 1min。

③ 58℃退火 1min。

④ 72℃延伸 1min。

⑤ 循环 2—4 步骤 35 次。

⑥ 72℃延伸 10min。

3. 电泳检测

(1)将 4g 琼脂糖加入 200ml 1×TBE 缓冲溶液,煮沸,冷却至 60℃后加入 10μl EB,充分混匀。

(2)将上述混合物灌入模具,放置 30min,使其固化。

(3)将凝胶模具置入电泳槽(1×TEB)中,小心取出梳子。

(4)每一孔中加入 1μl 的溴酚蓝及 5μl 扩增后的样本,在每一排的第一孔中加 DNA 分子量标记物。

(5)在 150V 电压下电泳 45min。

(6)在紫外仪下,拍照记录结果。

4. 杂交过程

(1)10μl 变性液与 10μl 扩增 DNA 产物充分混匀,室温 5min。

(2)加入 2ml 56℃预热杂交液充分混匀,加入一根试剂条,56℃ 30min。

(3)加入 2ml 严格洗液(56℃预热),摇荡 15s,两次。

(4)加入 2ml 严格洗液(56℃预热),放入 56℃水浴箱,摇荡 10 min。

(5)加入 2ml Rinse 工作液,室温摇荡 1 min,两次。

(6)加入 2ml 连接工作液,室温摇荡 30 min。

(7)加入 Rinse 洗液 2ml 室温摇荡 2 次,每次 1 min。

(8)加入 2ml 底物工作液,室温摇荡 1 min。

(9)加入 2ml 底物工作液,室温摇荡 30 min。

(10)加入 2ml 蒸馏水停止显色。

(11)结果分析:应用分析软件或手工依据反应格局图判定等位基因。

【注意事项】

1.实验操作严格按照试剂盒操作说明进行。

2.避免外来 DNA 污染。

3.EB、紫外线等对人体有害,操作时注意防护,同时避免污染环境。

实验十二　超敏反应

超敏反应(变态反应)是指机体对某些抗原初次应答后,再次接触相同抗原刺激时,发生的一种以机体生理功能紊乱或组织细胞损伤为主的特异性免疫应答。通常可分为四种类型:Ⅰ型(速发型)、Ⅱ型(细胞毒型)、Ⅲ型(免疫复合物型)、Ⅳ型(迟发型或细胞介导型)。

一、豚鼠过敏试验

豚鼠过敏反应属Ⅰ型超敏反应,与人类的青霉素和异种血清所引起的过敏休克相似。通过实验可以进一步加深我们对Ⅰ型超敏反应机理的理解,并提高对防治人类过敏反应的认识。

【原理】

先给动物注射异种蛋白,经过一定时间后,动物产生抗体 IgE,机体处于致敏状态。当第二次接触较大量相同抗原时,抗原与 IgE 结合,导致肥大细胞和嗜碱性粒细胞脱颗粒,释放活性介质,作用效应器官,产生严重的过敏性休克。

【材料】

1.豚鼠:体重 150g 左右的幼小豚鼠。

2.抗原:5％和 10％结晶卵蛋白生理盐水溶液。

3.无菌注射器、酒精棉球。

4.雾化器。

【方法

1.取甲、乙两只豚鼠,其中甲豚鼠预先在腹部皮下注射 5％结晶卵蛋白生理盐水溶液 0.8ml,隔两天后重复注射一次,使动物致敏。乙豚鼠不进行致敏注射,作为正常对照。

2.14 天后,将甲、乙豚鼠同时放在一个玻璃罩内,然后用雾化器将 10％结晶卵蛋白生理盐水向罩内雾化约 3～5min。

【结果】

甲豚鼠发生过敏反应,开始出现不安、抓鼻、耸毛、喷嚏等现象,继之呼吸局促、困难、明显腹式呼吸,最后可发生痉挛性跳跃、大小便失禁、倒向一侧,甚至休克死亡。这是豚鼠过敏性休克的典型症状。由于豚鼠的个体差异,反应有重有轻。将死亡豚鼠进行解剖,可见肺部极度气肿,胀满整个胸腔。乙豚鼠则无任何症状发生。

【注意事项】

1.选择大小合适的豚鼠,体重过大或过小对实验的成功均有影响,一般选 150～200g 的幼小豚鼠为宜。

2.注射抗原的剂量要恰当,太高或太低,均对动物的致敏有较大影响。

3. 如果没有结晶卵蛋白，可以用新鲜的蛋清代替。

4. 卵蛋白很容易长细菌，尤其是夏天。因此，应现配现用，防止细菌生长。变质的卵蛋白明显影响实验，应弃之。

5. 雾化效果不好，会对实验有很大影响，甚至不出现过敏现象。

6. 为便于区分，致敏豚鼠与不致敏豚鼠个体应做标记。

二、血清中总 IgE 水平测定（酶联免疫吸附试验，ELISA）

【原理】

将小鼠抗人 IgE 单克隆抗体包被到固相载体上（如酶标板），然后与待检样本中的 IgE 特异性结合，加入抗人 IgE 酶标抗体使之与固相载体上的 IgE 结合，再加入底物后，酶催化底物产生颜色，根据呈色深浅，与标准曲线比较即可得出总 IgE 的含量。

【材料】

1. 聚苯乙烯酶标板。

2. 包被抗体：小鼠抗人 IgE 单抗。

3. 羊抗人 IgE 酶标抗体。

4. 待测样品：人血清。

5. 人 IgE 标准品。

6. 底物：邻苯二胺（OPD）或四甲基联苯胺（TMB）。

7. 30% 过氧化氢。

8. 其它试剂：包被缓冲液（0.05mol/L pH9.6 碳酸盐缓冲液）；封闭液（1% 牛血清白蛋白、0.14mol/L NaCl、0.05mol/L pH8.0 Tris 缓冲液）；标本稀释液（1% 牛血清白蛋白、0.05% 吐温-20、0.01mol/L pH7.2 PBS）；洗涤液（0.05% 吐温-20、0.05mol/L pH7.2 PBS）；底物缓冲液（0.1mol/L，pH5.0 的柠檬酸盐缓冲液：1.79g $Na_2HPO_4 \cdot 12H_2O$ 和 1.29g柠檬酸，溶解至 100ml 双蒸水）；终止液（2mol/L H_2SO_4）。

9. 塑料洗瓶或酶标板洗板机。

10. 酶标仪。

11. 其它：4℃冰箱，水浴箱，微量移液器，毛细吸管，吸水纸等。

【方法】

1. 抗体包被酶标板：将小鼠抗人 IgE 单抗用 0.05mol/L pH9.6 碳酸盐缓冲液作适当稀释，一般包被抗体的浓度在 1.0～10μg/ml 之间，充分混匀后加入酶标板中，100μl/孔，置湿盒内，4℃过夜。

2. 洗板：弃去酶标板内的包被抗体液，在吸水纸上拍干，孔内加满洗涤液，静置 2～3min，再在吸水纸上拍干，如此洗涤 3 次。

3. 封闭：每孔加封闭液 200μl，37℃湿盒 1h。

4. 洗板：弃去封闭液，按步骤 2 洗板三次。

5. IgE 标准品及待测样品的稀释：用标本稀释液将 IgE 标准品及待测样品作适当稀释，IgE 标准曲线的浓度为 0.78、3.12、12.5、50 和 100 国际单位（IU）/ml，待测样品一般作 1:20稀释。

6. 加标准品和待检样品：将已稀释好的 IgE 标准品及待测样品加于酶标板孔内，每孔

$100\mu l$,每份标本加 2 复孔,置湿盒,37℃ 2h。

7. 洗板:弃去板内液体,按步骤 2 洗板三次。

8. 加酶标抗体:按要求将羊抗人 IgE 酶标抗体用洗涤液稀释至工作浓度,然后加入酶标板孔内,每孔 $100\mu l$,置湿盒,37℃ 2h。

9. 洗板:弃去酶标抗体,按步骤 2 洗板三次。

10. 加底物:称取 OPD 4.0mg,加入 10ml 底物缓冲液使其充分溶解,继而加入 30% 过氧化氢 $15\mu l$,混匀,每孔加 $100\mu l$,37℃ 避光显色 30min。

11. 终止反应:每孔加 2mol/L H_2SO_4 $50\mu l$ 。

12. 比色:用酶标仪 490nm 波长(OPD)/450nm 波长(TMB)测各孔的 OD 值.

【结果】

制作标准曲线,然后根据样品的 OD 值在标准曲线上查出 IgE 含量,再乘以样品的稀释度即为待测样品的 IgE 含量。

【注意事项】

1. 当本底 OD 值高于 0.1 以上,复孔之间的 OD 值相差过大,标准曲线线性差,或阴性对照有显色反应或反之阳性标本 OD 值比往常低时,均需对本次实验结果作认真分析,包括所用抗体和结合物的质量,仪器的性能以及实验者的操作是否准确无误等。

2. 包被抗体和酶标抗体应置−20℃保存,避免反复冻融。

3. OPD 需在临用前新鲜配制,加入过氧化氢后应在 15min 内使用完毕。

三、血清中特异性 IgE 抗体的测定(酶联免疫吸附试验,ELISA)

【原理】

将已知变应原包被到酶标板上,加入待测标本后,如标本中有相应 IgE 存在,则与之发生特异性结合,再加入抗 IgE 酶标抗体和底物后生成有色产物,根据成色深浅判定待测标本中 IgE 的含量。

目前已建立了测定蒿属花粉、螨、青霉素、蚕丝、蚕尿、娥尿、鹅毛、枯草杆菌酶、天花粉蛋白等变应原特异性 IgE 抗体的 ELISA 间接法。现介绍蚕丝特异性 IgE 抗体的测定。

【材料】

1. 聚苯乙烯酶标板。

2. 包被缓冲液(0.05mol/L pH9.6 碳酸盐缓冲液)。

3. 蚕丝(SC,蚕茧浸出液)。

4. 小鼠抗人 IgE 酶标抗体(单抗)。

5. 待检人血清。

6. 标本稀释缓冲液(1% 牛血清白蛋白、0.05% 吐温-20、0.01mol/L pH7.2 PBS)。

7. 洗涤液(pH7.4 PBS-吐温-20)。

8. 底物缓冲液。

9. 底物:邻苯二胺(OPD)或四甲基联苯胺(TMB)。

10. 30% 过氧化氢。

11. 终止液(2mol/L H_2SO_4)。

12. 塑料洗瓶或酶标板洗板机。

13.酶标仪。

14.其它:4℃冰箱,水浴箱,微量移液器,吸水纸等。

【方法】

1.用包被缓冲液将蚕丝稀释至 $10\mu g/ml$ 包被酶标板,$100\mu l/$孔,4℃过夜。

2.洗涤液洗板 3 次,然后加入适当稀释的待检人血清 $100\mu l/$孔(一般作 1：5),设复孔,37℃2h,洗板 3 次。

3.加适当稀释的小鼠抗人 IgE 酶标抗体 $100\mu l/$孔,37℃2h,洗板 3 次。

4.加入新配制的底物工作液 $100\mu l/$孔,37℃避光显色 30min 。

5.每孔加 $2mol/L\ H_2SO_4\ 50\mu l$ 终止反应。

6.用酶标仪 490nm 波长(OPD)/450nm 波长(TMB)测各孔的 OD 值。

【结果】

结果以 OD 值表示,正常对照组 OD 均值＋2 个标准差($\overline{X}+2SD$)为正常值上限。病人的 OD 值≥对照组 OD 值 1.5 倍以上才视为有意义。对照组与病人组 OD 均值经 t 检验以 $p<0.05$ 为有意义。

【注意事项】

1.变应原种类繁多,理化和生物学性质各异,用于包被的变应原纯度也各不相同,因此,需根据所用变应原的具体情况摸索出最佳的实验条件。

2.特异性 IgE 抗体测定中常遇到的一个问题是本底偏高,为克服此现象,在包被和洗板后可用适当浓度的 BSA(1%～5%)或小牛血清(10%或更高)封闭酶标板。

四、肥大细胞脱颗粒试验

【原理】

肥大细胞脱颗粒试验是一种体外测定继发型超敏反应的方法。亲细胞抗体 IgE 可通过 Fc 受体吸附于肥大细胞表面,当与相应抗原结合后,使 IgE 的 Fc 受体段变构,促使肥大细胞膜改变,导致细胞内发生一系列变化,使肥大细胞内嗜碱性颗粒脱出,并释放活性介质如组胺等。

【材料与方法】

1.大鼠血清制备:取体重 200g 左右的健康雄性大鼠一只,麻醉后心脏采血,分离血清备用。

2.大鼠肥大细胞的制备:在上述大鼠的腹腔内注射 pH7.2 的 Hanks 液 15～20ml(含 EDTA0.5mg/ml),轻揉腹部 1min,于腹部作一小切口,用毛细管吸出腹腔液,离心 3000 r/min×15min,弃上清液,管底细胞用含有上述大鼠血清的营养液洗涤 1 次(6ml Hanks 液加 2ml 大鼠自身血清),弃上清液,将管底细胞悬浮于 1ml 含有大鼠自身血清的 Hanks 液中备用(细胞应置于冰浴中)。

3.肥大细胞的鉴定:取细胞悬液 1 滴加于载玻片上,并盖上涂有中性红的盖片,在高倍镜下观察 100 个细胞。正常肥大细胞为正圆形,边缘光滑,细胞浆内含有分布均匀的颗粒。如果细胞肿胀,细胞边缘不整齐,颗粒自细胞内流出,说明该细胞自身脱颗粒。若超过 30% 者,不宜用于正式试验。

4.正式试验：

(1)取上述肥大细胞悬液 1 滴置于载玻片上,加被检血清 1 滴,混匀后放 37℃静置 5min,使血清中 IgE 吸附于肥大细胞表面。

(2)取出玻片,加相应抗原 1 滴,混匀,置 37℃5～10min。

(3)抗原对照:细胞悬液 1 滴加抗原 1 滴混匀;置 37℃5～10min。

(4)血清对照:细胞悬液 1 滴加病人血清 1 滴混匀,置 37℃5～10min。

(5)取出试验及对照的载玻片,盖上涂有中性红染液的盖片,高倍镜观察。

【结果】

1.对照通常应没有脱颗粒现象。

2.脱颗粒细胞:细胞肿胀,边缘不整齐,破裂细胞内有空泡。

3.随机计数 100 个肥大细胞,并计数脱颗粒细胞数。按下列公式计算脱颗粒百分率:

$$脱颗粒肥大细胞(\%)=\frac{脱颗粒肥大细胞数}{脱颗粒肥大细胞数+正常肥大细胞数}\times100\%$$

4.结果大于 30% 者为肥大细胞脱颗粒试验阳性。

【注意事项】

1.大鼠心脏采血时,尽可能做到一针见血,避免动物死亡。

2.在取腹腔巨噬细胞时,操作因迅速,避免细胞在外界环境中放置过久(尤其是夏天),造成肥大细胞死亡。

3.载玻片应清洁,避免抗原的存在。

4.每次试验都应做抗原对照和血清对照。

五、循环免疫复合物(IC)的检测

(一)PEG 环状沉淀试验

【原理】

游离的 Ig 和 IC 分子量相差很大。因此,它们分别在不同浓度的 PEG 中沉淀,低浓度的 PEG 只能使 IC 沉淀,而不能使游离的 Ig 沉淀。

【材料】

1.pH8.4 的 0.1mol/L 硼酸缓冲液。

2.分子量 6000 的 7%PEG 溶液。

3.71.4% 氯化铯(CsCl)溶液或 70% 蔗糖溶液。

4.患者血清:活动性类风湿关节炎或红斑狼疮病人血清,正常人血清。

5.沉淀管 3mm×50mm。

6.1ml 吸管、小试管、吸管乳头。

7.离心机。

【方法】

1.将病人血清及正常人血清均作 1:4 稀释:取 2 支小试管,标明管号 1、2。2 支小试管内分别加入 0.1mol/L 硼酸缓冲液 0.3ml;1 号管加入病人血清 0.1ml 混匀;2 号管加入正常人血清 0.1ml 混匀。

2.取小试管 4 支,编号 3、4、5、6,按表 12-1 加入反应物。

表 12-1   PEG 环状沉淀法操作程序   单位:ml

反应物 / 管号	3	4	5	6
7%PEG	0.2	0.2	—	—
0.1mol/L 硼酸缓冲液	—	—	0.2	0.2
1:4 病人血清	0.2	—	0.2	—
1:4 正常人血清	—	0.2	—	0.2

3.将各试管混匀后置 4℃冰箱过夜。

4.另取 4 支离心管,标明 3、4、5、6 号。先于各管内加入 CsCl 溶液(或蔗糖溶液)0.1ml,然后分别在各管内加入对应上述小试管中溶液 0.1ml(加液时沿管壁缓缓加入,避免与 CsCl 溶液或蔗糖溶液混合)。

5.将 4 支离心管离心 1000r/min×10min,取出离心管观察结果。

【结果】

3 号检测管出现白色沉淀环,同时对照管(4、5、6 管)不出现白色沉淀环,则表示检测管有 IC 存在,试验结果为阳性。若检测管及对照管均不出现白色沉淀环即无 IC 存在,试验结果为阴性。

【注意事项】

1.实验应取新鲜的病人血清和正常人血清。

2.PEG 溶液的浓度要合适,高浓度的 PEG 会造成正常 Ig 发生变性而沉淀。

3.置 4℃冰箱过夜的目的是血清中的 IC 能充分沉淀。

4.在操作第 4 步骤时,应格外小心,血清应沿管壁缓慢加入,血清与 CsCl 溶液(或蔗糖溶液)一旦混合,沉淀环就不能出现。同时离心速度不要太高,否则造成沉淀物下沉,不易在 CsCl 溶液(或蔗糖溶液)表面形成沉淀环。

(二)直接 PEG 沉淀试验

【原理】

同 PEG 环状沉淀法。

【材料】

1.3%~4%PEG 溶液。

2.病人血清和正常人血清均 1:3 稀释(硼酸缓冲液 0.4ml 加血清 0.2ml)。

【方法】

1.取 4 支小试管,标明 1、2、3、4 号,1 号为测定管,2、3、4 号为对照管。按表 12-2 加入反应物。

表 12-2   PEG 直接沉淀法操作程序   单位:ml

反应物 / 管号	1	2	3	4
3%~4%PEG	2	2	—	—
0.1mol/L 硼酸缓冲液	—	—	2	2
1:3 病人血清	0.22	—	0.22	—
1:3 正常人血清	—	0.22	—	0.22

2.将上述各管混匀后在室温静置 1h。

3.将 721 分光光度计波长调至 450nm,预热 10min 后,用 1cm 比色杯进行检测。在检测测定管标本 OD 值前,均应先用对应对照管溶液校正零点。

【结果】

病人血清检测管 OD 值≥正常人血清管 OD 值 2 倍时为阳性,表示病人血清中存在 IC。如病人血清检测管 OD 值≤正常人血清管 OD 值 2 倍时为阴性,表示病人血清中不存在 IC。

六、迟发型超敏反应(皮肤试验)

(一)结核菌素(OT)试验

【原理】

将结核杆菌注入曾受结核杆菌感染的机体皮内或经卡介苗接种的豚鼠皮内,结核菌素与致敏淋巴细胞结合,释放淋巴因子,在注射部位形成变态反应性炎症,出现红肿、硬结。 如受试机体及动物未受过结核杆菌的致敏,则无局部变态反应发生(超敏反应)。

【材料】

1.豚鼠(250g 左右)2 只。

2.卡介苗或结核杆菌菌液。

3.结核菌素 1:1000 盐水稀释液。

4.结核菌素注射器及针头(5 号),75％酒精棉球。

【方法】

1.取豚鼠 2 只,一只在右股内侧皮下注射卡介苗 10mg,另一只作对照。

2.将动物标记后,置笼中饲养一个月。

3.将 2 只动物腹侧毛剪去一块,用酒精消毒后,皮内注射 0.1ml 1:1000 倍稀释的结核菌素。

【结果】

注射后 72h 观察结果,如注射部位有红肿,硬结直径超过 1cm 时即为阳性反应;如无任何变化者为阴性反应(表 12-3)。

表 12-3　结核菌素试验结果判断

红肿硬结直径(cm)	结果判断
<0.5	－
>0.5	＋(可疑)
>1.0	＋＋
>2.0	＋＋＋
局部坏死或水泡	＋＋＋＋

【注意事项】

本试验试剂失效(如卡介苗失效)或试验操作有误,可出现假阴性反应。

(二)PHA 皮肤试验

【原理】

植物血凝素(phytohemagglutinin,PHA)皮肤试验也是细胞免疫体内测定法之一。

PHA 注入皮内后,若受试者细胞免疫功能正常,24h 左右即可在注射部位出现红肿和硬结,属Ⅳ型超敏反应。

【材料】

1.植物血凝素(PHA)。

2.75％酒精、无菌棉签或棉球、结核菌素注射器。

【方法】

1.将冻干 PHA 制剂用无菌生理盐水稀释成 $100\mu g/ml$ 的稀释液。

2.在前掌侧下 1/3 处,用 75％酒精作皮肤消毒后,皮内注射 PHA 稀释液 0.1ml。

3.注射后 24h 观察局部反应情况,并记录结果。

【结果】

阳性反应:红肿、硬结直径超过 1.5cm 者。

弱阳性反应:红肿、硬结直径在 0.5～1.5cm 者。

阴性反应:局部无明显改变。

【注意事项】

1.PHA 稀释后的注入量各家报道不等(0.1ml 内含 $2\mu g$、$5\mu g$、$10\mu g$ 等,可能与各批号的纯度与活性有关,故实验前最好事先预试,找出合适的剂量,并从较大量的正常人皮试结果得出反应的正常值范围。

2.临床应用时最好与其它细胞免疫测定方法同时做,以供参照,求得较准确的结论。

实验十三　多克隆抗体的制备及纯化

机体初次接触抗原后,激发体液免疫应答反应。在巨噬细胞和辅助性 T 细胞(Th)的作用下,处女 B 细胞被激活,增殖分化为抗体形成细胞(AFC)和记忆 B 细胞(Bm)。AFC 产生特异性抗体。由于初次反应时,只有少量对该抗原特异性的免疫活性细胞(ICC)被诱导而增生分化为 AFC。随着抗原的消耗,抑制性 T 细胞(Ts)的激活和循环抗体的反馈抑制作用,AFC 减少,抗体滴度很快下降。因此初次反应的抗体持续时间较短,亲和力也较低,多无实际应用价值。然而当机体再次受同一抗原刺激后,对该抗原特异性的 Bm 迅速增殖分化为 AFC,产生特异性抗体,同时 Th 的记忆细胞也加快反应进程,因而在抗原作用后 1～2 天后,抗体滴度迅速上升。此时抗体合成率为初次反应的几倍到几十倍。Bm 表面有大量高亲合力的抗原受体(主要为 IgG 和 IgD 型受体),因此,二次反应所产生的抗体主要是高亲合力的 IgG。

使用佐剂可增强抗原的免疫原性,延长抗原在体内的存留时间。同时,适当的加强免疫也能使机体内保持恒定的抗原刺激,使初次反应与二次反应融合在一起,机体的抗体水平持续上升,达到实用要求。

用纯化抗原免疫动物是制备多克隆免疫血清的通常方法。免疫动物的抗原虽然进行了纯化,但每种抗原分子常带有多个抗原决定簇,可刺激动物产生针对同一抗原不同决定簇的多种抗体,我们称之为多克隆抗体。因此,多克隆免疫血清实质上是由多种抗体组成的混合物。

一、伤寒杆菌(颗粒性抗原)抗血清的制备

【原理】

伤寒杆菌"O"和"H"抗原是临床和实验常用的分型鉴定和诊断抗原。"O"抗原属细胞壁脂多糖,为性质稳定的菌体抗原,耐热;"H"抗原属鞭毛蛋白质,不稳定,经甲醛固定后成为遮盖菌体成分的表面抗原。利用上述特性制备伤寒杆菌"O"和"H"抗原,免疫动物后,即可获得抗"O"和抗"H"的免疫血清。

【材料】

1.伤寒杆菌标准株、伊红-美蓝平板、肉浸液琼脂斜面。

2.无菌生理盐水、甲醛。

3.家兔、灭菌注射器、离心机等。

【方法】

1.菌种的选择

(1)将用以制作免疫血清的伤寒杆菌标准株划线接种于伊红-美蓝平板上,置 37℃培养 24h。

(2)根据菌落形态挑选典型光滑菌落进行涂片,革兰氏染色显微镜检查。

(3)将鉴定为典型的纯菌落接种于肉浸液琼脂斜面,并作生化反应试验及血清学鉴定。

2.制备伤寒杆菌"H"抗原(菌液)

(1)将鉴定合乎标准的、鞭毛典型的伤寒杆菌标准株接种于肉浸液琼脂斜面,37℃培养24h。

(2)用接种环刮取菌苔移入 10ml 无菌生理盐水中;然后加入 0.04ml 甲醛,摇匀,置37℃水浴 24h(或置 4℃ 3~5 天)将菌杀死。

(3)上述菌液作无菌试验合格后,用比浊法测定菌液浓度,并用无菌生理盐水稀释成5 亿~10 亿/ml,即成"H"菌液抗原。4℃保存备用。

3.制备伤寒杆菌"O"抗原(菌液)

(1)将鉴定合乎标准的伤寒杆菌标准株接种于肉浸液琼脂斜面,37℃培养 24h。

(2)用接种环刮取菌苔移入 10ml 无菌生理盐水中,100℃水浴 2h 杀菌(或用 5％石炭酸盐水冲洗刮下菌苔,置 37℃水浴过夜或置室温 4~7 天杀菌)。

(3)上述菌液作无菌试验合格后,用比浊法测定菌液浓度,并用生理盐水稀释成 5~10亿/ml,加入石炭酸至终浓度为 5％,即成"O"菌液抗原。4℃保存备用。

4.免疫动物

(1)选择 2~2.5kg 的健康家兔,耳静脉抽血少许分离血清,检测有无与伤寒杆菌相关的天然凝集素。

(2)将合适家兔分二组,一组用"H"抗原,另一组用"O"抗原,均经耳静脉注射。两组免疫注射程序相同,方法见表 13-1。

(3)末次注射后第六天试血,自耳静脉抽血少许分离血清,与相应菌液作试管凝集反应,若效价达 1:1280 以上,即可收获血清。若效价偏低,再用相应抗原 3ml 强化免疫 1~2 次,常可使效价明显升高。

表 13-1　菌液抗原免疫家兔方案　　　　　　　　　　单位:ml

免疫日程	第 1 天	第 5 天	第 9 天	第 13 天
耳静脉注射量	0.5	1.0	2.0	3.0

5.收获免疫血清

(1)试血合格家兔经动脉或心脏采血,血液置瓶内室温过夜,吸出血清成分离心 2000r/min×20min,除去沉淀的红细胞。

(2)测血清凝集效价后加入 0.02％叠氮钠(或 0.01％硫柳汞,或加等量甘油),低温冰箱保存备用。

【注意事项】

1.用于制备抗体的菌株必须是纯菌种,不能有其它菌株污染,且没有发生变异。有条件最好选用 ATCC 菌株,作为免疫菌种。

2.菌种必须经过灭活后才可用于免疫。

3.细菌的浓度要适当,太高或太低对抗体的产生均有影响。

4.选用的动物要健康,最好选用雄性动物,妊娠动物不能使用。事先应检测其血清中是否存在与伤寒杆菌相关的天然抗体,如有天然抗体,则不用该动物。

5.分离血清时应尽可能避免溶血。

6.本试验也可改用腹腔注射免疫,注射剂量为 2ml/每次。

二、溶血素(颗粒性抗原)的制备

【原理】

本实验应用绵羊红细胞免疫家兔获得抗绵羊红细胞抗体。由于当两者结合并有补体存在时,可出现红细胞溶解,故此抗体又称溶血素。

【材料】

1.制备绵羊红细胞悬液　遵循无菌操作,自绵羊颈静脉采血,注入已备有等量 Alsever 氏血球保存液的三角烧瓶内,置 4℃冰箱,可保存 1 月之久。用时取出血球悬液,2000r/min 离心 5min,弃上清液,加 3~4 倍生理盐水与血球充分混匀后,2000r/min 离心 5min,弃上清液,如此反复 3 次,最后一次离心 10min,并用生理盐水配成 20%羊红细胞悬液,置 4℃保存备用。

2.家兔免疫程序见表 13-2。

表 13-2　家兔免疫程序

日期(天)	1	3	5	7	9	12	15	20
剂量(ml)	0.5	1.0	1.5	2.0	2.5	2.0	2.0	—
途径	皮下	皮下	皮下	皮下	皮下	静脉	静脉	试血

3.收获溶血素　免疫注射第 20 天试血,若溶血效价达 1∶2000 以上时,即可收获血清,加 0.02%叠氮钠防腐,低温保存备用。

【注意事项】

1.用于免疫的红细胞应无菌。

2.红细胞浓度要适当,太高或太低对抗体的产生均有影响。

3.选用的动物要健康,最好选用雄性动物,妊娠动物不能使用。事先检测其血清中是否存在与绵羊红细胞相关的天然抗体,如有天然抗体,则不用该动物。

4.本试验也可改用腹腔注射免疫,注射剂量为 2ml/次。

5.分离血清时避免溶血。

三、抗人 IgG(可溶性抗原)免疫血清的制备

【原理】

本实验以人血清 IgG 为抗原,免疫家兔获得抗人 IgG 免疫血清。

【材料】

1.动物:健康雄性家兔,体重 2.5~3.0kg。

2.抗原:经提纯的人 IgG。

【方法】

1.IgG-弗氏完全佐剂的制备　将灭菌的弗氏完全佐剂置于研钵内,边研磨边缓慢滴加等量人 IgG(1~5mg 蛋白/ml),直至形成白色油包水乳剂。以滴加于水中完全不散开为合格。

置 4℃保存备用。

2. 选用 2.5～3.0kg 的健康雄性家兔,于背部、颈部多点位皮下注射 IgG 完全佐剂抗原 1ml。2～3 周后,原处附近用不完全佐剂抗原加强免疫一次,以后每间隔 7～10 天用不完全佐剂抗原加强免疫一次,约 2～3 次后试血(测定抗体效价)。

3. 末次注射后第七天试血,琼脂双扩散试验效价达 1：64,即可放血收获血清,此即为兔抗人 IgG 免疫血清(多克隆血清)。

4. 按需要加入叠氮钠至 0.02%,将抗体分装至合适体积储存于－20℃或－70℃。

【注意事项】

1. 实验动物个体之间产生抗体反应的差异很大,因此,免疫时至少应选用两只以上的动物,最好选用雄性动物,妊娠动物不能使用。事先检测其血清中是否存在与抗原相关的天然抗体,如有天然抗体,则不用该动物。

2. 抗原必须经弗氏完全佐剂(或不完全佐剂)充分乳化,才能注射。否则将明显影响免疫效果。制备乳化抗原是费时、费力的工作,应有耐心。

3. 佐剂一方面可提高特异性免疫反应的效果,获得高效价的免疫血清,但抗原不纯时可使抗原中极微量的污染物(0.005mg)产生抗体,从而导致免疫血清的纯度受到影响。另外,有些动物种系对卡介苗过敏,尤其是豚鼠,其次是家兔,但再次注射完全佐剂时,可引起超敏反应导致免疫失败。为此,第二次免疫注射时应改用不完全佐剂或减少佐剂中卡介苗的剂量。以减少或防止超敏反应的发生。

4. 抗原的剂量决定于抗原的种类。对免疫原性强的抗原应相对减少,免疫原性弱的抗原应相对增加。抗原的用量一般以体重计算。在使用佐剂的情况下,一次注入的总剂量以 0.5mg/kg 为宜,如不加佐剂,则抗原剂量可增大 10 倍。另外,免疫周期长者可少量多次注射,免疫周期短者可加大量少次注射。

5. 免疫方法尽可能采用多点位注射法,即在家兔脊柱两旁选择 4～6 个点位皮下注射,颈部和两侧腹股沟同时也应注射,每点注射 0.2ml。间隔两周后再于上述部位选不同点进行加强免疫注射。

实验十四　单克隆抗体的制备

自 1975 年 Köhler 和 Milstein 首次成功制备出小鼠抗绵羊红细胞单克隆抗体以来，这一技术在医学生物学领域产生了重大的影响，被广泛应用于免疫学、微生物学、肿瘤学、遗传学以及分子生物学等各个研究领域。在小鼠-小鼠 B 淋巴细胞杂交瘤技术基础上，近几年又发展了人-人、人-小鼠以及大鼠-大鼠 B 淋巴细胞杂交瘤技术，除了 B 淋巴细胞杂交瘤技术（单克隆抗体制备技术）外，还建立了 T 淋巴细胞杂交瘤技术。在本实验中主要介绍小鼠-小鼠 B 淋巴细胞杂交瘤技术。小鼠-小鼠 B 淋巴细胞杂交瘤技术是应用最广泛的杂交瘤技术，其优点在于：小鼠骨髓瘤细胞比较稳定，容易获得，容易培养；使用小鼠作为免疫动物所需抗原量较少，操作简便，并容易获得好的免疫效果；融合成功的杂交瘤细胞属于同种属杂交细胞，传代较稳定，不容易发生变异。这一技术的不足之处在于：鼠源的单克隆抗体不能直接用于临床治疗，目前只限用于基础研究及体外诊断试验。

致敏 B 淋巴细胞能分泌特异性的抗体，但这些细胞不能在体外长期存活。骨髓瘤细胞可在体外大量繁殖，但不能分泌特异性的抗体，若将小鼠的骨髓瘤细胞与这些能够分泌某种抗体的 B 淋巴细胞融合，则融合后的杂交瘤细胞既具有肿瘤细胞易繁殖的特性，又具有 B 淋巴细胞能分泌特异性抗体的能力。由于每个致敏的 B 淋巴细胞只针对单一的抗原决定簇产生抗体，所以克隆化的杂交瘤细胞能够分泌针对单一抗原决定簇的单克隆抗体，这是单克隆抗体制备的基本原理。单克隆抗体制备程序如图 23 所示。

一、小鼠骨髓瘤细胞的准备

（一）小鼠骨髓瘤细胞株

一株好的小鼠骨髓瘤细胞株应当具备如下几个特点：①稳定，易培养；②自身不分泌免疫球蛋白；③融合率高；④是 HGPRT 缺陷株。现有的小鼠骨髓瘤细胞株大多是 MOPC-21 细胞株的后代，这株骨髓瘤细胞是由 Horibata 和 Harris 在体外培养成功的，命名为 P3K。它的 HGPRT 缺陷细胞亚株在 Milstein 实验室建立，简称为 X63。Köhler 等人又进一步诱发产生了一株丢失免疫球蛋白重链的变异细胞亚株，简称为 NS-1，随后又进一步诱发出完全不分泌免疫球蛋白的 P3.653 和 SP2/0 等，目前在我国最常用的为 SP2/0 和 NS-1。

（二）小鼠骨髓瘤细胞株的保存

1. 防止突变、定期筛选　少数骨髓瘤细胞会发生自发的基因突变，为了防止 HGPRT 缺陷的回复突变，可将细胞定期（一般 20 代的间隔）以 8-氮鸟嘌呤（8-AG，$15\sim20\mu g/ml$ 培养液）处理，连续培养 7 天，除去含 HGPRT 的骨髓瘤细胞。

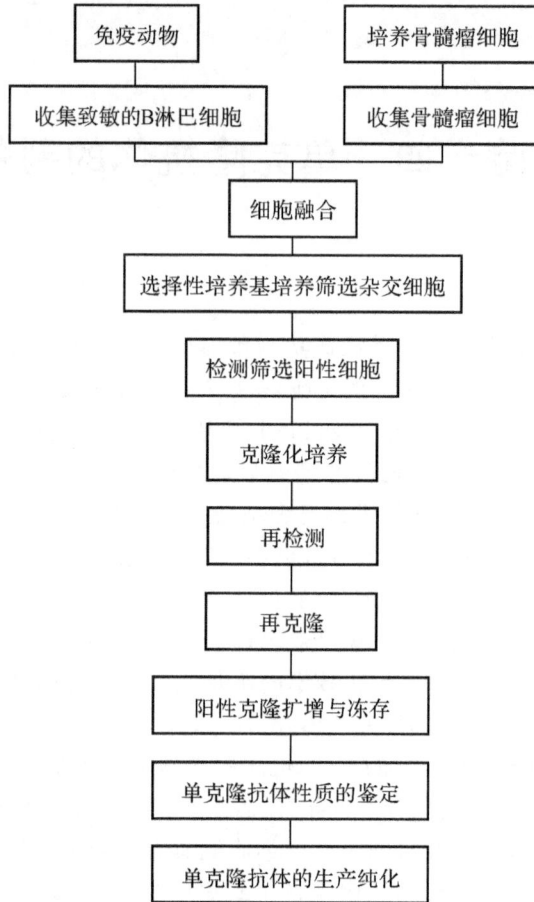

```
        ┌──────────┐              ┌──────────┐
        │  免疫动物  │              │培养骨髓瘤细胞│
        └────┬─────┘              └────┬─────┘
             │                         │
    ┌────────┴────────┐       ┌────────┴────────┐
    │ 收集致敏的B淋巴细胞 │       │  收集骨髓瘤细胞   │
    └────────┬────────┘       └────────┬────────┘
             │                         │
             └───────────┬─────────────┘
                   ┌─────┴─────┐
                   │  细胞融合   │
                   └─────┬─────┘
            ┌────────────┴────────────┐
            │ 选择性培养基培养筛选杂交细胞 │
            └────────────┬────────────┘
                ┌────────┴────────┐
                │  检测筛选阳性细胞  │
                └────────┬────────┘
                   ┌─────┴─────┐
                   │  克隆化培养  │
                   └─────┬─────┘
                    ┌────┴────┐
                    │  再检测  │
                    └────┬────┘
                    ┌────┴────┐
                    │  再克隆  │
                    └────┬────┘
              ┌──────────┴──────────┐
              │   阳性克隆扩增与冻存    │
              └──────────┬──────────┘
              ┌──────────┴──────────┐
              │   单克隆抗体性质的鉴定   │
              └──────────┬──────────┘
              ┌──────────┴──────────┐
              │   单克隆抗体的生产纯化   │
              └─────────────────────┘
```

图 23

2.防止支原体污染 小鼠骨髓瘤细胞,一旦被支原体污染,细胞生长状况不良,将严重影响融合率。支原体污染肉眼难以辨别,检查是否被支原体污染的方法有多种,如低张力处理地衣红染色,荧光染色法,电镜标本观察等,具体检查步骤可参考有关书籍。被污染的细胞一般无法用药物彻底排除,最有效的方法是将已污染的细胞注入 BALB/c 小鼠的腹腔,借助腹腔中的巨噬细胞将支原体消除。具体操作如下:

(1)收集骨髓瘤细胞,计数,离心,去上清,加入不含血清的培养基,调节细胞浓度为 $10^6/ml$。

(2)取 $1 \sim 2$ 只 8 周龄的雌性 BALB/c 小鼠,每只腹腔注射 1ml 骨髓瘤细胞。$7 \sim 10$ 天后,小鼠腹部增大,将小鼠脱颈椎处死,按无菌操作规程,剪开表皮,不要弄破腹膜,用肝素(500U/ml)湿润的 10ml 注射器,抽取腹水,离心,弃上清液,再用不含血清的培养液洗一遍,再离心,弃上清液。

(3)根据细胞团块的大小,加入适量的冻存液,打匀,分装在若干个冷冻管内,冻存留作种子细胞。

(4)同时将部分细胞接种至培养瓶内,用含 8-AG($15 \sim 20 \mu g/ml$)的完全培养液连续培养 $7 \sim 10$ 天,去除其它小鼠腹腔细胞。经 8-AG 筛选过的骨髓瘤细胞才可用于细胞融合。

建议骨髓瘤细胞的培养、冻存均采用无支原体污染的胎牛血清,因为支原体污染的最主要来源是小牛血清。

3.冻存方法　骨髓瘤细胞应尽量减少培养传代的次数,不用时及时冻存。冻存前将骨髓瘤细胞培养至对数生长期,细胞活力最好时冻存能够提高存活率。冻存时细胞浓度为$(3 \sim 5) \times 10^6 / ml$。具体操作如下:

(1)将骨髓瘤细胞移至离心管内,离心,弃上清液。

(2)加入 $0.5 \sim 1.0ml$ 冻存液,打散细胞后转移至塑料冻存管内。

(3)将冻存管置于 $-70℃$ 冰箱,$12 \sim 24h$ 后,迅速移入液氮罐中。

冻存液配制:取无菌培养瓶,先加入 40% 的培养基(RPMI 1640 或 DMEM),再加入 50% 的胎牛血清,最后加入 10% 的二甲基亚砜(DMSO),混匀。二甲基亚砜可高温高压消毒,如要过滤除菌,则需要特殊过滤膜。

(三)小鼠骨髓瘤细胞的培养

具体操作如下:

(1)融合前 10 天,将骨髓瘤细胞从液氮罐中取出,迅速放入 37℃ 温水中,不断摇晃,至冻存液完全溶解。

(2)直接以冻存管离心,弃上清液,加入一些新鲜配制的完全培养液,打散细胞后移至 50ml 培养瓶中。

(3)于 $5\% CO_2$ 37℃ 培养,根据细胞的生长状况换液,丢弃一部分细胞。一般 $5 \sim 7$ 天细胞可完全恢复,镜下可见细胞大小均匀,圆而透亮。

(4)融合前 $2 \sim 3$ 天,将一瓶细胞传至 4 瓶,继续培养。这样在融合时,细胞一般正处于指数增殖期,活力最好,细胞总数约 $(1.0 \sim 1.2) \times 10^7$。

完全培养液配制:90ml RPMI 1640 或 DMEM 培养基(已加 $NaHCO_3$),加 10ml 经灭活处理的胎牛血清,1ml 100 倍浓缩的青链霉素和 1ml 100 倍浓缩谷氨酰胺溶液,混匀。

100 倍浓缩谷氨酰胺溶液配制(0.2mol/L):2.92g L-谷氨酰胺溶于 100ml 双蒸水,过滤除菌后分装成 1ml,$-20℃$ 贮存。

100 倍浓缩的青链霉素溶液配制:青霉素 100 万 U,链霉素 100 万 μg,溶于 100ml 无菌生理盐水或 PBS 中,分装成 1ml,$-20℃$ 贮存。

二、免疫 B 淋巴细胞的准备

(一)免疫动物

用目的抗原刺激机体,使机体产生致敏的 B 淋巴细胞,是单克隆抗体制备的第一个关键,免疫效果的好坏直接影响到阳性率,及阳性克隆分泌产物的特性,免疫成功的标志是在融合时脾脏能够提供大量处于增殖状态的特异性 B 淋巴细胞,此时血清中的抗体效价不一定最高。

1.可溶性抗原　可溶性抗原的免疫效果与抗原的分子量有关,分子量大的抗原(5 万以上)容易产生好的免疫效果,分子量小的抗原(2 万～4 万)较难产生好的免疫效果,但可通过增加免疫次数来提高免疫效果。分子量 1 万左右的抗原最好先连接于载体蛋白,再行免疫。半抗原物质则必须与载体蛋白连接才能免疫。可溶性抗原不论分子量大小,都应与弗氏佐剂混合后再进行免疫。弗氏佐剂能延缓抗原的释放,增强免疫应答作用。

具体操作如下:

(1)取 2~4 只 6 周龄的雌性健康 BALB/c 小鼠同时免疫。可溶性抗原每次用量一般为 10~100μg。首次免疫需加弗氏完全佐剂,用微量搅拌器充分混匀,背部皮下多点位注射。

(2)2 周后进行第二次免疫,也称加强免疫。加强免疫的抗原量减半,并改用弗氏不完全佐剂,但注射体积和方法不变。加强免疫可行多次,直至血清效价达到要求。

(3)融合前 3 天进行最后一次免疫,也称冲击免疫,用 PBS 150μl 溶解抗原 50~100μg,经小鼠尾静脉注射。冲击免疫的目的是促进免疫小鼠脾脏内正处于增殖状态的 B 淋巴细胞达到最多,因此非常关键,注射量太少,不足以刺激脾脏内的记忆细胞,量大了有可能造成小鼠体内因抗原抗体免疫复合物大量形成而引起休克和死亡。冲击免疫若改用腹腔注射,危险性小,但应加大注射量。

2. 颗粒性抗原　颗粒性抗原(细胞、病毒、病原体碎片等)容易产生好的免疫效果,免疫时可不加佐剂,直接注入 BALB/c 小鼠的腹腔。如果是细胞性抗原,每次注射 $10^6 \sim 10^7$,共 0.5ml。间隔 2 周后,进行加强免疫,一般两次即可。融合前 3 天按同样方法再免疫一次。

3. 其它免疫方法

脾内直接注射。此法适用于抗原量特别少的情况。具体操作如下:

(1)腹腔注射戊巴比妥将小鼠麻醉(6~7μg/g 体重)。

(2)按无菌操作规程,在小鼠腹部脾脏部位切一小口,拉出脾脏,用 4~5 号针头,纵向插入小鼠脾脏内,边注射边退针,将 50~100μl 的抗原均匀地注射在小鼠脾内。一般可溶性抗原一次注射 20μg,细胞抗原一次注射 2.5×10^5 个细胞。注射后缝合小鼠皮肤。

(3)4 天后,取脾脏制备脾细胞作融合。

也有人先进行一次常规免疫,再行脾内注射。脾内注射周期短,抗原用量小,但效果不稳定,不容易获得高亲和力的抗体。

(二)免疫效果检测

免疫 2~3 次后,可从眼眶取血检测血清效价。

具体操作为:

1. 按住小鼠头部,用毛细管插入小鼠的内眼角,取血 15~20μl,吹入小离心管中,离心。

2. 用移液器吸取血浆 2~5μl,用 PBS 稀释至 100 倍,500 倍,1000 倍,2000 倍。检测方法根据抗原特性决定,但不论采用什么方法,都应与杂交瘤细胞的检测方法一致。具体方法参见本节五。若采用放射免疫检测法检测,血清效价达 1:2000,即可准备细胞融合。

三、细胞融合

致敏的 B 淋巴细胞必须与骨髓瘤细胞融合,才能产生杂交的细胞,因此细胞融合是单克隆抗体制备的中心环节。细胞融合的方法多采用化学试剂助融,最常用的助融剂是聚乙二醇(polyethylene glycol,PEG),分子量 1000~4000 的 PEG 助融效果好,对细胞的毒性又相对最小。此外,还可利用电融合仪等物理方法,在亲本细胞数目较少的情况下这种方法可能有实用价值。

（一）收集骨髓瘤细胞

将对数生长期的细胞收集至离心管中，计数。取$(1\sim2)\times10^7$个细胞，离心弃上清液，置室温待用。

（二）收集 B 淋巴细胞

冲击免疫后 3 天，摘除小鼠眼球放血。血清留作阳性对照。按无菌操作规程取出脾脏，在小平皿中压碎研磨，加入少量不含血清的培养液，用 100 目的不锈钢网过滤。收集过滤后的细胞悬液于离心管中，计数，取 1×10^8 个细胞，离心，弃上清液，置室温待用。

（三）细胞融合

1.将准备好的骨髓瘤细胞和脾细胞移至一个 50ml 锥形离心管中，加入一定量的无血清培养液，离心，吸去上清液。

2.将离心管放在掌心摇动，使细胞团成松散的糊状。

3.将离心管置于 37℃ 水浴中，吸取 $0.7\sim1.0$ml 50％的 PEG 溶液（MW4000），慢慢加入细胞中，边加边搅，1min 加完。

4.静置 1min，再吸取预先准备好的 10ml 无血清培养液，缓慢加入，以稀释 PEG，终止融合反应。边加边缓慢搅拌，先慢后快，前 2min 加入 2ml，后 2min 加入剩余的培养基。

5.离心，吸去上清液。将细胞团摇散，加入 HAT 选择性培养液。

四、融合细胞的接种与选择性培养

杂交细胞的选择是利用在选择性培养基中只有杂交瘤细胞才能生长的特点，最常用的是 HAT 选择性培养基。其原理为：骨髓瘤细胞多为 HGPRT（次黄嘌呤鸟嘌呤磷酸核糖转移酶）缺陷株，或 TK（腺苷激酶）缺陷株。HGPRT 和 TK 是细胞合成 DNA 和 RNA 旁路途径上的两种重要的酶，如果缺乏这两种酶中的任意一种，在正常途径受阻的情况下，细胞将不能利用旁路途径合成 DNA 而死亡。HAT 中的 A 为氨基喋呤，就是一种正常途径的阻断剂，H 和 T 分别为次黄嘌呤和胸腺嘧啶核苷，它们分别是 HGPRT 和 TK 的底物，具备 HGPRT 和 TK 的细胞在正常途径受阻时，可利用 H 和 T 依靠旁路途径合成 DNA 和 RNA 继续生存。在杂交瘤制备中，致敏的 B 淋巴细胞含有 HGPRT 和 TK，它与骨髓瘤细胞融合，可弥补骨髓瘤细胞缺陷，因此只有此类杂交的细胞可在 HAT 选择性培养基中长期存活，其余未杂交细胞都将死亡。

（一）饲养细胞的准备

融合成功的杂交细胞很少，加入饲养细胞可帮助杂交细胞生长，而饲养细胞本身生长一段时间后会自然死亡。饲养细胞可以用小鼠腹腔巨噬细胞，也可用小鼠胸腺细胞。

1.取小鼠腹腔巨噬细胞作饲养细胞

（1）取一只 6～8 周龄的健康 BALB/c 小鼠，脱颈椎处死。

（2）按无菌操作规程，剪开皮肤，应注意不要剪破腹膜。

（3）用无菌的 9 号针头和 5ml 注射器吸取 5ml 无血清培养液，注入小鼠腹腔，用手轻揉腹部，慢慢抽回，如此反复两次。

（4）吸出的液体置于离心管中，离心，去上清液。加入一定量无血清培养液，再离心，弃上清。沉淀于管底的细胞置室温备用。一般一只小鼠可取 10^7 个巨噬细胞。

2.取小鼠胸腺细胞作饲养细胞

(1)取一只健康的 3~4 周龄 BALB/c 小鼠,摘除眼球放血处死。

(2)按无菌操作规程,剪开胸部皮肤,顺着胸骨两侧剪至腋下,打开胸腔,取出位于心脏上方的胸腺置于平皿中。

(3)撕碎胸腺组织并作研磨,加入无血清培养液,以 100 目的不锈钢网过滤。

(4)过滤后的细胞悬液移至离心管中,离心,弃上清液。沉淀的细胞置室温待用。一般一只小鼠可取 10^8 个胸腺细胞。

(二)接种

1.液体培养基　这是最广泛应用的方法。液体培养基含 HAT、15％~20％的胎牛血清及青链霉素等。培养基多采用 DMEM 及 RPMI 1640。将融合后的细胞和滋养细胞移至一大培养瓶内,加入配制好的选择性液体培养液 50ml,混匀后,接种至两块 96 孔培养板或两块 24 孔培养板。96 孔板每孔加 $250\mu l$,含细胞 5×10^5(不包括滋养细胞);24 孔板每孔加 1ml,含细胞 2×10^6。培养 7~10 天后可换成 HT 培养基。

100 倍贮 HT 存液的配制:称取 136.1mg 次黄嘌呤及 38.8mg 胸腺嘧啶核苷;逐次溶解在 100ml 双蒸水中。次黄嘌呤不易溶解,可加温至 50~80℃以助溶解;过滤除菌,分装,贮存于-20℃。

100 倍 A 贮存液的配制:称取 1.76mg 氨基喋呤,加 90ml 双蒸水,滴加 1mol/L NaOH 溶液,不断摇动,直至氨基喋呤完全溶解,再滴加等量 1mol/L HCl 溶液,恢复 pH 至 7.0 左右;补足双蒸水至 100ml,过滤除菌,分装,贮存于-20℃。

50 倍 HAT 贮存液的配制:取 100 倍的 HT 贮存液和 100 倍的 A 贮存液等体积混合。

2.甲基纤维素半固体培养基　此方法是 Davis 1982 年首创的。其优点是杂交细胞可固定在一个位置生长,直接形成克隆,经挑取后可免去克隆化培养的步骤,比液体培养基节省时间。另外杂交细胞也稳定,容易生长。与软琼脂固体培养基相比,融合后的细胞在半固体培养基中易于混合,操作简便,容易挑取克隆转移至液体培养基。缺点是挑取克隆必须在解剖镜下进行,有一定的难度且检测时工作量大。

具体操作步骤:

(1)取 25ml 2％甲基纤维素半固体培养基、10ml 胎牛血清及 2ml 50 倍 HAT 浓缩液,与融合后的细胞及滋养细胞混合,用 DMEM 培养基调节体积至 40ml,充分混匀。

(2)均匀地倒入 20~22 个直径 35mm 的小平皿中,每皿约 2ml。

(3)将小皿置于潮湿的培养盒内,于 5％ CO_2 37℃孵育 7~10 天,尽量避免晃动。

2％甲基纤维素半固体培养基的配制:称取 2g 甲基纤维素(25℃ 2％的黏滞度为 4000cps),放入 100ml 容积的三角瓶内,加入 50ml 双蒸水,同时放入一个搅拌仔,高温高压消毒,趁热稍加振摇,冷却后置 4℃12~24h,加入预先准备好的双倍 DMEM 培养基 50ml,拨动搅拌仔,置于 4℃冰箱搅拌过夜,完全混匀后即可使用。

五、杂交瘤细胞的检测

并非所有的杂交细胞都能分泌针对目的抗原的特异性抗体,因此要通过可靠、简便、快速的方法,将那些能够分泌目的抗体的杂交瘤细胞筛选出来。常用的方法有酶联免疫分析法、放射免疫分析法及荧光免疫分析法等。

检测的方法应该在细胞融合之前就已确立，如果将细胞接种于液体培养基，检测时间一般掌握在 2～6 周内。如果将细胞接种于半固体培养基，检测时间是在克隆转移至液体培养基培养 3～7 天后。

（一）固相酶联免疫测定

固相酶联免疫测定法适合于较大分子的可溶性抗原。颗粒性抗原也可使用，但效果不如可溶性抗原。检测细胞性抗原，应当去除细胞内的过氧化物酶，以减少假阳性的出现。

具体操作步骤如下：

1. 包被抗原　将可溶性抗原溶解于包被液，加入酶标板或可拆卸板条的小皿中，使其吸附于皿壁上。每孔加 $100\mu l$ 含 $0.1～0.6\mu g$ 的抗原溶液，4℃放置 12～24h。若为细胞性抗原，则每孔加 10^5 个细胞，待其自然干燥，或直接将细胞接种于小皿中，待细胞贴壁生长后再去除培养基，用于检测。

2. 封闭　去掉包被液后，每孔中加满封闭液，其目的是以无关蛋白掩盖未被抗原占据的皿壁表面，以减少非特异性反应。封闭时间为室温 2h，或 4℃过夜。封闭后的板条可马上用于检测，也可甩掉封闭液后凉干，以透明胶带密封，贮存于 4℃备用。

3. 加待测上清液 $100\mu l$，37℃孵育 1h。

4. 甩掉样品，加满洗液洗三遍。

5. 加辣根过氧化物酶标记的抗鼠 IgG 抗体工作液 $100\mu l$（酶标二抗），37℃孵育 30～60min。

6. 甩掉酶标二抗，加满洗液洗三遍。

7. 加底物显色剂 $50\mu l$，室温静置 5～10min。

8. 加 2mol/L 的 H_2SO_4 溶液 $50\mu l$ 以终止反应。

9. 观察结果　可用酶标仪测定，波长 450nm，OD 值高于阴性对照 2 倍以上者可视为阳性，也可以肉眼观察，颜色明显深于阴性对照者可视为阳性。注意：如果阳性对照本身差别不明显，说明测定系统有问题，应查明原因。

（二）放射免疫测定

1. 固相放射免疫测定　固相放射免疫测定与固相酶联免疫测定的原理相同，只是二抗的标记物为同位素（一般多用^{125}I）。用^{125}I标记的二抗孵育后，洗 3 遍，将小皿分别放入试管中，用 γ 计数器计数。cpm 值高于阴性对照 3 倍以上可视为阳性。

2. 液相放射免疫测定　此方法标记的是抗原，因此特别适用于可溶性抗原量很少的情况，以及一些半抗原物质。

具体操作步骤：

（1）在试管中加入待测样品 $100\mu l$ 和标记的抗原 $100\mu l$，4℃孵育 4h，或室温孵育 1h。

（2）加入沉淀液，室温放置 20～60min。

（3）3000r/min 离心 20min，分离游离物和沉淀物。若以活性炭配制沉淀液，则沉淀物为吸附在活性炭上的游离标记抗原，测量时应测上清液，看其是否有结合的标记抗原（^{3}H 标记物多用此法）。若以 PEG-抗鼠 IgG 二抗配制沉淀液，沉淀物是抗原抗体结合的复合物，因此应测沉淀物看其是否含有标记的抗原（^{125}I 标记的抗原多用此法）。

（4）测定　若抗原用 ^{3}H 标记，测定时吸取 1ml 上清液加入 10ml 的闪烁液中。抗原用 ^{125}I 标记，则吸去上清液，直接测定试管中的沉淀物。

（5）判断结果　cpm 值高出阴性对照 3 倍以上可视为阳性。

3.放射免疫分析（RIA）缓冲液配制

（1）0.065mol/L 磷酸钾缓冲液（pH7.2）

A 液：0.065mol/L 磷酸二氢钾：磷酸二氢钾 8.8g 溶于去离子水 1000ml。

B 液：0.065mol/L 磷酸氢二钠：磷酸氢二钠（$Na_2HPO_4 \cdot 12H_2O$）23.28g 溶于去离子水 1000ml。

取 A 液 250ml 和 B 液 750ml 混合。

（2）取 NaCl 8.76g、BSA 5g、EDTA 0.5g 及 NaN_3 1g 溶于 1000ml（1）液中。

PEG-抗鼠 IgG 二抗沉淀液配制：350ml RIA 缓冲液与 640ml PBS 混合，加入 PEG 36g，溶解后再加入 10ml 羊抗鼠 IgG 抗血清（双扩效价 1：32）。

（三）荧光免疫测定法

此法是用荧光素标记的抗鼠 IgG 二抗，适用于抗细胞抗原及以组织切片为抗原的抗体检测。

（四）其它方法

还有一些免疫学方法可用于检测，如间接血凝试验、细胞毒性试验及免疫沉淀试验等。

六、阳性杂交瘤细胞的克隆化培养

为了确保单克隆抗体的纯一性，及避免其它阴性细胞对其生长的影响，要将阳性的杂交瘤细胞进行单细胞分离培养，经反复 2～3 次检测均为阳性的杂交瘤细胞，应及早进行克隆化培养。

（一）有限稀释法

这是最常用的方法，具体操作如下：

1.收集细胞计数。

2.按 10^5、10^4、10^3、10^2 到 10^1 的密度用 RPMI 1640 作系列稀释（最后一次用完全培养液）。

3.取一块 96 孔板，预先按每孔 $10^5 \sim 10^6$/100μl 完全培养液加好滋养细胞，然后加入 8～10 个/ml 的低密度细胞悬液，每孔 100μl。

4.将培养板置于 5%CO_2 37℃培养 7～10 天，其间尽量少作观察。

5.于第 2～4 天置 96 孔板于显微镜下观察，对确为只有一个细胞克隆生长的孔做好标记。

完全培养液配制：85ml RPMI 1640 或 DMEM 培养基，加 15ml 胎牛血清、1ml 青链霉素 100 倍浓缩液及 1ml 谷氨酰胺 100 倍浓缩液。

（二）半固体培养基法

前面提到融合后的细胞可接种于甲基纤维素半固体培养基，在半固体培养基中杂交细胞可直接形成克隆。培养 7～10 天后，在解剖镜下用加样器直接挑取克隆。挑取之前先在

96 孔板中加好滋养细胞,每孔 10^6 个/250μl 完全培养液,完全培养液中含 HT,每孔置放一个克隆。如果挑取时两个克隆靠得很近,难以分开,可置同一孔中,但须记下该孔的号码。若检测后该孔为阳性,应将这孔中的细胞再进行克隆化培养。再克隆时仍可利用半固体培养基。

使用甲基纤维素半固体培养基应当注意,由于克隆化培养在检测之前,因此需要检测的样品量很大,故应事先做好准备。

七、杂交瘤细胞的扩增与冻存

克隆化培养后的阳性杂交瘤细胞应当及时冻存,以防止这些细胞的染色体丢失,发生变异。杂交瘤细胞的扩增培养用含 10%胎牛血清的普通完全培养液,冻存方法参见本节一(二)3。

八、单克隆抗体性质的鉴定

为了更好地利用所获得的单克隆抗体,要对单克隆抗体的性质进行鉴定,鉴定内容包括亲和常数,特异性(交叉反应性)、结合位点、免疫球蛋白的类型及亚类。

(一)特异性

特异性鉴定是检测抗体是否还会与目的抗原之外的其它抗原反应。如果有反应,则与目的抗原的反应相比,程度有多大,即交叉反应性是多少。对于可溶性抗原,检测的方法可采用放射免疫竞争性实验(RIA 法)及蛋白印迹杂交(Western blot)实验等,对于颗粒性抗原,可采用固相酶联免疫分析法与荧光免疫分析法等。

1. RIA 法　此法最适合于商品化的抗原蛋白,如激素和因子等。具体操作步骤如下:

(1)将目的抗原配制成浓度梯度标准品。

(2)各取 100μl 上述标准品,分别与 100μl 同位素标记的抗原及 100μl 待测抗体混合,孵育 4h 或 4℃过夜。

(3)加 PEG-二抗沉淀液室温孵育 30～60min,3000r/min 离心 20min。

(4)吸去上清液,将沉淀物作 γ 计数。

(5)绘制一条竞争抑制标准曲线。从曲线上可看出,随着目的抗原标准品浓度的增大,抗体与标记抗原的结合率越来越低。做此项测定要注意调整抗体的浓度,抗体浓度太高时,不会出现竞争抑制反应。

(6)配制与目的抗原相关的其它抗原的标准品,以此替代目的抗原标准品,与标记的目的抗原及待测抗体孵育。操作步骤及孵育时间与前述相同,计数后也可绘制一条竞争抑制曲线。

(7)分别从两条曲线上找出结合率比最高点下降 50%时的目的抗原与竞争抗原的浓度值,按下列公式计算:

$$交叉反应率 = \frac{目的抗原 \times 50\%}{其它抗原 \times 50\%} \times 100\%$$

2. 蛋白印迹杂交实验　抗原(包括其它相关抗原)行 SDS-聚丙烯酰胺凝胶电泳,然后转至硝酸纤维膜上。转膜完毕后,将膜置于封闭液中,置室温 1～2h。取出凉干后,将膜切成小条,与待测抗体孵育,洗涤显色后观察结果。如果一种单抗只与某一特定的蛋白带起反应,说明其特异性强,若还与其它蛋白带起反应,说明有交叉反应。至于交叉反应的程度,只能做粗略的估计。详细步骤参见有关文献。

3. 固相酶联免疫测定　适合于颗粒性抗原及分子量大的可溶性抗原。将不同的抗原分别包被于酶标板的小皿中,再分别与待测抗体孵育,详细步骤参见本节五(一)。测定 OD 值后,将 OD 值扣除阴性对照的 OD 值,再按下列公式计算:

$$交叉反应率=\frac{其它抗原与抗体结合的 OD 值}{目的抗原与抗体结合的 OD 值}\times100\%$$

4.荧光免疫测定法　适合于细胞抗原及以组织切片为抗原的情况,具体操作步骤见有关章节。根据是否有荧光及荧光的强弱来判断是否有交叉反应及交叉反应的强弱。

(二)亲和常数

亲和常数反映的是抗体与抗原结合的能力。抗原抗体反应为一可逆反应:$Ag+Ab=Ag\cdot Ab$。根据质量作用定律,反应平衡时,$[Ag][Ab]\times K=[Ag\cdot Ab]\times K'$。平衡常数 $K_a=K/K'$。K_a 就是亲和常数。在特定的条件下,对于特定的抗原抗体系统,K_a 是固有的,不变的。K_a 值越大,反应到达平衡越快,且达到平衡时抗原抗体复合物的相对浓度越大。K_a 值越大,要达到相同的结合率,加入反应系统的抗体量越少。K_a 值越大,能产生抗原抗体复合物所需的抗原量也越少。换言之,亲和力高的抗体用于临床检验时,反应快,用量少,灵敏度高。

亲和常数的测定多采用 Scatchard 作图法,Scatchard 方程是从上述抗原抗体反应方程式推导而来的。Scatchard 方程式 $B/F=Ka([Ab^0]-B)$ 式中 B 表示平衡时抗原抗体复合物($Ag\cdot Ab$)的浓度,为 $b\times[Ag^0]$。$[Ab^0]$ 为反应体系中抗体的起始浓度,$[Ag^0]$ 为抗原的起始浓度,结合率 $b=$ 实测 cpm/总管 cpm。F 表示平衡时游离抗原 Ag 的浓度。等于 $[Ag^0]-b\times[Ag^0]=(1-b)\times[Ag^0]$。

以 B/F 对 B 作图,可得一直线:当 $B=0$ 时,$B/F=K_a[Ab^0]$;

当 $B/F=0$ 时,$K_a[Ab^0]=K_aB$,此时 $B=[Ab^0]$。

$$直线斜率=Y/X=\frac{K_a[Ab^0]}{[Ab^0]}=K$$

所以,只要测得一组 B/F 值,即可通过作图法找出 Y 和 X 点,从而推算出 K_a 值。

测定 B/F 值,需采用 RIA 法。首先配制梯度浓度的抗原标准品,在一组试管中,先加入一定量的标记抗原 $100\mu l$ 和一定量的抗体 $100\mu l$,再分别加入不同浓度的抗原标准品 $100\mu l$,随着抗原浓度的增加,抗体与标记抗原的结合越来越少,即结合率 B 越来越低。于是,每一个起始抗原浓度$[Ag^0]$都有一个相对应的结合率 B。

以 B 为横坐标,以 B/F 为纵坐标,用直线回归的方法在普通坐标纸上可画出一条直线,延伸至 X 和 Y 轴,Y/X 即为 K_a。

除了上述较准确的方法外,还可用稀释抗体法(或饱和抗原法)来粗略估计亲和常数。

具体操作如下:

1.测定提纯抗体浓度,将抗体做系列稀释。

2.取不同浓度的抗体 $100\mu l$,分别加入一定浓度的标记抗原 $100\mu l$,混匀后室温孵育(详细步骤参见本节八(一)1。

3.随着抗体量的下降,结合率不断下降,可测得一组 cpm 值。

4.以 cpm 值为纵坐标抗体浓度为横坐标作图,从图中找出结合率从最高点下降 50% 时相对应的抗体浓度。这一浓度的倒数即为抗体亲和常数。抗体浓度以 mol/L 表示。IgG 类抗体的分子量为 1.6×10^5。亲和常数的单位是 L/mol,这是一个稀释单位,可以理解为将 1 摩尔的抗体稀释到多少升时,才可使抗原抗体结合物解离 50%。

（三）单克隆抗体的免疫球蛋白(Ig)类和亚类鉴定

单克隆抗体的 Ig 类型和亚类的方法可采用免疫双扩散。具体步骤为：

1. 以磷酸盐溶液配制 1% 的琼脂糖溶液,趁热倒入直径 35mm 的小平皿中,凝固后打孔,中间一个,周围 6 个。

2. 取杂交瘤培养上清液 1ml(含待测抗体),加硫酸铵 0.38g,沉淀抗体。10000r/min 离心 5min,吸去上清液,加入 50μl 磷酸盐溶液,溶解沉淀物。

3. 取 10~15μl 加入中央孔中,周边孔分别加入抗不同 Ig 类或亚类的抗体 10~15μl,37℃ 保湿放置 24h 以上,出现沉淀线者为阳性反应,表明这种抗体属于对应的 Ig 类或亚类。

注意:检测时不能以腹水作为样品,因为腹水含有小鼠自身的各种类型抗体。

（四）结合位点

结合位点的鉴定有相当的难度。对于一些结构清楚的抗原,可通过特定的化学反应来鉴定,如抗 HCG 单抗。而对于大部分抗原,只能判断各个单抗是否抗其不同的抗原决定簇,以及所结合位点在空间位置上的远近。作为抗体本身的一种性质,结合位点的测定在抗体应用时有参考价值。当一对抗体的结合位点相距很远时,可制备成双抗体夹心法临床检验试剂盒。通常这种鉴定称为配对实验,多用酶联免疫法。

具体操作:

1. 将纯化的待测抗体标记上酶,参考有关资料。

2. 将纯化的待测抗体分别包被于酶标板的小孔中,每孔 0.2μg/100μl Tris 包被液,4℃放置 12~24h。

3. 甩掉包被液,加满封闭液,置室温 1~2h,甩掉封闭液。

4. 加入目的抗原 100μl 及待测酶标抗体 100μl,室温孵育 1h。

5. 甩掉孔内液体,用洗液洗三遍。

6. 加底物显色 5~10min,加入 2mol/L H_2SO_4 100μl 终止反应。肉眼观察,或酶标仪测定 OD 值,所得结果可用表 14-1 说明。

通常同一种单抗既做包被抗体又做酶标抗体不会出现夹心反应,因为一个结合位点只能结合一个抗体分子。在其它的配对反应中,如果颜色很浅,OD 值小,说明这一对抗体的结合位点很靠近,有的甚至是抗同一结合位点。反之,说明这一对抗体的结合位点相距较远,互不影响其结合。除了上述配对实验,还用竞争抑制实验来判断一个单抗的结合位点是否与另一单抗相同或相近。

表 14-1　OD 值结果

包被抗体	酶标记抗体					
	1	2	3	4	5	6
1	0.000					
2		0.000				
3			0.000			
4				0.000		
5					0.000	
6						0.000

九、单克隆抗体的生产

多采用接种杂交瘤细胞至小鼠腹腔的方法制备腹水,再从腹水中提取抗体。具体操作如下:

1.取 10 周龄的健康 BALB/c 小鼠,腹腔注射降植烷(pristane)或液体石蜡油,每只 0.5ml。

2.5～7 天后,收集杂交瘤细胞,离心,去上清液,加入无血清培养液,调节细胞密度至 10^5～10^6 个/ml,每只小鼠腹腔注射 1ml。

3.7～10 天后,小鼠腹部增大,开始收集腹水。用 12 号针头扎腹部,挤压,使腹水流出,收集至离心管,并使劲晃动离心管防止腹水凝集。

4.1000～2000r/min,离心 5min,吸取上清液,以 0.4μm 的小滤器过滤除菌,分装后 −20℃贮存。

如此反复几天,直至小鼠死亡。也可一次性收集。

十、单克隆抗体的提纯

(一)IgG 类抗体

1.正辛酸法

(1)将腹水用 4 倍体积的醋酸溶液(0.06mol/L)稀释,用 0.1mol/L 的 NaOH 调节 pH 值至 4.5。

(2)每 ml 稀释后样品加 25μl 正辛酸,边加边搅拌,慢慢加完。

(3)放置 30min 后,室温离心,10000r/min×30min。

(4)将上清液用尼龙网、纱布或滤纸过滤。

(5)加 10 倍浓缩的 PBS 缓冲液(9 份样品加 1 份 10 倍的 PBS),用 1mol/L 的 NaOH 调节 pH 值至 7.4。

(6)冷却至 4℃,边搅拌边逐滴加入硫酸铵至 45% 饱和度,搅拌 30min,4℃ 离心,10000r/min×15min。

(7)弃上清液,用少量 PBS 溶解沉淀,对 50～100 倍体积的 PBS 4℃透析过夜。

(8)收集透析液,测 OD 值,分装贮存。

2.Protein A 亲和层析法

(1)制备 Protein A 亲和层析柱(参见有关试剂的说明书)。

(2)用 2～3 倍柱床体积的 PBS(0.1mol/L pH7.1)平衡柱子。

(3)取 10ml 腹水过柱,流速 1～2ml/min,可重复过一次。

(4)用 PBS 洗柱子,至 OD 值接近于零。

(5)用 0.5mol/L NaCl-PBS 溶液洗柱子至 OD 值接近于零,以去除非特异性吸附。

(6)再以 3 倍柱床体积的 PBS 洗柱子。

(7)以 50mmol/L 的甘氨酸-HCl 溶液(pH2.4)洗脱,流速为 1～2ml/min,收集洗脱液,每管 1ml。以 pH 试纸测定洗脱液的 pH 值,当 pH 值下降时,以 1mol/L 的 Tris 溶液迅速中和洗脱液。

(8)测定各收集管的 OD 值,保留峰值区的洗脱液。

(9)将洗脱液装入透析袋,以分子量 2 万的 PEG 浓缩至体积约 5～10ml,然后用 50～100 倍体积的 PBS 透析,4℃过夜。

(10)测定透析袋中液体的 OD 值,分装－20℃贮存。

洗脱液配制:0.05mol/L 甘氨酸-HCl 溶液(pH2.4)

A 液:0.2mol/L 甘氨酸:甘氨酸 1.501g 溶于 100ml 去离子水。

B 液:0.1mol/L HCl:1.68ml HCl 加离子水至 100ml。

取 A 液 25ml 与 B 液 16.2ml 相混,加去离子水至 100ml。

(二)IgM 类抗体

IgM 类抗体分子量大,故采用凝胶过滤的方法。过柱子前可先将腹水以 45％饱和度的硫酸铵沉淀,离心去上清液,以少量 PBS 再溶解沉淀,然后过柱。

1.将葡聚糖凝胶 G-200 浸泡于 PBS 溶液,膨胀后装柱(2.5cm×100cm)。

2.加样,待样品基本进入柱内后,以 PBS 洗脱,流速 0.25ml/min。

3.收集洗脱液,每管 5ml,测定 OD 值,留取第一峰值区的洗脱液。

4.用分子量 2 万的 PEG 浓缩洗脱液,然后用 50～100 倍体积的 PBS 透析,4℃过夜。测定透析袋中液体的 OD 值,分装－20℃贮存。

【注意事项】

1.免疫动物是单克隆抗体制备的第一个关键。免疫用的抗原剂量、纯度,是否加佐剂,免疫途径,免疫周期等因素直接关系到免疫效果,因此,在免疫前应作充分的考虑。

2.在制备单抗前,应选择确定一种稳定、有效、方便快速的检测目的单克隆抗体的方法。一般首选 ELISA。

3.选择生长良好的无污染的小鼠骨髓瘤细胞株,且定期做 8-氮鸟嘌呤选择培养以防细胞突变。

4.细胞复苏过程中,离心速度控制在 1000r/min 左右,过高的离心速度对细胞生长有影响。

5.致敏 B 细胞和骨髓瘤细胞融合是单克隆抗体制备的中心环节。在这个过程中,应注意选择正处于指数生长期、活力最好的骨髓瘤细胞,掌握两种融合细胞之间的浓度比例、融合时间,整个融合操作过程保持轻柔。

6.在融合前一天,应将饲养细胞制备好,并置培养箱中培养,制备过程中应严格实行无菌操作。

7.克隆化培养后的阳性杂交瘤细胞应及时冻存留种,以防这些细胞的染色体丢失、变性或死亡。同时做好标记。

8.制备单克隆抗体是一种费时费力的工作,尤其是克隆与筛选,在操作过程中应有耐心。

9.在整个单克隆抗体制备过程中需严格实行无菌操作。同时对于细胞传代培养应适时注意更换培养液,防止细胞死亡,避免因此而造成的损失。

实验十五 抗体的纯化

粗制的单抗和多抗可用于一般的免疫化学试验。但是,许多试验需要纯化的抗体。常用纯化抗体的方法有盐析法、凝胶过滤、离子交换层析、亲和层析以及高效液相色谱等方法。这些方法各有优缺点,应根据抗体的特点、纯度要求和实验室具体条件加以选择。需注意的是每一次纯化过程,都会使抗体的活性和绝对量受到损失,因此,抗体的纯化要根据实验需要进行,尽量减少不必要的纯化过程。

一、中性盐沉淀法粗提抗体

【原理】

大量的盐加入到蛋白质溶液中,高浓度的盐离子有很强的水化力,可夺取蛋白质分子的水化层,使蛋白质胶粒失水,发生凝集而沉淀析出,这种用中性盐使蛋白质析出的方法又称盐析。盐析是分离蛋白质的常用方法,具有操作简便,不引起蛋白质变性失活,对 pH、温度要求不严格的优点。

不同蛋白质析出所要求的盐浓度不同,使用不同浓度的盐溶液可使血清中各蛋白质成分分别析出。许多盐均能使蛋白质析出,如硫酸铵、硫酸钠、硫酸镁、氯化钠、磷酸盐等。最常用的为硫酸铵(表 15-1),因其溶解度高,受温度影响小,如在 0～30℃ 范围,其溶解度的变化为 514.72～545.88g/L,相差很小,盐析在室温或 4℃ 均可进行。其它盐类溶解度受温度影响较大,需在 30℃ 以上进行盐析,因而多不用于纯化抗体。

表 15-1 不同饱和度硫酸铵对血清蛋白的沉淀

硫酸铵饱和度(%)	血清蛋白沉淀成分
>50	白蛋白
46	拟球蛋白 I (α,β,γ)
40	拟球蛋白 II (α,β,γ)
33	优球蛋白(主要是 γ)
20	纤维蛋白原

【材料】

1.硫酸铵。

2.生理盐水。

3.血清样品。

4.磁力搅拌器。

【方法】

1.饱和硫酸铵溶液的制备 称取硫酸铵 400g 加入 500ml 蒸馏水中,70~80℃水浴搅拌至溶解,室温放置过夜,随着温度下降部分硫酸铵会结晶析出,达到饱和状态。用氨水调节 pH7.0~7.2 备用。

2.盐析血清 在磁力搅拌下逐滴缓慢加入饱和硫酸铵溶液至所需浓度后,室温静置 30min 或 4℃过夜,离心,弃上清液。沉淀用生理盐水溶解。具体步骤见饱和硫酸铵粗提血清 IgG 程序(图 24)。

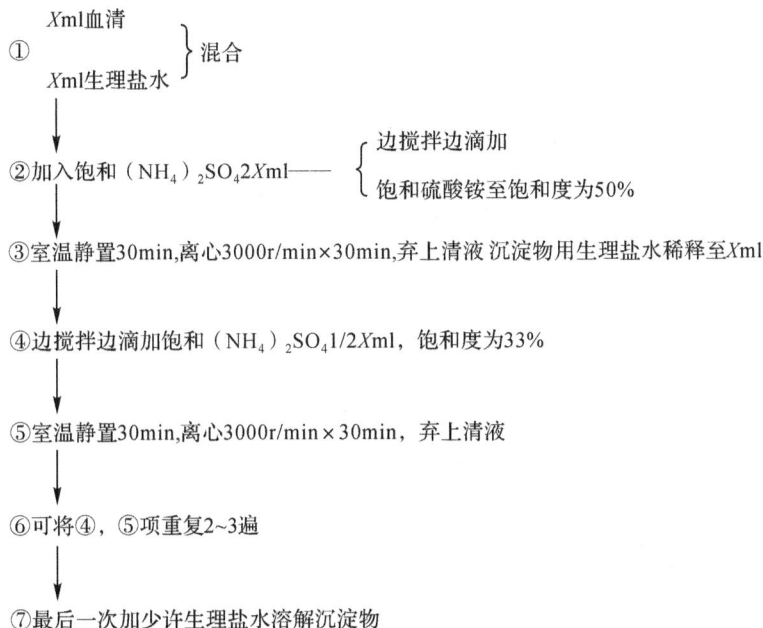

① Xml血清
　 Xml生理盐水 } 混合

↓

②加入饱和（NH₄）₂SO₄Xml—— { 边搅拌边滴加
　　　　　　　　　　　　　　　饱和硫酸铵至饱和度为50%

↓

③室温静置30min,离心3000r/min×30min,弃上清液 沉淀物用生理盐水稀释至Xml

↓

④边搅拌边滴加饱和（NH₄）₂SO₄1/2Xml，饱和度为33%

↓

⑤室温静置30min,离心3000r/min×30min，弃上清液

↓

⑥可将④，⑤项重复2~3遍

↓

⑦最后一次加少许生理盐水溶解沉淀物

图 24 饱和硫酸铵粗提血清 IgG 程序

3.去盐 盐析纯化的抗体含有大量中性盐分,长期存在影响抗体的活性和后续应用。去盐的方法有透析法、超滤法和葡聚糖凝胶 G50 层析法。这里介绍透析法:将已预处理的透析袋一端用橡皮筋扎紧,装水试验不漏后加入待去盐的粗提抗体溶液并扎紧。将透析袋悬于 0.01mol/L pH7.4 的 PBS 透析液中,置 4℃透析,每 3~4h 换透析液一次,至透析液中用纳氏试剂检测不含 NH_4^+,1%$BaCl_2$ 测定无 SO_4^{2-}。

4.测定蛋白含量后,置 4℃冰箱保存或低温(−20℃以下)保存。

【注意事项】

1.温度 抗体对温度比较敏感,长时间暴露在室温可使其活性降低甚至失活。因此纯化过程需在 4℃环境中进行。

2.pH 蛋白质溶液的 pH 等于蛋白质等电点时,蛋白质的溶解度最低,γ 球蛋白的等电点为 7.3。

3.蛋白浓度 若蛋白浓度过高,纯化时会出现其它蛋白质与抗体蛋白一起沉淀即共沉现象,因此,蛋白质含量应在 2.5%~3% 为宜,过高时需用生理盐水稀释。

二、离子交换层析法纯化抗体

【原理】

先用饱和硫酸铵盐析法粗提血清 IgG,再用 DEAE 纤维素柱层析法纯化 IgG。DEAE 纤维素柱为阴离子交换剂,在弱碱性环境下带正电荷,可吸附带负电荷的血清蛋白,吸附顺序为白蛋白>α>β>γ。IgG 属于 γ 球蛋白部分,吸附最弱。使用一定离子强度和酸碱度的缓冲液洗柱时,首先被交换洗出,达到分离纯化目的。

【材料与方法】

1. DEAE 纤维素柱的处理　　DEAE 纤维素先用蒸馏水浸泡过夜、漂洗数次,在布氏漏斗中经二层滤纸抽滤沥干。用 0.5mol/L 的 NaOH 浸泡处理 1h,蒸馏水洗至中性;用 0.5mol/L 的 HCl 浸泡处理 30min,蒸馏水洗至中性,再用 0.5mol/L 的 NaOH 处理一次。最后用 0.01mol/L pH7.0 PB 反复浸泡平衡。以上清洗均用布氏漏斗抽滤沥干。

2. 装柱　　根据交换量选用玻璃管柱(1g 蛋白/10g 纤维素),一般直径 2.5cm,长 10~15cm 可以层析原 20ml 血清中的 IgG。装柱时,将玻璃管垂直固定于柱架,下端细塑料管出口不要夹死,将平衡好的 DEAE 纤维素慢慢倒入柱内,液体部分从下端出口流出,纤维素逐渐沉积柱内,注意避免气泡、分层及干裂,并以 0.01mol/L pH7.4 PB 柱内平衡过夜。

3. 加样　　将粗提 IgG 加入柱内(加样量为柱床体积的 1/10),下端出口缓慢放液,待全部进入柱内,夹死出口,静置 30min。

4. 洗脱　　用 0.02mol/L pH7.6 PB 洗脱,保持下端出口流速为 30~40 滴/min,分管收集,用 10%磺基水杨酸测蛋白。IgG 最先洗脱,收集大约 1/2 柱体积的洗脱液,合并同一洗脱峰各管的洗脱液。也可用蛋白收集仪收集。

5. 浓缩　　常用反透析法。将含 IgG 的洗脱液装入透析袋内,用蔗糖或大分子聚乙二醇包埋使水分透出,袋内 IgG 被浓缩。也可用冷冻干燥等方法浓缩蛋白。

6. 测蛋白含量　　测定浓缩后 IgG 的蛋白含量,加入保护剂(如甘油)或防腐剂(0.02%叠氮钠)等,置低温(−20℃以下)保存备用。

7. 离子层析柱的再生和保存　离子层析柱提取一次抗体后,如需重复提取同一样品,只需用高盐(2mol/L NaCl)缓冲液洗至 280nm OD 值为 0 后,用 0.01mol/L pH7.4PB 缓冲液平衡即可。如用于提取其它抗体或血清,需重复酸碱处理、装柱、平衡的过程。暂时不用的离子层析柱洗去蛋白后,用 10%正丁醇溶液保存。

【注意事项】

1. 不同厂家不同批号的 DEAE 纤维素其质量有很大差异,应加以选择。纤维素在使用前需酸碱处理。

2. 上样前,样品必须用初始缓冲液充分透析,加样量最好不要超过柱床体积的 1/10。

附:透析袋的处理与保存

1. 透析袋的预处理

干燥的透析袋在制备时曾用 10%的甘油处理过,以防止干燥脆裂。一般透析时,只要浸泡湿润,并用蒸馏水充分洗涤,即可使用。对于要求较高的实验,除将甘油充分洗涤外,还应将所含有的硫化物(约含 0.1%)及微量的重金属除去。可用 10mmol/L 的碳酸氢钠浸洗,也可用煮沸的方法或用 50%的乙醇浸泡。10mmol/L 的 EDTA 可以很好地除去重金属。EDTA 处理的透析袋要用去离子水或超纯水冲洗,以免再度被重金属离子污染。

2.透析袋的保存

(1)新的干燥透析袋应保存在密封的聚乙烯袋中,防止受潮生霉和被微生物蚀孔。最好能保存在普通冰箱或冷柜中。

(2)湿润型的透析袋用 1%的苯甲酸钠或 0.05%叠氮钠防腐,并应保存在密封的塑料袋中以保持其湿润状态,勿使干燥,于 4℃保存。

(3)经处理或使用过的透析袋,原来添加的保湿剂已被去除,不允许使其再干燥,否则极易脆裂破损。

(4)用过的透析袋应将其充分洗涤干净,特别是上面附着的黏性物质,必要时可浸泡一段时间,或用含有氯化钠的溶液处理,以溶去透析袋上粘附的蛋白质等物质。再用蒸馏水洗净,保存在 50%的甘油或 50%的乙醇中。

实验十六　非特异性免疫实验

非特异性免疫又称先天性免疫或天然免疫,是机体在长期进化过程中逐渐建立起来的一种天然防御功能。组成非特异性免疫的成分有很多,主要包括机体的屏障结构、吞噬细胞系统、补体系统及体液中的其它抗菌物质等。非特异性免疫是特异性免疫的基础,是进行人工免疫的基本条件。在抗感染免疫中,首先是非特异性免疫发挥作用,随着特异性免疫的形成,两者相互配合,扩大免疫作用。因此,增强非特异性免疫力,是提高机体免疫力的一个重要方面。

一、吞噬细胞的吞噬作用

吞噬细胞根据形态大小分为两类:小吞噬细胞即血液中的中性粒细胞;大吞噬细胞即固定于组织中的巨噬细胞和血液中的大单核细胞。它们对外来的异物有吞噬和消化的功能,是机体天然防御的重要机制之一。检查中性粒细胞和大吞噬细胞的吞噬作用是一测定杀菌功能的有效方法,有助于判断人体的免疫能力。

(一)中性粒细胞的吞噬作用(小吞噬)

● 体外法

【材料】

1.2%枸橼酸钠。

2.葡萄球菌培养液。

3.无菌注射器和针头、吸管、毛细吸管、试管、载玻片及瑞氏(Wright)染液等。

【方法】

1.自静脉采血 0.2ml,置于含 2%枸橼酸钠 0.2ml 的小试管中,混匀,防止凝血。

2.取葡萄球菌培养液 0.1ml,加于上述悬液中混匀。

3.37℃孵育 30min,于 15min 或 20min 振荡一次。

4.低速离心后,用毛细吸管吸取白细胞,制成血片,自然干燥。

5.瑞氏液染色。

6.用油镜观察,寻找白细胞,计数。

【结果】

(1)吞噬百分率:观察 100 个中性粒细胞,计数吞噬百分率,以表示白细胞的吞噬功能。

(2)吞噬指数:观察 100 个中性粒细胞,计数被吞噬的细菌总数,平均每个中性粒细胞吞噬的细菌数即为吞噬指数。

$$吞噬百分率 = \frac{吞噬细菌的中性粒细胞数}{100} \times 100\%$$

$$吞噬指数 = \frac{被吞噬的细菌总数}{观察记录的吞噬细胞总数}$$

【注意事项】

1.细菌浓度要合适。太高的菌液浓度,易造成假阳性,增加结果判断的难度,浓度不够又会造成吞噬率低,同样也会给观察结果带来麻烦。

2.掌握好吞噬时间,以免细菌被吞噬细胞所消化,造成吞噬率偏低。

3.如白细胞偏低,可用低渗的方法破红细胞后再离心涂片。

● 体内法

【材料】

1.无菌肉汤、瑞氏染液,无菌生理盐水。

2.白色葡萄球菌 18～24h 培养物。

3.小鼠、无菌注射器、玻片。

【方法】

1.实验前 1h 注射无菌肉汤 1ml 于小鼠腹腔内,诱导浆液渗出。

2.用无菌生理盐水洗下白色葡萄球菌普通斜面 18～24h 培养物,经 Mcfaland 比浊法,配成含 3 亿/ml 的细菌悬液。

3.给小鼠腹腔内注射上述菌液 1ml,让其活动。

4.分别于 20min、40min、60min 后抽取腹腔液涂片,瑞氏染色后镜捡。

【结果】

油镜下见中性粒细胞核深染且分叶,极易与其它细胞相区别。随机计数 100 个中性粒细胞,分别计数吞噬有细菌的中性粒细胞数和所吞噬的细菌总数,参照前述公式,计算出吞噬百分率和吞噬指数。

(二)巨噬细胞的吞噬作用(大吞噬)

【材料】

1.动物:豚鼠。

2.1%鸡红细胞悬液、6%淀粉溶液,无菌注射器及针头。

【方法】

1.用注射器吸 6%淀粉溶液 6ml,注入豚鼠腹腔内。

2.次日重复注入淀粉溶液 6ml,经 1h 后再注入 3ml 洗涤过的 1%鸡红细胞悬液。

3.经 1h 后,用注射器抽取豚鼠腹腔渗出液,制作涂片,自然干燥,用瑞氏法染色即可。

4.镜检。

【结果】

1.吞噬百分率:观察 100 个巨噬细胞,计数吞噬百分率。以表示巨噬细胞的吞噬功能。

2.吞噬指数:观察 100 个巨噬细胞,计数被吞噬的鸡红细胞总数,平均每个巨噬细胞吞噬的红细胞数即为吞噬指数。

$$吞噬百分率 = \frac{吞噬鸡红细胞的巨噬细胞数}{100} \times 100\%$$

$$吞噬指数 = \frac{100 个吞噬细胞中所吞噬的鸡红细胞总数}{100}$$

【注意事项】

1. 鸡红细胞属有核细胞,被巨噬细胞吞噬后,很容易被观察到,对其它红细胞则不宜使用该法。

2. 掌握好吞噬时间,以免鸡红细胞被巨噬细胞完全消化,造成吞噬率偏低。

(三)抗体的调理作用

【原理】

巨噬细胞膜表面有 IgG 及 IgM 的 Fc 受体。当抗原异物与相应抗体结合后,通过抗体 Fc 段与巨噬细胞接触,可加强巨噬细胞对抗原异物的吞噬作用,称为抗体的调理作用。

【材料】

1. 8%淀粉肉汤液、兔抗鸡红细胞溶血素、Hanks 液。

2. 1%鸡红细胞、小鼠、生理盐水。

3. 水浴箱、离心机、载玻片。

【方法】

1. 实验前三天,给小鼠腹腔内注射无菌 8%淀粉肉汤液 1ml。

2. 于 56℃水浴加热 30min 灭活兔抗鸡红细胞溶血素,用 Hanks 液稀释为亚溶血效价,加等体积的 1%鸡红细胞悬液于其中,混匀。

3. 置 37℃水浴 1～2h 致敏。

4. 用生理盐水洗涤致敏鸡红细胞 3 次。离心 1000r/min×10min,最后配成 1%悬液。

5. 取 4ml 37℃预热的 Hanks 液,注入上述小鼠腹腔内,让其活动 10min。

6. 颈椎脱臼处死,仰卧固定。

7. 常规消毒腹部皮肤,左手持镊提起腹中部皮肤,右手用剪子剪长 5mm 的小口,从剪口处皮肤向头、尾部使力,撕开皮肤,暴露腹壁。

8. 提起腹前壁,避开血管剪一小口,用毛细吸管吹吸混匀腹腔内液体,并收集于试管内。

9. 加腹腔液 2～3 滴于 2 张清洁载玻片上,再分别加等量的致敏和未致敏的 1%鸡红细胞悬液,摇晃混匀。

10. 置玻片于平皿内盖好,于 37℃水浴 30min,其间轻轻晃动玻片二次。

11. 取出后,在生理盐水内洗载玻片二次,洗去未吸附的细胞。

12. 自然干燥后,瑞氏染色,油镜观察结果。

【结果】

分别计数吞噬致敏及未致敏鸡红细胞的巨噬细胞数,和所吞噬的鸡红细胞总数。按上述公式计算吞噬百分率及吞噬指数。比较两者的区别。

【注意事项】

1. 腹腔注射用的淀粉肉汤液应无菌,其作用是诱导巨噬细胞渗出。

2. 兔抗鸡红细胞溶血素应进行灭活,破坏补体,避免鸡红细胞溶解。

3. 鸡红细胞应新鲜,红细胞膜破坏后影响其与溶血素的结合,造成实验结果偏低。

4. 用生理盐水冲洗细胞应轻柔,以免将巨噬细胞洗脱。

二、正常体液杀菌作用的测定

(一)溶菌酶的溶菌作用

【原理】

溶菌酶(Lysozyme)主要是由吞噬细胞合成并分泌的一种小分子碱性蛋白质,属乙酰氨基多糖酶,对酸和热较为稳定。由于它的高等电点(pH 10.5～11.0),能与细菌牢固结合,并水解细菌细胞壁肽聚糖,使细菌死亡或裂解。

机体的泪液、唾液、痰、鼻腔分泌物以及白细胞和血清等均含有丰富的溶菌酶;各种类型的白血病患者血清和尿中溶菌酶含量有所增加。

溶菌酶的溶菌作用通过检查对溶壁微球菌(Micrococus Lysodeikticus)的裂解作用而进行测定。

【材料】

1.溶壁微球菌菌液　用 1/15mol/L pH6.4 PBS 洗下溶壁微球菌培养物,以比浊法配成每 ml 含 2000 亿个菌液,置 70℃水浴加热 1h 杀菌。

2.1%琼脂　取 1g 优质琼脂粉溶解于 100ml 1/15mol/L pH6.4 PBS 中即成。

3.待检人唾液、生理盐水。

4.无菌平皿、打孔器、毛细滴管。

【方法】

1.将溶壁微球菌菌液 1ml 倒入一只灭菌平皿内。

2.加热融化琼脂,冷至 60～70℃时倒入上述平皿 15ml,与菌液充分混匀,静置待凝。

3.用打孔器在琼脂上打 5 个孔,孔距相等。

4.用毛细滴管将各唾液标本分别加入 4 个孔内,每孔 20μl,另一孔内加生理盐水作对照。注意唾液勿外溢。

5.将平皿置 24～26℃恒温箱 15～18h,观察孔周围溶菌环的直径。

6.以不同浓度的溶菌酶标准品按上述方法测定溶菌环直径,绘制标准曲线。

【结果】

根据所测之溶菌环直径,从标准曲线上查出含量溶菌酶。

【注意事项】

1.溶壁微球菌必须是无变异的菌株,变异的菌种对溶菌酶不敏感。

2.溶壁微球菌液的浓度应合适,浓度太高造成溶菌环很小,浓度过低溶菌环会很淡,不利于观察。

3.孵育温度太高容易引起溶菌酶的破坏,温度太低又会降低溶菌酶的活性,因此,应控制在 24～26℃为宜。

(二)正常血清的杀菌作用

【原理】

革兰氏阴性细菌细胞壁的脂多糖成分,可通过替代途径激活补体系统,从而使补体系统发挥生物活性。

【材料】

1. 伤寒杆菌菌液。

2. 新鲜无菌兔血清及豚鼠血清。

3. 无菌小试管、吸管、琼脂平板、接种环。

【方法】

1. 取无菌小试管 3 支,分别注明 1、2、3 号,无菌操作吸取新鲜无菌兔血清,于三管中各加 0.5ml。

2. 将 2、3 管置 56℃水浴中加热 30min。

3. 于 3 号管中加入 0.1ml 新鲜无菌豚鼠血清,其余两管各加 0.1ml 生理盐水。

4. 用无菌吸管吸取稀释的伤寒杆菌培养物,每管中加入 0.5ml,混匀。然后将三支试管放入 37℃恒温箱,孵育 2h。

5. 取琼脂平板一个,划成三等分,分别注明 1、2、3。用接种环以无菌操作分别自第 1、2、3 管中取材接种于琼脂平板的相应部分。将平板置 37℃恒温箱中孵育 24h,观察有无细菌生长。

【结果】

记录各区的菌落数,并分析原因。

【注意事项】

血清中的补体极易被降解破坏,因此,保持兔血清和豚鼠血清的新鲜是本试验成功的关键。尤其是在夏天应及时将血清置冰箱保存,避免补体过快地失活。

附 录

附录 I 常用试剂的配制

一、常用平衡盐的配制

常用平衡盐溶液(g/L)

	PBS	Earle	Hanks	D-Hanks	Dulbecco
NaCl	8.00	6.80	8.00	8.00	8.00
KCl	0.20	0.40	0.40	0.40	0.20
$CaCl_2$		0.20	0.14		0.10
$MgCl_2 \cdot 6H_2O$					0.10
$MgSO_4 \cdot 7H_2O$		0.20	0.20		
$Na_2HPO_4 \cdot H_2O$	1.56		0.06	0.06	
$Na_2HPO_4 \cdot 2H_2O$		1.14			1.42
KH_2PO_4	0.20		0.06	0.06	0.20
Na_2HCO_3		2.20	0.35	0.35	
葡萄糖		1.00	1.00		
酚红		0.02	0.02	0.02	0.20

注:配制 PBS 缓冲液时,如将 $Na_2HPO_4 \cdot H_2O$ 改为 $Na_2HPO_4 \cdot 12H_2O$ 则用量为 3.48g,改为 Na_2HPO_4 则用量为 1.38g。配制 D-Hank 缓冲液时,如将 $Na_2HPO_4 \cdot H_2O$ 改为 $Na_2HPO_4 \cdot 12H_2O$ 则用量为 0.13g,改为 Na_2HPO_4 则用量为 0.053g。

二、常用缓冲液的配制

缓 冲 液	配 制 方 法	注 释
TBS	将 8.00g NaCl、0.20gKCl、3.00g Tris 溶解于 800ml 蒸馏水中,用 1mol/L HCl 调整 pH 至 8.0,补充蒸馏水至 1L,分装,高压蒸汽灭菌,室温保存。	
1mol/L Tris	将 121.00g Tris 溶解于 800ml 蒸馏水中,用浓 HCl 调整至所需 pH 值,补充蒸馏水至 1L,分装,高压蒸汽灭菌,室温保存。	
1.5mol/L Tris (pH8.8)	将 181.5g Tris 溶解于 800ml 蒸馏水中,用浓 HCl 调整至 pH8.8,补充蒸馏水至 1L,分装,高压蒸汽灭菌,室温保存。	

续表

缓 冲 液	配 制 方 法	注 释
1mol/L Tris(pH6.8)	将 12.1g Tris 溶解于 80ml 蒸馏水中,用浓 HCl 调整至 pH6.8,补充蒸馏水至 100ml,分装,高压蒸汽灭菌,室温保存。	
0.5mol/L EDTA	将 186g EDTA-Na$_2$·2H$_2$O 溶解于 800ml 蒸馏水中,用 NaOH 调整至 pH8.0,补充蒸馏水至 1L,分装,高压蒸汽灭菌,室温保存。	
10％十二烷基磺酸钠(SDS)	将 10g SDS 溶解于 100ml 蒸馏水,室温保存。	
10％过硫酸铵(APS)	将 0.5g APS 溶解于 5ml 蒸馏水中,4℃保存。	此液保存时间为 1 周。
2× Laemmli 样品缓冲液	将 4ml 10％ SDS,2ml 甘油,1.2ml 1mol/L Tris(pH6.8)加到 2.8ml 蒸馏水中,再加 0.01％ 溴酚蓝作为指示剂,溶解后室温保存。	1× Laemmli 样品缓冲液的制备:取 5 份 2× Laemmli 样品缓冲液,4 份蒸馏水,1 份 1mol/L DTT,混合。
1mol/L 二硫苏糖醇(DTT)	将 5g DTT 溶解于 2ml 蒸馏水中,分装为 1ml,−20℃保存。	
10× Laemmli 电泳缓冲液	将 8L 蒸馏水加于大玻璃瓶中,然后依次加入 303g Tris、1442g 甘氨酸、100g SDS,溶解后调整至 pH8.3,补充蒸馏水至 10L,室温保存。	1× Laemmli 电泳缓冲液的制备:取 1 份 10× Laemmli 电泳缓冲液,加 9 份蒸馏水。
Destain	在 10L 大玻璃瓶中,加入 2.5L 甲醇、700ml 冰醋酸,补充蒸馏水至 10L,室温保存。	
4％多聚甲醛	在磁力搅拌下,将 4g 多聚甲醛(EM 级)溶解于 100ml PBS 中,加入数滴 NaOH,在通风柜中加热至 60℃,使其溶解,冷却至室温,调整 pH 值至 7.4。	使用前新鲜配制。
Tris-NH$_4$Cl 溶液	1.1mol/L NH$_4$Cl 的配制:将 53.49g NH$_4$Cl 溶解于 1000ml 蒸馏水中。 2.0.17mol/L Tris 的配制:称取 20.57 g Tris 溶解于 1000ml 蒸馏水中。 3.取 9 份 1mol/L NH$_4$Cl 溶液与 1 份0.17mol/L Tris 溶液混合,调整 pH 至 7.2,过滤消毒,4℃存放。	此液体常用于破红细胞。
0.05mol/L pH9.0～9.50碳酸盐	将 0.60g Na$_2$CO$_3$,3.70g NaHCO$_3$,溶解于 1000ml 蒸馏水,塞紧瓶口,4℃保存。	
1％NP-40 裂解缓冲液	将 30ml 5mol/L NaCl,100ml 10％NP-40,50ml 1mol/L Tris(pH8.0)加于烧杯中,补充蒸馏水至 1000ml,混匀,4℃保存。	
10％叠氮钠(NaN$_3$)	将 10g 叠氮钠溶解于 100ml 蒸馏水中,室温保存。	活体实验或在辣根过氧化物酶反应中不可使用叠氮钠。

续表

缓冲液	配制方法	注　释
3％ BSA/PBS 缓冲液	100ml PBS 溶液中加入 3g BSA(牛血清白蛋白组分Ⅴ),溶解后,再加入 0.2ml 10％叠氮钠,4℃保存。	
0.05mol/L pH8.6 巴比妥缓冲液	将 10.30g 巴比妥钠溶解于 800ml 蒸馏水中,加 120ml 0.05 mol/L HCl 调整 pH 值至 8.6,补充蒸馏水至 1L,室温保存。	此缓冲液常用于对流免疫电泳试验。

三、酶联免疫吸附试验(ELISA)试剂的配制

缓冲液	配制方法	注　释
包被缓冲液(pH9.6 0.05mol/L Na$_2$CO$_3$-NaHCO$_3$ 缓冲液)	将 1.59g Na$_2$CO$_3$,2.93g NaHCO$_3$,0.2g NaN$_3$,用少量蒸馏水溶解,然后补充蒸馏水至 1L,4℃保存,2 周内使用。	可配成 10×储存液,临用时再作稀释。
稀释缓冲液(0.05mol/L pH7.4 PBS-吐温 20)	将 8g NaCl,0.2g KH$_2$PO$_4$,0.2g KCl,2.0g Na$_2$HPO$_4$·2H$_2$O,0.2g NaN$_3$,用少量蒸馏水溶解,然后补充蒸馏水至 1L,最后加 0.5ml 吐温-20,4℃保存,临用前加小牛血清至 10％浓度或牛血清白蛋白(BSA)至 1％浓度。	
洗涤液(0.05mol/L pH7.4 PBS-吐温 20)	将 8g NaCl,0.2g KH$_2$PO$_4$,0.2g KCl,2.0g Na$_2$HPO$_4$·2H$_2$O,用少量蒸馏水溶解,然后补充蒸馏水至 1L,最后加 0.5ml 吐温-20,4℃保存。	
底物缓冲液(pH5.0 磷酸盐-柠檬酸缓冲液)	将 0.52g 柠檬酸,1.8g Na$_2$HPO$_4$,用少量蒸馏水溶解,然后补充蒸馏水至 100ml,临用前加入 40mg 邻苯二胺,0.15ml 30％H$_2$O$_2$,避光保存。	
终止液(2mol/L H$_2$SO$_4$)	将 109ml 浓 H$_2$SO$_4$ 缓慢地加入到 891ml 蒸馏水中,待其冷却后,室温保存。	配制时应注意,只能将浓 H$_2$SO$_4$ 缓慢地加入到水中,并注意安全。

四、抗凝剂和保存液的配制

缓冲液	配制方法	注　释
3.8％枸橼酸钠抗凝剂	将 3.8g 枸橼酸钠,溶解于 100ml 蒸馏水中,定量分装,高压备用。	
1％肝素(Heparin)	将 1g 肝素(钠),溶解于 100ml 蒸馏水,定量分装(0.2ml),经 100℃烘干,抗凝量为 10～15ml。	市售肝素多为钠盐溶液,每毫升含肝素 12500 国际单位(IU),相当于 125mg。工作终浓度(抗凝)为 20U/ml。
爱氏(Alsever)血球保存液	将 2.05g 葡萄糖,0.8g 枸橼酸钠,0.42g NaCl,溶解于 100ml 蒸馏水,滤纸过滤,分装小瓶,置 8 磅高压 10min 灭菌后备用。	

五、常用细胞培养用液的配制

缓冲液	配制方法	注释
0.25%胰蛋白酶	1.称取所需的胰蛋白酶。 2.加入无 Ca^{2+}、Mg^{2+} 的 D-Hanks。 3.磁力搅拌下使其完全溶解。 4.过滤除菌后,分装于清洁无菌的玻璃容器中。 5.置 4℃(现用)或−20℃以下,保存。	1.所用蒸馏水必须是2次以上蒸馏,或采用经超纯水仪处理的无热源纯水。 2.需无酚红的则改用 PBS(pH7.4)。
0.02% EDTA（二乙烯四乙酸二钠）	1.称取所需的 EDTA。 2.加入所需量的 PBS(pH7.4)或无 Ca^{2+}、Mg^{2+} D-Hanks,磁力搅拌下使其完全溶解。 3.高压蒸汽消毒,室温保存。	水的要求同上。
0.25% 胰蛋白酶和 0.02% EDTA 消化液	1.称取所需的胰蛋白酶和 EDTA。 2.加入所需量的无 Ca^{2+}、Mg^{2+} D-Hanks,磁力搅拌下使其完全溶解。 3.过滤除菌后,分装于清洁无菌的玻璃容器中。 4.置 4℃(现用)或−20℃以下,保存。	1.水的要求同上。 2.胰蛋白酶和 EDTA 联合使用可提高消化效率,但需注意的是 EDTA 不能被血清中和,消化后要彻底清洗,否则细胞易产生脱壁。
1640 培养液	1.取所需配制量的 1640 干粉。 2.加入一定量的蒸馏水,磁力搅拌溶解。 3.称取所需的 $NaHCO_3$(2g/L),加少量蒸馏水溶解。 4.将 $NaHCO_3$ 溶液缓慢加于上述 1640 液体中。 5.调整 pH 至 7.0~7.2。 6.过滤除菌后,无菌分装于玻璃容器中。 7.置 4℃保存。	1.水的要求同上。 2.玻璃容器应无菌、无热源。
10%小牛血清 1640 培养液(完全培养液)	无菌取 90ml 1640 培养液,加入 10ml 小牛血清,置 4℃保存。	无菌操作
DMEM 高糖培养液	1.取所需配制量的 DMEM 干粉。 2.加入一定量的蒸馏水,磁力搅拌溶解。 3.称取所需的 $NaHCO_3$(3.8g/L),加少量蒸馏水溶解。 4.将 $NaHCO_3$ 溶液缓慢加于上述 DMEM 液体中。 5.调整 pH 至 7.0~7.2。 6.过滤除菌后,无菌分装于玻璃容器中。 7.置 4℃保存。	1.水的要求同上。 2.玻璃容器应无菌、无热源。
100×青链霉素溶液	将青霉素 100 万 U,链霉素 100 万 μg,溶于 100ml 无菌生理盐水或 PBS 中,分装成 1ml,−20℃贮存。	

六、清洁液的配制

缓 冲 液	配 制 方 法	注　释
弱液	将 100g 重铬酸钾用 1000ml 蒸馏水完全溶解（必要时可加热帮助溶解），然后缓慢加入浓硫酸 100ml。	1. 清洁液具有强腐蚀性（玻璃除外），因此在配制及使用时需小心，注意安全。 2. 配制时注意保护身体裸露部分及面部，要戴耐酸手套、围以耐酸围裙，防止灼伤皮肤和烧坏衣服。 3. 配制的容器宜用陶器或塑料，加浓硫酸时要缓慢不能过快，以免产生意外。 4. 浸泡器皿时同样要注意安全，器皿因完全充满清洁液，不留气泡，一般最好浸泡过夜（至少浸泡 6h 以上）。
次强液	将 120g 重铬酸钾用 1000ml 蒸馏水完全溶解（必要时可加热帮助溶解），然后缓慢加入浓硫酸 200ml。	
强液	将 63g 重铬酸钾用 200ml 蒸馏水完全溶解（必要时可加热帮助溶解），然后缓慢加入浓硫酸 1000ml。	

七、常用染色液的配制

缓 冲 液	配 制 方 法	注　释
白细胞稀释液	取 1ml 盐酸或冰醋酸加蒸馏水 99ml，再加几滴 1% 美蓝。	
1% 美蓝	称取 1g 美蓝，先溶解于 10ml 酒精中，再加生理盐水 90ml。	
瑞氏染色液	称取 0.1g 瑞氏染料置乳钵内，用乳棒轻轻敲碎染料成细粉末，加少许甘油或甲醇溶解研磨至彻底溶解，补充甲醇至 60ml，置容器内摇匀，密封瓶口，存于室温暗处。	瑞氏染色液储存愈久，则染料溶解、分解就越好，一般储存 3 个月以上为佳。
瑞氏染色缓冲液（pH 6.4-6.8）	30ml 1% KH_2PO_4，加 20ml 1% Na_2HPO_4，再加蒸馏水至 1000ml。	
姬姆萨染色液	称取姬姆萨染料粉末 0.5g 置于乳钵中研细，然后加入 33ml 甘油，边加边继续研磨，置于 56℃ 水温箱 1.5～2.0h，然后加入 33ml 甲醇，摇匀后放置数天即成储藏液。临用前 1ml 姬姆萨储存液中加入 pH7.2 磷酸缓冲液 20ml，配成使用液，过滤或不过滤均可使用。	此染液放置室温阴暗处，时间越长越好。
考马斯亮蓝 G-250 染色液	称 100mg 考马斯亮蓝 G-250，溶于 50ml 95% 的乙醇后，再加入 120ml 85% 的磷酸，用蒸馏水稀释至 1000ml。	

八、Tris-甘氨酸 SDS 聚丙烯酰胺凝胶电泳分离胶和浓缩胶的配制

单位：ml

所需溶液	不同浓度分离胶（下层胶）					浓缩胶（上层胶）
	6%	8%	10%	12%	15%	5%
双蒸水	5.3	4.6	4.0	3.3	2.3	2.1
30%丙烯酰胺溶液	2.0	2.7	3.3	4.0	5.0	0.5
1.5mol/L Tris(pH8.8)	2.5	2.5	2.5	2.5	2.5	—
1.0mol/L Tris(pH6.8)	—	—	—	—	—	0.38
10%SDS	0.1	0.1	0.1	0.1	0.1	0.03
10%过硫酸铵	0.1	0.1	0.1	0.1	0.1	0.03
TEMED	0.008	0.006	0.004	0.004	0.004	0.003

附录Ⅱ　动物实验技术

　　动物实验是医学免疫学不可缺少的实验技术部分。常利用实验动物来制备免疫血清，用以诊断和/或防治疾病，进行各种皮肤试验，以及进行免疫机制方面的研究等。最常用的实验动物有小鼠、大鼠、豚鼠，家兔、绵羊、山羊和鸡等。须根据实验目的而选用。

一、实验动物的选择

　　1. 体质健康、发育正常的动物：多为行动活泼、毛色光亮、眼口鼻无过多的分泌物者。最好实验室自行繁殖。外购动物须先检疫、确认无病后方可使用。

　　2. 用于毒力试验的动物品种必须对所试病原微生物易感。

　　3. 制备免疫血清一般使用雄性动物，尤其不要用正在怀孕的动物。所用动物必须达到一定的体重，因动物的年龄与体重有一定的关系。如当年繁殖的家兔体重约 2kg，3 月龄小鼠重约 20g 左右，2 月龄豚鼠重约 250g 等。应根据实际需要合理选择。

二、实验动物的接种或注射途径

　　将实验材料从适当的途径接种或注射入动物体内时，所使用的注射器及针头的规格应视注射的剂量、部位及动物个体大小而定。注射前进行灭菌；吸取材料后应尽量排掉注射器内的空气；注射时正确捏拿动物，并以适当的方法将其固定。必要时须剪去或剃去局部的毛，用碘酊酒精消毒皮肤后，进行注射。

　　1. 皮内注射（以家兔为例）　选用 5ml 注射器及 5 号或 7 号针头。绷紧皮肤，避开血管，针孔朝上，平刺入真皮层内。当针孔全部刺入，即可推注材料 0.1～0.2ml，局部隆起呈小皮丘。拔针后，用消毒棉球轻压进针处片刻即可。此法常用于含有弗氏完全佐剂的抗原注射。

　　2. 皮下注射（以家兔为例）　选用 6 号或 7 号针头，一般注射腹外侧或腹股沟部位的皮下。注射时提起皮肤，使其有一紧张度，随即进针，穿透皮肤，推注时有轻松的感觉。一般推注 0.5～2.0ml，推注毕局部微隆起。用消毒棉球压迫进针处，拔出针头。

3.腹腔内注射(以小鼠为例)　选用 6 号针头。实验者右手抓住小鼠,使小鼠爬行于粗糙面上。左手拇指和食指捏住小鼠的两耳和颈部,翻转使腹部向上,再用左小指和无名指压住小鼠尾和后腿于大鱼际处。使鼠头部略向下垂、内脏倒向横膈,先进针皮下,平行向前刺入(此时有阻力感)再穿破腹壁,阻力感消失,即可推注,一般注射 0.5～1ml。用消毒棉球压迫进针处,拔出针头。

4.肌肉注射法(以小鼠为例)　捉拿小鼠的方法同上。选用 5 号针头,向后肢大腿肌肉部深刺进针,略拔针芯,无回血时,缓缓推注材料,一般注射 0.2～1.0ml。

5.淋巴结注射法(以家兔为例)　此法常用于含佐剂抗原的再次免疫注射。常于后足掌足垫内做初次注射完全弗氏佐剂 0.5ml,7 天淋巴结有所增大。注射时,使兔侧卧固定,将其后肢拉直。注射者左手拇指和食指沿着兔股骨内侧皮肤向 窝滑行,直感到有豌豆大小的淋巴结滑动时,左手指捏住固定淋巴结,右手持注射器,针头直刺入淋巴结;推注比较费力。当抗原确实注入淋巴结后,左手感觉捏住的淋巴结逐渐增大。每侧可注射 0.5ml。常选用 6 号针头。

6.静脉内注射法。

(1)家兔耳缘静脉注射法:选用 5 号针头。助手将家兔固定,右手捏住待注射侧耳缘静脉根部,让静脉怒张。注射者左手食指垫住耳缘,右手持注射器,进针须浅而平,刺入后略抽针芯,见有回血,表明进入静脉内。助手放松耳根部,即可缓慢注射。

(2)小鼠尾静脉注射法:选用 4 号针头。将小鼠放进固定器内,尾露在外面。先用二甲苯或 60℃热水刺激使尾静脉充血,可见 4 条尾静脉。用左手捏住尾尖部,食指垫在欲注射的部位,将尾拉直勿使晃动,并尽可能使尾部与鼠体拉平。将针尖刺入皮下(很浅)后再平伸入静脉,若感觉针头很松,推针芯时没有阻力,则表明针头确已进入静脉,此时即可推注;如推针芯时有阻力,或注入时皮下有凸起或发白,说明针头未进入静脉,必须立即拔出,向尾基部换一部位,重新进针。如果顺利,可在 10～60 秒内完成注射;

7.心脏注射(以豚鼠为例)　助手将豚鼠腹部向上,四肢固定。在胸骨左侧距剑突 1～1.5cm,扪及心脏搏动最强处,从肋间进针。经皮肤、胸壁进入胸腔,再刺向搏动最明显处,略微抽动针芯,见有回血即可注射。注射完毕,用消毒棉球压迫进针处,拔出针头,至不出血为止。

三、实验动物的采血法

采血用的注射器、针头及盛血的器皿必须清洁、干燥和无菌。若需分离血清,应避免溶血。采血用过的玻璃注射器必须及时将针芯拔出,与针头一起用水冲洗。

1.家兔采血

(1)耳静脉采血:少量采血可用此法。选用 5 号针头。进针手法同前,但须用二甲苯擦耳背部。使毛细血管扩张充血。进针后稍旋转针管,勿使针孔顶住血管壁,略抽针芯,见有回血后,边抽边转动针芯,速度不要太快,助手应一直捏住耳缘静脉根部不放,直至采够所需的血量为止。可采血 2～5ml。用消毒棉球压迫止血,拔出针头。用酒精将耳背部的二甲苯痕迹擦去,以免刺激过大损伤皮肤。

(2)耳静脉放血:如需较大量的血,又使兔不死,亦可从耳缘静脉放血。先将放血部位的毛拔光。无菌棉球将皮肤擦干净,不用酒精消毒皮肤以免溶血。用电灯泡照射或轻揉局部使血管扩张,然后用快刀片沿耳缘静脉切开 0.5cm 大小之切口,用无菌平皿收集血液。如切口有凝血时,用无菌棉签轻轻将切口处凝血块擦掉,血液可继续流出。注意勿使切口损伤太重,否则更易凝血。取到所需要的量后,用无菌棉球压迫止血。

(3)心脏采血:兔仰卧位,由助手一手抓住两前肢及双耳,右手固定两后肢不动。由胸骨柄到剑突画一个"十"字,在十字左横线上用拇指和食指探摸心脏搏动最强部位,用带 9 号针头的注射器 45℃垂直快刺入心脏,抽针芯,有回血时,固定针头位置抽血,一次可抽 50ml,动物不死亡。隔 2 周后可再采血。

(4)颈动脉放血:耳静脉注射戊巴比妥钠将兔子麻醉,然后将兔仰卧固定于台上,使头部后仰垂于台下、颈部伸直。用消毒液擦湿皮毛,暴露颈部,其余部位用纱布覆盖起来。将颈部皮肤作纵向切开,剥离皮下组织,分离肌肉与气管,在颈静脉下可见与迷走神经平行、强烈搏动的动脉血管。将血管周围的结缔组织分离后,用止血钳夹紧上下两端,在远心端从止血钳内外处分别结孔,止血钳近心端的结扎线留 10cm 以上的线头,以便牵拉,随即在两止血钳之间插导管或纵切一小口。一切准备妥当,卸去远端止血钳,即在钳印处剪断动脉,将导管或血管近心端引入瓶中,去近心端止血钳,血即顺利流入瓶内。

2.小鼠采血

(1)小鼠眼眶内静脉丛取血:左手拇指及食指将小鼠颈部固定头部不动,拇指食指中段轻轻加压小鼠颈部的两侧,使头部静脉血液回流困难,眼眶后静脉充血;右手执塑料斜头管,在眼内眦沿眼球 45°插入静脉丛 2～3mm 深,穿透时有轻微阻力感,取血时将眼球轻轻拨动,血即溢出,用试管收集。去掉塑料管,眼球即回复原位。左手放松小鼠,即自动止血。1只 20～25g 小鼠每天可取 0.5ml 血,连续 3 天不死亡、不失明。如消毒不太好,可有轻度结膜炎。

(2)摘除眼球采血:右手抓鼠尾。左手捏住两耳及颈部,将小鼠头部按在实验台上,稍加压使眼球突出。用眼科镊夹住眼球,将其连同视网膜一齐摘出。迅速使鼠头部朝下,用小平皿或试管收血。每只小鼠可获 1.0～1.5ml。

(3)腋动(静)脉采血:将鼠仰卧,四肢拉直固定。纵向剪开一侧腋部皮肤,分离皮下组织,用镊提起外侧皮肤,局部则形成袋状。从该部将肌肉骨骼一齐剪断,血液立即涌入"袋"内,用毛细吸管收集于试管中,可获 2ml 左右。

3.绵羊采血　一般从绵羊颈静脉采血。先使绵羊侧卧,用绷带将其四肢从脚踝处前后交叉捆紧,用软垫托起颈部,剪毛。于其近心端扎橡胶止血带,即可见到静脉怒张。消毒后即可朝向近心端进针抽血。一般选用兽用针头。每次可抽 30～50ml 血。拔出针头后必须用消毒棉球压迫止血。

4.豚鼠心脏采血　豚鼠心脏采血方法与家兔心脏采血类似,采用 7 号针头。

5.鸡采血

(1)鸡翅静脉采血:使鸡向左或右侧卧,翻开右或左侧翅膀,翅静脉明显可见。向心方向进针抽血。因翅静脉比较滑动,不易固定,进针时要特别注意紧绷皮肤。一般选用 6 号针或 7 号针头,一次可抽血 2～5ml。必须用消毒棉球压迫至确实止血为止。

(2)鸡心脏采血:使鸡仰卧固定,细心拔去其左侧胸部的毛,在胸骨突起下约 5cm 处,避开血管和肋骨,垂直进针。一次可抽血约 30ml。

附录Ⅲ　常用免疫学检查正常值

项　目	正　常　值
E-花环形成试验	Et花环值60%～80% Ea花环值20%～40%
淋巴细胞转化试验	50%～80%
巨噬细胞移动抑制试验	移动指数>0.8为阴性,说明机体对该抗原无特异性细胞免疫反应
白细胞粘附抑制试验	粘附细胞>80% 白细胞粘附抑制百分率>10%为阳性
EAC花环形成试验	花环值20%～30%
抗体依赖性细胞介导的细胞毒试验	(48.22 ± 12.58)%
自然杀伤细胞活性测定	男性(50.12 ± 8.94)% 女性(42.59 ± 15.98)%
硝基蓝四氮唑还原试验	阳性率3%～10%,平均8.5%
巨噬细胞吞噬功能测定	吞噬率60%,吞噬指数1
植物血凝素皮肤试验	正常人为阳性(红晕>10mm)
混合淋巴细胞培养试验	淋巴细胞转化率<50%者为组织相容
组织交叉配型试验	死细胞数<20为阴性,可以移植
血清IgG 　　IgA 　　IgM 　　IgD 　　IgE	8.0～16.0g/L 1.0～4.0 g/L 0.5～1.9g/L 0.001～0.04g/L 0.0001～0.0009g/L
单克隆免疫球蛋白血症检测	正常人群约2%可查到异型蛋白
冷球蛋白试验	阴性
总补体(CH_{50}) 补体3(C_3) 补体4(C_4)	50～100 CH50U/ml 1200～1600μg/ml 430～640μg/ml
循环免疫复合物(CIC)	直接聚乙二醇沉淀法:血清0.015～0.051(OD),尿0(OD) PEG沉淀免疫扩散法: 　　IgG(2.51 ± 0.75)% 　　IgA(2.03 ± 1.59)% 　　IgM(38.51 ± 10.13)% 胶固素法:0.346 ± 10.147
抗核抗体	<1:10(间接免疫荧光法) <1:40(间接血凝法) 阴性(酶标记法)

续表

项 目	正 常 值
抗双链 DNA 抗体(ds-DNA)	<20%放射免疫法结合率 <1：40 间接血凝试管法 <1：20 反应板法
红斑狼疮细胞检查(LE)	阴性
类风湿因子测定	阴性(胶乳凝集试验<1：20,致敏羊红细胞凝集试验<1：16)
抗平滑肌抗体	阴性(<1：10)
抗线粒体抗体	阴性(<1：10)
抗胃壁细胞抗体	阴性(<1：10)
抗心肌抗体	阴性(<1：10)
抗甲状腺抗体	阴性

附录 Ⅳ 工作中应常注意的要点

1.警示标志的实验材料并不意味安全,因为有时提供的信息并不总是完整或有效。

2.所有化学性、生物性和放射性废料必须用适当的方法处置。

3.使用和搬运强酸强碱时应特别小心,谨防灼伤。

4.切忌用嘴代替吸球吸液体,这样做一方面不能保证无菌,另外也存在危险。一定要使用吸管辅助设备或吸球。

5.卤化溶剂应与非卤化溶剂分开放置(例如在有碱存在时将氯仿和丙酮混合会发生意想不到的反应)。

6.定影剂和显影剂含有可能有害的化学物质,取用时需小心,并遵从厂家说明。

7.电源和电泳装置使用不当有潜在的严重火灾或短路的危险。

8.在实验中使用微波炉或高压锅也应小心,防止意外事故的发生。

附录 Ⅴ 危险品的防护

试剂名称	使用时应注意的事项
浓乙酸	使用时须倍加小心,吸入、吞入或皮肤吸收均有害,应戴手套和防护镜,在化学通风橱中操作。
丙酮	对眼、皮肤、黏膜及上呼吸道有刺激作用,勿吸入其蒸汽,丙酮极易燃,操作时应戴手套和防护镜。
丙烯酰胺(非聚合体)	有强烈的神经毒作用,可通过皮肤吸收(毒性可累加)。应避免吸入其粉尘。称量该粉状试剂和亚甲基双丙烯酰胺(N,N'-甲叉双丙烯酰胺)时应戴手套和面罩,并在化学通风橱中进行。一般认为,聚丙烯酰胺无毒性,但由于其中可能含有少量未聚合的分子,所以使用时也需小心。

续表

试剂名称	使用时应注意的事项
氨基乙基咔巴唑（AEC）	吸入、吞入和皮肤吸收均有害，应戴手套和防护镜。
3-Amino-1,2,4-triazole（ATA）	为致癌物质，应戴手套和防护镜，穿防护服。避免吸入其蒸汽，只能在通风橱中进行操作。
浓氨	具有腐蚀性、有毒并可引起爆炸，吸入、吞入和皮肤吸收均有害，只能在通风装置下佩戴手套和防护镜时操作。
浓氯化胺	吸入、吞入或皮肤吸收可能受到伤害，应戴手套和防护镜，在通风橱中进行操作。
氢氧化铵（氨水）	是氨的水溶液，有腐蚀性，需小心使用。从中挥发出的氨具有腐蚀性和毒性，也可能引起爆炸。因此要戴手套和防护镜，在通风橱中操作使用。
过硫酸铵	对黏膜组织、上呼吸道、眼、皮肤有极强的破坏性，吸入可致死。使用时要戴手套和防护镜、穿防护服，在通风橱中进行。取用后要彻底洗手。
抑蛋白酶肽	吸入、吞入或皮肤吸收可能有害，也可能引起过敏反应。接触后可导致胃肠反应，肌肉疼痛，血压改变，或者支气管痉挛。操作时要戴手套和防护镜，勿吸入其粉尘，只能在通风橱中进行。
生物素	吸入、吞入或皮肤吸收可能受到伤害，操作时应戴手套和防护镜，在通风橱中进行操作。
亚甲基双丙烯酰胺	有强烈的神经毒性，可通过皮肤吸收而且有累加效应，称量粉状试剂时应戴手套和面罩，避免吸入其粉尘。
漂白剂	有毒，可发生爆炸，并可与有机溶剂发生反应。吸入有害，皮肤接触可致损害。操作时应戴手套和防护镜。
5-溴-4-氯-3-吲哚-磷酸盐（BCIP）	危险品，取用时要小心。
5-溴-2'-脱氧尿嘧啶（BrdU）	致突变剂，吸入、吞入或皮肤吸收可能受到伤害，也可引起刺激。避免吸入其粉尘，应戴手套和防护镜，在化学通风橱中操作。
4-氯-1-萘酚	对皮肤、眼睛、黏膜和呼吸道有刺激作用，取用时要小心，应戴手套和防护镜。
氯仿	对皮肤、眼睛、黏膜和呼吸道有刺激作用，是致癌物质，可引起对肝、肾的损害。应戴手套和防护镜，在化学通风橱中操作。
氯化铜	有毒并具有刺激性，吸入、吞入或皮肤吸收可能受到伤害，避免吸入其粉尘，应戴手套和防护镜，在化学通风橱中操作。
溴化氰	剧毒，易挥发，吸入、吞入或皮肤吸收可致死。勿吸入其蒸汽，操作时应戴手套，在化学通风橱中进行。避免与酸类接触。
脱氧胆酸盐（DOC）	吸入、吞入或皮肤吸收可能有害，避免吸入其粉尘，应戴手套和防护镜。

续表

试剂名称	使用时应注意的事项
4′,6-diamidine-2′-phenylindole dihydrochloride (DAPl)	可能是致癌物质。吸入、吞入或皮肤吸收可能受到伤害，也可引起刺激。避免吸入其粉尘和蒸汽，应戴手套和防护镜，在化学通风橱中操作。
3,3′-二氨基联苯胺四盐酸盐 (DAB)	致癌物质，取用时应特别小心，勿吸入其蒸汽，操作时应戴手套和防护镜，在化学通风橱中进行。
邻苯二甲酸二丁酯（dibutyl phthalate）	吸入、吞入或皮肤吸收有害，操作时应戴手套和防护镜，勿吸入其蒸汽。
毛地黄皂甙	吸入、吞入或皮肤吸收可能致死，操作时应戴手套和防护镜，在化学通风橱中进行。
二甲基苄基氯化铵	吸入、吞入或皮肤吸收可能受到伤害，操作时应戴手套和防护镜，在化学通风橱中进行。
二甲基甲酰胺(DMF)	对眼睛、皮肤、黏膜和上呼吸道有刺激作用，吸入、吞入或皮肤吸收可呈现毒性，慢性吸入可导致肝和肾损害。操作时应戴手套和防护镜，在化学通风橱中进行。
Dimethyl pimelimidate (DMP)	对眼睛、皮肤、黏膜和上呼吸道有刺激作用，吸入、吞入或皮肤吸收可呈现毒性。勿吸入其蒸汽，操作时应戴手套、面罩和防护镜。
二甲亚砜(DMSO)	吸入、经皮肤吸收有害，操作时应戴手套和防护镜，在化学通风橱中进行。应储存于密封容器中，应避开热源、火花和火焰。
Diphenyloxazole（PPO）	可能是致癌物质，操作时应戴手套。
二硫苏糖醇(DTT)	是强还原剂，发散臭味，使用固体试剂或者高浓度的储存溶液时应穿实验服，戴防护镜，并在化学通风橱中进行。
乙醇	吸入、吞入或皮肤吸收可能受到伤害，易燃，操作时应小心。
乙醇胺	吸入、吞入或皮肤吸收有毒害，取用时要小心，避免与皮肤的任何接触。操作时应戴手套和防护镜，在化学通风橱中进行。本品具强腐蚀性，而且与酸能发生强烈反应。
乙二醇	吸入、吞入或皮肤吸收可能受到伤害，操作时应小心。
荧光素	吸入、吞入或皮肤吸收有害，操作时应戴手套和防护镜，在化学通风橱中进行操作。
异硫氰酸荧光素(FITC)	吸入、吞入或皮肤吸收有害，操作时应戴手套和防护镜。
甲醛	毒性较高，易挥发，也是致癌物质。容易通过皮肤吸收，对眼、皮肤、黏膜以及上呼吸道有刺激和破坏作用。避免吸入其蒸汽，操作时应戴手套和防护镜，在化学通风橱中进行操作。
福尔马林	同上
甲酰胺	有致畸作用，其蒸汽对眼、皮肤、黏膜和上呼吸道有刺激作用。吸入、吞入或皮肤吸收可能受到伤害，使用高浓度溶液时应戴手套和防护镜。使用高浓度溶液时应在化学通风橱中进行。其工作液应尽可能盖严密。

续表

试剂名称	使用时应注意的事项
戊二醛	有毒,易通过皮肤吸收,对眼、皮肤、黏膜和上呼吸道有刺激或损伤作用。操作时应戴手套和防护镜,在化学通风橱中进行。
盐酸胍	对眼、皮肤、黏膜和上呼吸道有刺激作用。操作时应戴手套和防护镜,避免吸入其粉尘。
庚烷	吸入、吞入或皮肤吸收有害。很容易燃烧,应避开热源、火花和火焰。
盐酸	具有挥发性,吸入、吞入或皮肤吸收可能致死,对眼、皮肤、黏膜和上呼吸道极具破坏作用,使用时应戴手套和防护镜,需加倍小心,在化学通风橱中进行。处理大量盐酸时应戴防酸手套。
过氧化氢	具有毒性、腐蚀性,对皮肤极具损害作用。吸入、吞入或皮肤吸收有害,操作时应戴手套和防护镜。
异丙醇	很容易燃烧,吸入、吞入时可能受到伤害。操作时应戴手套和防护镜。
异戊醇	很容易燃烧,吸入、吞入时可能受到伤害。操作时应戴手套和防护镜。
^{125}I 同位素	严格按放射性材料使用和处理指导进行操作。
氯化锂	对眼、皮肤、黏膜和上呼吸道有刺激作用,吸入、吞入或皮肤吸收可能受到伤害。操作时应戴手套和防护镜。在化学通风橱中进行操作。
2-巯基乙醇	吸入或经皮肤吸收可能致死,吞入可致损害,高浓度时对眼、皮肤、黏膜和上呼吸道有极强的损伤作用。操作时应戴手套和防护镜,在化学通风橱中进行。
甲醇	有毒,可致盲。吸入、吞入或皮肤吸收有害,应避免吸入其蒸汽。应适当通风以减少与其蒸汽的接触。操作时应戴手套和防护镜,只能在化学通风橱中进行。
甲基水杨酸盐	易挥发,吸入、吞入或皮肤吸收可能受到伤害,应避免吸入其粉尘。操作时应戴手套和防护镜,在化学通风橱中进行。
氯化镍	有毒,吸入、吞入或皮肤吸收可能受到伤害,避免吸入其粉尘。操作时应戴手套和防护镜。
硝基四唑氮蓝(NBT)	危险品,取用时应小心。
多聚甲醛	是甲醛的未溶解形式,毒性很强,极易通过皮肤吸收,对眼、皮肤、黏膜和上呼吸道极具破坏作用。操作时应戴手套和防护镜,在化学通风橱中进行。
酚	强毒,高腐蚀性,可致严重的灼伤,操作时应戴手套、防护镜和穿防护服,必须在化学通风橱中进行操作。接触酚的皮肤要用大量的水冲洗,再用肥皂和水洗净,切记不要用酒精。

试剂名称	使用时应注意的事项
对苯二胺	吸入、吞入或皮肤吸收有害。操作时应戴手套和防护镜。
苯肼	强毒并有致癌作用，吸入、吞入或皮肤吸收有害。操作时应戴手套和防护镜，在化学通风橱中进行。
浓磷酸	有腐蚀性和刺激性，吸入、吞入或皮肤吸收有害。操作时应戴手套和防护镜。
苦味酸粉剂	溶解后再使其干燥则有腐蚀性并有爆炸的危险，因此应小心勿使储存液干燥。本品毒性较强，吸入、吞入或皮肤吸收有害。
亚铁氰化钾	吸入、吞入或通过皮肤吸收可致死。操作时应戴手套和防护镜，在化学通风橱中进行，并应特别小心。
硫氰酸钾	对眼和皮肤有刺激作用，吸入、吞入或通过皮肤吸收可能受到伤害。操作时应戴手套和防护镜，并在化学通风橱中进行。
叠氮钠	有较强的毒性，能阻断细胞色素电子转运系统。含有叠氮钠的液体应标记清楚，操作时应戴手套，并要小心。
十二烷基磺酸钠（SDS）	吸入有害，操作时应防止吸入。
浓氢氧化钠	有较强的毒性和腐蚀性，使用时应特别小心。操作时应戴手套。
磺基水杨酸	对黏膜和呼吸系统有很强的损伤作用。勿吸入其粉尘，操作时应戴手套和防护镜，只能在化学通风橱中进行。
硫酸	对眼、皮肤、黏膜和上呼吸系统有很强毒性和损伤作用，可导致灼伤。操作时应戴手套和防护镜、穿防护服，在化学通风橱中进行。
四甲基乙二胺	对眼睛、皮肤、黏膜和上呼吸系统有极强的损伤作用，吸入可致死。操作时应戴手套和防护镜、穿防护服，在化学通风橱中进行。
硫柳汞	毒性很大，吸入、吞入或皮肤吸收有害。操作时应戴手套和防护镜。
甲苯	对眼睛、皮肤、黏膜和上呼吸系统有刺激作用。吸入、吞入或皮肤吸收有害，易燃。操作时应戴手套和防护镜，在化学通风橱中进行。
三氯醋酸	强腐蚀性，操作时应戴手套和防护镜。在化学通风橱中进行。
二甲苯	有毒，对眼睛、皮肤、黏膜和上呼吸系统有刺激作用。易燃。操作时应戴手套和防护镜。在化学通风橱中进行。
紫外线	有危害，可损伤眼的视网膜，不要用裸眼直视紫外灯。紫外线可致突变和癌变。为减少暴露，应将紫外灯光源加以适当遮挡，在紫外线下操作时必须戴手套和防护镜。

附录Ⅵ

实验报告书写规范

一、撰写实验报告的意义

实验报告是对实验的全面总结。通过书写实验报告,可学习和掌握科学论文的基本格式,并利用实验数据和文献资料对实验结果进行科学的分析和总结,提高实验者分析问题和解决问题的能力,为今后撰写科学论文打下良好的基础。

二、实验报告的格式和内容

实验报告通常包括实验目的、材料和方法、结果、讨论和参考文献五个部分。它们分别回答为什么进行这项实验、实验的材料和具体方法、有何结果、该结果有何意义以及文内的引证出自何处等问题。这种写作格式,既方便撰写,也方便阅读。

1.实验报告题目

题目是实验报告中心思想和主要内容的高度概括,应言简意赅,切忌冗长,同时也应避免过分笼统,以致反映不出报告的主题。学生实验报告可用实验讲义上的题目,也可自己根据实验内容拟定。

2.作者署名

作者是指实验参加者和实验报告的撰写者。署名应写全名,并列出作者的单位全称和通讯地址(学生实验报告需写学校、专业、班级和学号)。

3.实验目的

实验目的作为实验报告正文的开端,主要提出本实验需要解决的问题(可以包括一个以上问题),撰写应简练、简短。

4.材料和方法

实验报告的材料和方法一般包括以下内容:

(1)实验对象　　实验动物的种类、品系、性别、年龄和健康情况等。

(2)实验仪器　　仪器设备的名称、生产厂商,实验仪器系统的组成方法及参数等。

(3)实验药品和试剂　　药品和试剂的名称、规格、剂型和生产厂商。

(4)实验方法　　实验环境和条件的控制,样品的制备方法,实验动物的饲养条件,药物、试剂的配制过程和方法,实验对象的分组及处理,实验步骤或流程,操作方法。

(5)数据记录　　观察方法和指标,数据记录方式,资料和结果的收集整理。

(6)统计学分析　　统计学方法的选用。

5.结果

实验结果表达形式有表格、图和文字叙述三种,图、表设计要恰当。实验结果一般提供如下内容:

(1)以表格形式记录的实验原始数据。

(2)经过统计处理的图、表。

(3)经过编辑标注的原始记录曲线。

(4)对图、表的说明文字。

(5)对结果的说明文字。

6.讨论

讨论是从实验和观察到的结果出发,在理论上对其进行分析、比较、推论和预测。

(1)讨论内容　作者用已有的理论对实验和观察到的结果进行讨论,从理论上对实验获得的各种资料、数据、现象进行综合分析,并引用相关文献资料与实验结果进行比较和分析,指出结果和结论的理论意义及其对实践的指导作用与应用价值。同时分析、总结实验过程中遇到的问题、差错和教训,与预想结果不一致的原因,有何尚待解决的问题及其解决的方法,提出在今后的实验中需注意和改进的地方。

(2)讨论依据　归纳分析问题必须以实验资料为依据,用科学的理论阐述自己的观点。要引经据典,同时注意逻辑性。在实验中如有不足之处,需加以说明。在解释因果关系时应说明偶然性与必然性。

7.参考文献

参考文献是实验报告引用他人的资料,在报告最后列出的文献目录,这既反映实验报告的科学依据,表明作者尊重他人的研究成果,同时也向读者提供有关原文信息的出处。

三、实验报告范本

实验报告

课程名称:＿＿＿＿＿＿＿＿＿＿＿＿＿＿＿＿＿＿实验类型:＿＿＿＿＿＿＿＿

实验项目名称:＿＿＿＿＿＿＿＿＿＿＿＿＿＿＿＿＿＿＿＿＿＿＿＿＿＿＿＿

学生姓名:＿＿＿＿＿＿＿＿专业:＿＿＿＿＿＿＿学号:＿＿＿＿＿＿＿＿

同组学生姓名:＿＿＿＿＿＿＿＿＿＿＿＿＿指导老师:＿＿＿＿＿＿＿＿＿

实验地点:＿＿＿＿＿＿＿＿＿＿＿＿＿＿＿实验日期:　　年　　月　　日

一、实验目的和要求(必填)

二、实验内容和原理(必填)

三、主要仪器设备

四、操作方法与实验步骤

五、实验数据记录和处理

六、实验结果与分析（必填）

七、讨论、心得